LE SOMMEIL RACONTÉ PAR UN MÉDECIN ITINÉRANT

Acteurs de la Science

Fondée par Richard Moreau,
professeur honoraire à l'Université de Paris XII
Dirigée par Claude Brezinski et Roger Teyssou

La collection Acteurs de la Science est consacrée à des études sur les acteurs de l'épopée scientifique moderne ; à des inédits et à des réimpressions de mémoires scientifiques anciens ; à des textes consacrés en leur temps à de grands savants par leurs pairs ; à des évaluations sur les découvertes les plus marquantes et la pratique de la Science.

Dernières parutions

Claudio GRIMALDI, *Les Éloges de Fontenelle. La création du discours sur la science*, 2020.
Benoît LINEL, *Le docteur Vitalien. Le médecin de Ménélik II*, 2020.
Joël MARCOVITCH, *L'embryon, mémoire de l'humanité*, 2020.
Christiane VILAIN, *Où va la physique ? De la physique mécaniste à quelques élaborations contemporaines,* 2019
Vincent LAFORGE, *La chair et le plomb*, 2019.
Jean-Yves DE LA CAFFINIÈRE, *Robert Merle d'Aubigné, Chirurgien bâtisseur (1900-1989),* 2019.
Roger TEYSSOU, *Théodore Tronchin et la grande aventure de l'inoculation de la variole*, 2019.
Sofiane BOUHDIBA, *Le côté obscur de la médecine. Mauvais médecins et médecins mauvais, de l'Antiquité à nos jours*, 2019.
Daniel BOIS, *L'information aux sources de la science*, 2019.
Alexandru MARINESCU, *Le voyage de la « Belgica », Premier hivernage dans les glaces antarctiques,* 2019.
Franck CANOREL, *Contribution à l'histoire sociale des poisons. Le Ginger Jake*, 2018.
Tithnara SUN, *Les mots de la pharmacie, Une histoire linguistique de la pharmacie,* 2018.
Roger TEYSSOU, *Nouveau dictionnaire mémorable des remèdes d'autrefois,* 2018.

Alain Buguet

Le sommeil raconté par un médecin itinérant

Des climats tempérés à la brousse africaine et aux pôles

Préface de Raymond Cespuglio

L'Harmattan

5-7, rue de l'École-Polytechnique ; 75005 Paris

http://www.editions-harmattan.fr/

ISBN : 978-2-343-20164-1
EAN : 9782343201641

À la mémoire de mes parents que je chéris.

À la mémoire de mon maître Michel Jouvet. C'est un honneur de compter parmi ses élèves, depuis le temps où Lyon était le centre du sommeil mondial.

À la mémoire de Jean Rivolier, pionnier de la médecine polaire dans l'Arctique et en Antarctique. Nous étions amis. Je profite bien des livres qu'il m'a confiés.

À la mémoire de Jacques Bert, dont la connaissance de l'électroencéphalogramme était prodigieuse. Nous avons ensemble découvert le syndrome polysomnographique de la maladie du sommeil.

À la mémoire de mes camarades, médecins, infirmiers et techniciens.

Au Service de santé des armées, qui m'a offert une carrière de médecin et de chercheur sous toutes les latitudes. La liberté intellectuelle et scientifique dont j'ai pu jouir est pour beaucoup dans la genèse de ce livre.

Autres ouvrages de l'auteur

Buguet A., Radomski M. W. *Exercice physique hyperthermique, système immunitaire, et sommeil récupérateur chez l'homme/Physical exercise, hyperthermia, immune system, and recovery sleep in man.* Accord franco-canadien/Franco-Canadian Accord, Vol. 3. La Tronche : Centre de recherches du service de santé des armées, 1994, 173 pages. ISBN : 2-9508348-0-9.

Dumas M., Bouteille B., Buguet A. *Progress in human African trypanosomiasis, sleeping sickness*. Paris: Springer Verlag, 1999, 344 pages. ISBN: 2-287-59655-0.

Buguet A., Radomski M. W., Moroz D. E. *Effets du modafinil sur la thermorégulation au cours d'une privation de sommeil à la chaleur avec exercice physique/Effects of modafinil on thermoregulation during physical exercise and sleep deprivation in a hot environment.* Arrangement relatif à la coopération en matière de recherche de défense (1993) ; Arrangement spécifique n° 18 (1999)/Arrangement related to co-operation in defence research (1993); Specific Arrangement n° 18 (1999). Toronto, La Tronche : Defence and Civil Institute of Environmental Medicine, Centre de recherches du service de santé des armées, décembre/December 2000, 186 pages. ISBN : 0-9688317-0-2.

Buguet A., Bouteille B., Mpandzou G., Chapotot F., Ngampo S., Obanda F., Vincendeau P., Cespuglio R. *La recherche sur la maladie du sommeil (trypanosomose humaine africaine) en République du Congo de 2004 à 2009.* Rapport final (N° 15) de l'investigation intitulée : « Lutte contre la maladie du sommeil : programme de recherche et de formation ; vers un diagnostic du stade évolutif de la maladie du sommeil ou trypanosomose humaine africaine (THA) ; aspects sur le terrain chez l'homme ». Brazzaville : Éditions Les Manguiers, 2009, 336 pages. ISBN : 978-2-918574-03-3.

Buguet A., Cespuglio R., Louis F., Bouteille B. *Diagnostic de la trypanosomose humaine africaine (maladie du sommeil).* Sarrebrücken : Éditions universitaires européennes, 2011, 216 pages. ISBN : 978-613-1-56464-2.

Préface

De nos jours, quand on regarde l'Afrique à travers les informations issues du petit écran ou de la presse écrite, on ne perçoit que des images de peuples en souffrance, de populations qui fuient la guerre, la famine, et, souvent, les adultes et les enfants meurent noyés dans les mers et les océans à la recherche d'un monde meilleur. Un monde meilleur ? Nous assistons, dans notre monde qui se dit moderne, à l'impossibilité ou l'incapacité des politiciens de tous bords, au Sud comme au Nord, à mettre en œuvre une vraie politique d'aide et de formation pour l'Afrique. Les rafiots, bondés d'hommes, de femmes et d'enfants à l'agonie, prêts à couler, tournent en rond dans la mer Méditerranée, parfois démontée. Beaucoup de responsables politiques des pays dits développés, mais aussi beaucoup de peuples, se voilent la face pour ne plus voir la misère qui déferle à leur porte.

Ce qu'on doit faire est pourtant très clair : remonter l'Afrique de l'abîme où elle se trouve. Il convient assurément d'aider ce continent en voie de développement afin que ses habitants puissent en être fiers et souhaitent y rester pour y forger leur avenir et celui de leurs descendants. Cette aide doit être ciblée et s'inscrire non seulement dans la durée, mais aussi dans la raison. Rien ne sert de « donner » aux dirigeants, les peuples doivent profiter de cette aide en se formant et en adaptant leur société aux réalités d'un monde en constante évolution.

Le chemin d'égarement actuel de ce continent devrait pousser vers un « chemin d'avenir ». Il est tout aussi important pour les peuples africains, de mieux considérer leur histoire et leur civilisation, et d'envisager leur avenir à travers de véritables projets de société, de développement durable et « raisonnable ». Construire un barrage ne suffit pas pour que l'électricité produite soit utilisable. Impérativement, en amont du projet, on doit informer les populations locales sur les retombées d'un tel apport. Les nouveaux pêcheurs arrivés dans l'espace aquatique créé doivent être amenés à comprendre les anciens agriculteurs et éleveurs privés de leur espace de travail. En un mot, on doit prévoir les conflits potentiels et former, toujours former pour que tous puissent profiter du progrès escompté. Par ailleurs, l'âme africaine se perd de façon démesurée dans la dépendance à la famille, qui, toujours présente, affaiblit les hommes entreprenants en les contraignant à toujours partager avec ceux qui attendent. C'est là le tendon d'Achille qui limite le continent africain dans son ascension [1]. L'Afrique manque cruellement d'hommes et de femmes qui ont vraiment le souci du bien commun et l'esprit de service pour mettre en avant le bien-être de l'ensemble et non pas seulement celui des élites qui les gouvernent. Les personnalités politiques africaines, hélas, se mettent souvent au service des multinationales ou des puissances financières de l'étranger, abandonnant le continent africain à leur rapacité dévastatrice. Dans une indifférence quasi générale, les ressources du continent sont dégradées, pillées. L'environnement est détérioré et les populations acculées à encore plus de misère. Étonnamment, les peuples non avertis, dans leur humilité, respectent les prédateurs qui s'enrichissent à leurs dépens, parfois de manière indue.

Que penser ? Que dire ? Que faire face à une telle situation d'apocalypse ? On ne doit pas, pour autant, se laisser emporter par l'accablement, car l'espoir demeure. Il repose sur les hommes et les femmes qui peuplent ce continent. Quand on navigue en pirogue sur la rive droite du fleuve Congo, du côté de la République du Congo, de Kaba-Ngomba aux frontières de la cité de Brazzaville à Mossaka, la ville du Nord, ou encore plus au nord sur la Likouala-aux-Herbes, la Likouala-Mossaka ou la Sangha, et qu'on se mêle pacifiquement à la population, on découvre, le soir, comment les familles africaines vivent et se recueillent autour du foyer familial. Ce foyer se compose d'un feu de bois (bien que le sous-sol regorge d'hydrocarbures), d'une lampe à pétrole pour tout éclairage (dans nombre de villages, on vit encore à l'ère pré-Edison, avant la lumière électrique) et d'une marmite posée sur les trois pierres du foyer, qui entourent le feu (ôtez une pierre et le foyer est détruit, au sens large !). Le poisson, pêché le jour même, cuit dans une sauce relevée bien colorée. Les enfants, juste après leur toilette au fleuve ou à la bassine, sont assis autour du feu. La maman, toujours élégante, s'affaire avec quelques assiettes ébréchées et des cuillères en bois, tandis que le papa parle aux enfants en lingala, la langue véhiculaire locale. Des éclats de rire rompent de temps en temps la quiétude des lieux. Quelle différence avec nos familles du Nord ? Aucune. La télévision ? Pour quoi faire ? Est-ce pour créer des envies avec les spots publicitaires ou montrer les images des violences planétaires ? Rien de tout cela. Vraiment et sans équivoque, le bon « terreau humain » existe en Afrique. On doit juste l'aider à se développer avec humanisme et respect pour que le visage du continent africain retrouve le sourire. Si beaucoup reste encore à faire, commençons sur la base de quelques éléments qui découlent de la logique humaine, de la volonté et du devoir d'accomplir un projet de vie. Une population, qui doit et qui peut se prendre en main, doit ménager sa santé.

Depuis le « Big Bang », il y a quelque quatorze milliards d'années, et longtemps après que notre planète Terre s'est formée autour de son étoile, le soleil, dix milliards d'années plus tard, tous les êtres vivants qui la peuplent y sont soumis à une alternance jour-nuit du fait de sa rotation sur elle-même autour du soleil. C'est là l'empreinte du monde physique et cosmique sur le monde du vivant. Cette configuration astrale expose les vivants à une alternance jour-nuit qui a évolué vers une alternance activité-repos, puis vers le cycle éveil-sommeil jusqu'à *Homo sapiens sapiens*, qu'on dit né il y a quelque 200 000 ans[2]. À travers la phylogenèse, diverses structures cérébrales, avec leurs réseaux neuronaux, se sont spécialisées pour que l'éveil et le sommeil puissent alterner en fonction du cycle lumière-obscurité. Le contrôle de cette alternance fut confié en grande partie à deux petites structures paires situées à la base du cerveau, les noyaux suprachiasmatiques, informés sur la lumière et l'obscurité par des cellules de la rétine[3,4]. Au fur et à mesure du progrès des recherches, nous avons compris que ces noyaux, situés en interface entre les influences lumineuses issues de la rétine et les structures du cycle veille-sommeil, sont d'une importance capitale pour l'homéostasie cérébrale[5]. Dans ce contexte de l'avancement des connaissances en neurophysiologie, la découverte du sommeil paradoxal vers les années 1960 par le professeur Michel Jouvet a été le déclencheur d'une stratégie d'introspection scientifique novatrice du cerveau[6]. Je dois dire ici que le docteur Alain Buguet et moi-même avons l'honneur de compter parmi ses élèves et avons participé à cette belle aventure de la science moderne. L'école de Lyon de Michel Jouvet a le mérite d'avoir jeté les bases des neurosciences modernes qui allient les approches fondamentales et cliniques dans un contexte transrationnel. Vraiment, c'est une école devenue aujourd'hui universelle. Créée par un homme pour l'Homme, elle est vouée à la compréhension des mécanismes de son propre cerveau. Nous savons maintenant que c'est le bon fonctionnement combiné des réseaux de l'éveil et du sommeil qui est à la base de l'homéostasie psychophysiologique chez l'homme et l'animal[5]. Nous commençons à en prendre la mesure. Les tracas quotidiens, le stress généré par nos sociétés modernes, l'appât du gain, souvent sans respect de l'homme et de sa nature, ont conduit à une perte significative de la durée du sommeil dans les sociétés développées en général et en France en particulier. Les contraintes de l'ère industrielle nous ont fait perdre environ une heure trente de sommeil en moins d'un siècle. Cette privation de sommeil concerne toutes les tranches d'âge[7]. Elle constitue un temps précieux pour un équilibre psychophysiologique qui s'est construit au fil des milliards d'années de l'évolution. Nous allons certainement le payer cher, car nous ne pouvons pas défaire ce que la nature a mis tant de millénaires à mettre en place. Les premiers dysfonctionnements se manifestent déjà et continueront à se manifester par des déséquilibres psychophysiologiques, le surpoids, mais aussi par l'affaiblissement de notre système immunitaire qui ouvre ainsi, pas à pas, la porte à une suite ininterrompue de pathologies fatales[7].

Dans ce contexte, l'ouvrage du docteur Alain Buguet est bienvenu. Alain Buguet a reçu une formation médicale et scientifique très solide, en Afrique, en France et en Amérique du Nord. Aucun des hauts diplômes délivrés par l'université ne lui manque. Ce médecin chercheur, professeur agrégé de l'École du Val-de-Grâce, est aussi doué d'un excellent coup de plume. Son expérience s'est forgée, la plupart du temps, dans des terres extrêmes, de l'Antarctique (un hivernage et une campagne d'été) à l'Arctique canadien, mais aussi en Afrique où il a créé le laboratoire de physiologie de l'Université de Niamey. C'est dans ce pays qu'il a rencontré la maladie du sommeil due à la mouche tsé-tsé. Ses travaux ont vraiment mis au clair la nature de cette pathologie, qui s'est avérée être une perturbation du rythme circadien du cycle veille-sommeil plutôt qu'une pathologie du sommeil qui exprime une hypersomnie. Dans cette maladie, le parasite en cause, le trypanosome, dont d'aucuns pensent qu'il a déclenché la grande migration d'*Homo sapiens sapiens*[8], est capable d'altérer l'harmonie du cycle veille-sommeil, ce rythme biologique issu de tant de milliards d'années.

Sans aucun doute, c'est l'Afrique qui a créé chez le docteur Alain Buguet le plus fort attachement et influé sur ses orientations professionnelles. Ainsi, la plupart des éléments rapidement évoqués ci-dessus se sont concrétisés dans les chapitres qui suivent cette préface. Ils constituent un ensemble complet, quasi encyclopédique, un véritable travail d'érudit conçu et rédigé avec toutes les exigences de la science, mais aussi celles d'un langage facile à lire. Ces écrits apparaissent comme offerts sur un plateau aux populations africaines pour les aider à préserver leur cycle veille-sommeil originel, un élément de base indispensable pour rester fort. L'ouvrage rédigé par Alain Buguet est plein d'explications bien accessibles, intéressant parfois les mécanismes les plus complexes. Il apporte des réponses claires aux questions que se posent tous les êtres humains. En huit chapitres à jour pour les connaissances les plus récentes et les plus fines, il traite les généralités sur le sommeil, rapporte les méthodes de bon sens non médicamenteuses qui permettent sa promotion (parfois en utilisant les vertus des plantes africaines ou exotiques) et décrit de façon complète ses perturbations ou pathologies. Sans équivoque, ce bel ouvrage rempli d'idées « bio » ou pratiques pour traiter les perturbations du sommeil sur le continent noir apparaît aussi d'une grande actualité pour les pays développés.

Pour conclure, c'est une évidence que les hommes et les femmes en bonne santé sont capables d'affronter toutes les misères du monde. Mais, la santé passe d'abord par le respect de ce que la nature a construit au long cours de milliards d'années, en particulier l'alternance veille-sommeil des vivants qui peuplent la planète Terre.

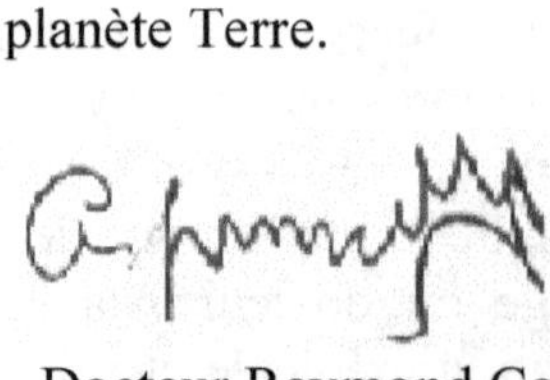

Docteur Raymond Cespuglio
Directeur de recherche INSERM, Première classe émérite
Neurocampus Michel Jouvet
Université Claude Bernard Lyon I.

Références

1. Yang G. La famille, pire ennemi de l'Africain. Agora Vow, 8 juin 2010. https://www.agoravox.fr/actualites/societe/article/la-famille-pire-ennemi-de-l-76102.
2. Mauguin B. Du Big Bang à nos jours. Rennes, Éditions Apogée, 2005. ISBN 13-978-2-84398-181-4.
3. Gronfier C. Horloge circadienne et fonctions non visuelles : rôle de la lumière chez l'Homme. *Biologie Aujourd'hui*, 2014;208(4):261-267. http//doi.org/10.1051/jbio/2015008.
4. Dardente H., Cermakian N. Les noyaux suprachiasmatiques : une horloge circadienne composée. *Médecine Science (Paris)*, 2005;21(1):66-72. http//doi : 10.1051/medsci/200521166.
5. Cespuglio R., Marinesco S., Baubet V., Bonnet C., El Kafi B. Evidence for a sleep-promoting influence of stress. *Advances in Neuroimmunology*, 1995;5(2):145-154. https://doi.org/10.1016/0 960-5428(95)00005-M.
6. Jouvet M. Recherches sur les structures nerveuses et les mécanismes responsables des différentes phases du sommeil physiologique. *Archives Italiennes de Biologie*, 1962;100:125-206. https://doi.org/10.444 9/aib.v100i2.1761.
7. Broussard J. L., Van Cauter E. Disturbances of sleep and circadian rhythms: novel risk factors for obesity. *Current Opinion in Endocrinology Diabetes and Obesity*, 2016;23(5):353-359. https://doi.org/10.10 97/MED.0000000000000276.
8. Reichholf J. L'émergence de l'homme, trad. Étoré J. Paris: Flammarion. ISBN 978-2-0812-3363-8.

AVANT-PROPOS

Pendant plus de deux ans, j'ai participé à une émission radiodiffusée de la station Radio Sangu ya Mboté de Pointe-Noire au Congo. Cette émission entrait dans le cadre plus large du programme « Santé tropicale » initié par le journaliste Arnaud Mitamona. Ce dernier était venu me voir à la Polyclinique Marie-Louise Poto-Djembo, mieux connue sous le nom de Mama Poto, surnom populaire de la maman d'Antoinette Sassou-Nguesso, Première Dame du Congo. En effet, lors d'une des missions sur la maladie du sommeil que j'effectuais au Congo dans le cadre d'un programme de recherche de l'Organisation mondiale de la santé et du programme Tropical Disease Research, la Première Dame m'avait convié à la rencontrer à son domicile d'alors situé dans le quartier de Mpila à Brazzaville. Elle m'avait demandé de remettre sur pied la clinique qui, à Pointe-Noire, portait le nom de sa propre mère. J'ai dirigé cet établissement de janvier 2011 à juillet 2014.

L'émission radiophonique d'une demi-heure était enregistrée à la polyclinique. Elle a occupé pendant une demi-heure les ondes de la Radio Sangu ya Mboté tous les jeudis à 18 heures, du 14 octobre 2011 au 31 janvier 2014. Elle consistait en une discussion à bâtons rompus sur le sommeil et sa pathologie, avec un accent particulier pour les problèmes liés à la situation géographique du Congo. Parfois, surtout dans les trois premiers chapitres du livre, Arnaud Mitamona me posait une question, qui orientait les débats. L'assistant de médecine de la polyclinique, monsieur Léon Badienguissa, un grand connaisseur de la langue kikongo et du munukutuba, la langue véhiculaire de la région, traduisait mes propos en direct. Selon notre protocole de travail, j'expliquais le sommeil et ses problèmes de la façon la plus simple possible pendant cinq à dix minutes. Mes propos étaient traduits immédiatement en évitant l'usage de mots étrangers au munukutuba.

Ce protocole a rapidement permis à notre émission de plaire aux gens de Pointe-Noire. Elle était fort appréciée, voire populaire. J'en veux pour preuve qu'à cette heure où les gens « descendent » du travail pour rentrer chez eux, les chauffeurs des minibus « Hiace Toyota » coupaient la sempiternelle musique locale pour diffuser l'émission. Ce sont les mêmes minibus surpeuplés et surchargés qui sillonnent les routes et les pistes du pays. La seule différence est que, sur les longues voies de l'intérieur, la charge sur le toit est souvent très haute et très lourde.

Ces pages sont dédiées à la connaissance « grand public » du sommeil. Les explications sont simples, mais ne se veulent pas simplistes. Y sont reproduites, en partie, les réponses apportées aux questions posées par le journaliste, notamment dans le premier chapitre, qui présente succinctement nos connaissances actuelles sur le sommeil. Les deux chapitres suivants décrivent la méthodologie du sommeil et les méthodes non médicamenteuses de promotion du sommeil. Les trois chapitres qui suivent s'intéressent aux pathologies du sommeil à proprement parler. J'y décris les hypersomnies, les insomnies et les parasomnies. Les deux derniers chapitres exposent l'impact des maladies infectieuses sur le sommeil. Le chapitre 7 traite de la maladie du sommeil, comme exemple de maladie parasitaire. Elle fut, elle est toujours une des plaies de l'Afrique. D'aucuns espèrent aujourd'hui son éradication. Le dernier chapitre traite des maladies infectieuses et insiste sur l'interface entre le système immunitaire et le système nerveux central. Ce livre est un tour d'horizon du sommeil. Je l'ai émaillé de narrations exotiques collectées au long de ma vie de médecin chercheur itinérant.

CHAPITRE 1
LE SOMMEIL EST MIEUX CONNU AUJOURD'HUI

Question : « Comment êtes-vous arrivé à vous intéresser au sommeil ? »

C'est une longue histoire qui a débuté en 1965. J'étais étudiant en médecine à l'Université de Lyon, étant élève de l'École du service de santé militaire. J'avais rejoint cet établissement en octobre 1963, après avoir satisfait aux examens de première année de médecine à la Faculté mixte de Dakar où je vivais avec mes parents. L'École se situait alors avenue Berthelot dans le septième arrondissement. Afin de préparer ma thèse de doctorat d'État en médecine, je suis entré dans le Laboratoire de médecine expérimentale dirigé par le professeur Michel Jouvet à la Faculté de médecine et de pharmacie de Lyon. Michel Jouvet, qui avait été élève d'Horace Winchell Magoun, pionnier de la neurophysiologie à Los Angeles, avait découvert en 1959 ce nouvel état de conscience, qu'il a appelé le sommeil paradoxal. Nous reviendrons en détail sur cet état de sommeil qui représente sans doute le support principal du rêve chez l'homme en particulier et, sans doute, les mammifères, en général. Je suis « entré en sommeil » un peu comme on dit « entrer en religion » et depuis, je n'ai pas quitté cette discipline en pleine expansion. Je suis également toujours resté en relation étroite avec « le » laboratoire de Lyon. J'y ai soutenu mon doctorat en médecine [1] et mon doctorat d'État en biologie humaine [2].

« Comment l'homme fait-il pour dormir, comment dort-on ? »

Mise au point de la polysomnographie, découverte du sommeil paradoxal

En 1959, le professeur Michel Jouvet découvrait le sommeil paradoxal parce qu'il avait mis en place une nouvelle technique d'enregistrement, la polygraphie chronique au long cours. Il avait présenté ses résultats lors de deux séances de l'Académie des sciences de Paris. Le 25 mai, avec François Michel, il avait précisé la situation d'un centre hypnique dans le rhombencéphale (cerveau postérieur) [3]. Le 29 mai, avec Michel et Courjon, il présentait les caractéristiques du sommeil paradoxal [4]. Au début des années 1960, au laboratoire, on appelait cette phase du sommeil aussi bien « phase paradoxale » que « phase rhombencéphalique du sommeil ». Le monde entier de la neurophysiologie (on ne parlait pas alors de neuroscience) était convaincu et, en 1965, Jouvet publiait en anglais les premières connaissances sur la nature et les mécanismes du sommeil paradoxal [5]. La prestigieuse « *Physiological Reviews* » [6] publia également les résultats des recherches conduites depuis quelques années seulement.

Quand on fait de la recherche, on se trouve limité par la mesure. On doit toujours inventer de nouveaux capteurs. Afin de bien comprendre l'alternance veille-sommeil du chat, animal dont chacun sait qu'il dort beaucoup, Jouvet avait eu le mérite de mettre en place la technique d'enregistrement polygraphique qui permet de recueillir plusieurs paramètres en continu. Cette technique s'appelle aujourd'hui « polysomnographie ». Les enregistrements polysomnographiques comportent au minimum ceux de l'activité électrique du cortex cérébral (l'électroencéphalogramme ou EEG), de l'activité électrique des muscles (l'électromyogramme ou EMG) et de l'activité électrique générée par les mouvements des globes oculaires (l'électro-oculogramme ou EOG).

Moi aussi, j'ai dû naturellement travailler sur le chat, participant à la recherche de ce qu'on nommait entre nous les « centres » du sommeil, qui sont aujourd'hui devenus des « réseaux ». Restait à en connaître les médiateurs. S'appuyant sur la capacité des monoamines à devenir fluorescentes sur des coupes de cerveau traitées par le formaldéhyde, les chercheurs de l'École suédoise venaient de publier leur distribution dans le système nerveux central, et plus spécifiquement au niveau du tronc cérébral [7]. Michel Jouvet avait alors choisi la piste des monoamines. Elles comprennent, au niveau du cerveau, la sérotonine, synthétisée à partir du L-tryptophane, et les catécholamines (dopamine et noradrénaline), synthétisées à partir d'un autre acide aminé, la L-tyrosine. La théorie « monoaminergique » des états de sommeil était née et le laboratoire de Michel Jouvet s'activait pour de nombreuses années dans cette voie [8].

Depuis 1959, on sait que la vie humaine se partage entre trois états de comportement ou de conscience particuliers. Le premier, c'est l'éveil, avec l'éveil actif et l'éveil calme. Le deuxième s'adresse au sommeil qu'en français on nomme sommeil orthodoxe, c'est-à-dire le sommeil tel qu'on le conçoit habituellement, qui comprend le sommeil léger et le sommeil profond. Le troisième état, c'est le sommeil paradoxal. Avec la polysomnographie, Michel Jouvet a mis en évidence diverses manifestations « paradoxales » chez le chat endormi, comme l'attestent ses membranes nictitantes relâchées (membrane placée sous la paupière, qui se relâche pour couvrir les globes oculaires du chat). L'animal a alors des mouvements des vibrisses (les petites moustaches du chat), des oreilles et de l'extrémité des pattes ; sa respiration est irrégulière ainsi que sa fréquence cardiaque ; ses muscles posturaux, notamment les muscles de la nuque, sont complètement atones ; son activité électrique cérébrale est voisine de celle de l'éveil. Jouvet a dit « c'est un sommeil paradoxal ». Ce nom lui est resté, du moins en Europe, y compris la Russie.

Néanmoins, c'est certain que, en raison de l'implantation très importante des laboratoires de sommeil privés et publics aux États-Unis, le « sommeil » est aujourd'hui « présidé » par l'« *American Academy of Sleep Medicine* » [9]. On parle de sommeil non-REM (« *NREM* », notre sommeil orthodoxe) avec les stades N1 (stade 1), N2 (stade 2) et N3 (stades 3 et 4 du sommeil lent profond), et de R pour « REM sleep », notre sommeil paradoxal. Dans le cours de ce livre, je resterai fidèle aux appellations de notre école française. De toute façon, ça ne change rien !

Les états de sommeil selon la polysomnographie[9]

Chez l'homme, c'est tout à fait pareil (Figure 1). L'éveil (W pour « *wakefulness* » dans la nouvelle nomenclature) est partagé entre l'éveil actif de la vie de relation, yeux ouverts, et l'éveil calme, quand on ferme les paupières pour tenter d'accéder au sommeil ou de se relaxer. C'est alors que surviennent sur l'EEG des ondes alpha de huit à treize cycles par seconde (hertz). En général, très rapidement, le dormeur entre en sommeil léger en suivant les stades définis selon les critères de la polygraphie. Le sommeil orthodoxe (NREM) commence par le stade 1 (N1) ou endormissement. L'activité électrique cérébrale se ralentit. Un signal EEG de faible amplitude et de fréquence mixte de quatre à sept hertz remplace l'activité alpha. Sur ce signal apparaissent des pointes aiguës de faible amplitude durant moins d'une demi-seconde au niveau du vertex (le sommet du crâne ; les pointes vertex), mais aussi des bouffées d'ondes rapides et de bas voltage, l'activité gamma de 32-34 à 40 hertz. L'activité musculaire est tonique et sans augmentation brusque, puisque les mouvements sont absents. Les globes oculaires s'animent de mouvements lents et pendulaires. L'activité végétative est calme, avec une respiration tranquille et une fréquence cardiaque régulière. Rapidement, l'activité électrique corticale se ralentit et apparaissent deux éléments graphiques qui caractérisent le stade 2 (N2) : les fuseaux de sommeil sont des bouffées EEG d'une fréquence de onze à seize hertz durant d'une demi-seconde à deux secondes ; les complexes K sont des ondes biphasiques d'une demi-seconde à une seconde qui sortent de l'activité de base. Les complexes K sont parfois associés à des réactions d'éveil brèves, sans fuseau de sommeil, indiquant que le sujet est toujours en stade 1. Le stade 2 est le stade le plus abondant. Au total, le dormeur passe environ 50 % de la nuit en stade 2.

Survient ensuite le sommeil lent profond (N3). Le cortex cérébral produit des ondes lentes dites ondes delta (un demi à deux hertz) de grande amplitude (supérieure à 75 microvolts), qui envahissent progressivement le tracé EEG. Le cerveau semble complètement relâché, moins actif. Le sujet ne bouge pas, respire calmement, sa fréquence cardiaque est régulière, sa fréquence respiratoire également. Dans la classification de Rechtschaffen et Kales, le stade 3 était scoré lorsque la période de lecture comptait moins de 50 % d'ondes delta. Au-delà, c'était le stade 4. Le sommeil lent profond est l'état le plus profond du sommeil orthodoxe. C'est aussi le moment où la réparation des tissus survient sous l'influence de sécrétions hormonales telles que celle de l'hormone de croissance. La sécrétion de cette hormone assure la réparation et la synthèse des protéines. Le sommeil lent profond, c'est le moment où le corps, le soma, se repose vraisemblablement le mieux.

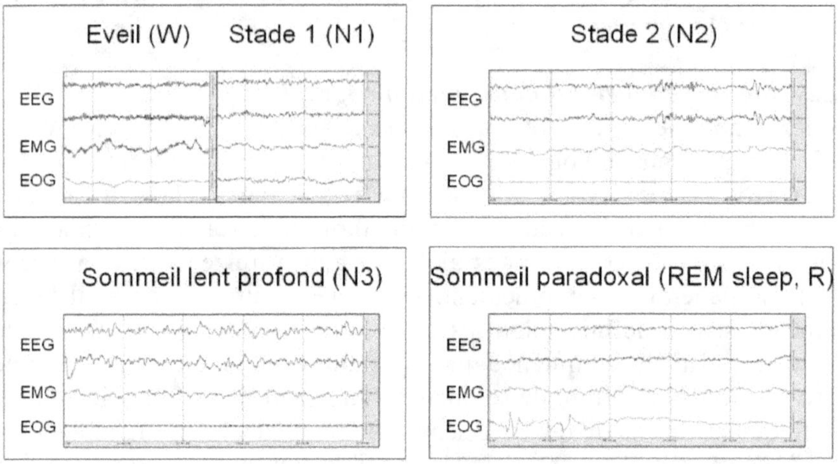

Figure 1 — Enregistrement polysomnographique chez l'homme. Les graphiques montrent des échantillons de chacun des états de veille et de sommeil sur des époques de dix secondes pour l'Éveil (ou W) et le Stade 1 (N1) ou des pages de vingt secondes pour le Stade 2 (N2), le Sommeil lent profond (N3) et le Sommeil paradoxal (REM sleep, R) déterminés à partir du tracé électroencéphalographique (EEG), électromyographique du menton (EMG ; le tracé est parfois relativement peu stable dans ces exemples) et électro-oculographique (EOG). Voir le texte pour la description détaillée.

Après un épisode de sommeil orthodoxe de 60 à 90 minutes survient la première phase (ou premier épisode) de sommeil paradoxal, le « *REM sleep* » (R) des auteurs anglo-saxons. Chacun d'entre nous a observé un bébé qui dort. Par moments, il remue les lèvres, fait des petits bruits, sa respiration devient irrégulière, ses yeux bougent rapidement derrière les paupières. Parfois, il esquisse une mimique de sourire ou de demi-sourire, ou encore une grimace de tristesse. Ses extrémités (doigts, orteils, pieds) sont le siège de mouvements fins, peu amples et brusques. Chez l'adulte, c'est exactement pareil. Des mouvements des yeux rapides agitent les paupières. Le tracé électro-oculographique montre des mouvements oculaires pointus, aigus, qui surviennent souvent en salves. Ce sont les fameux mouvements oculaires rapides. Tous ces mouvements fins et rapides font partie des phénomènes phasiques. L'activité EMG est à son niveau le plus bas, car les muscles squelettiques sont le siège d'une atonie musculaire. Le sujet est comme « paralysé ». Ce phénomène est dû à l'activation des neurones des noyaux pontiques locus cœruleus alpha et périlocus cœruleus alpha un peu avant le déclenchement du sommeil paradoxal. Ces neurones ne sont actifs que pendant le sommeil paradoxal. Ils stimulent les neurones cholinergiques du noyau magnocellulaire du bulbe. À leur tour, ceux-ci activent des interneurones à glycine au niveau de la moelle épinière. Ces derniers exercent alors une puissante inhibition des neurones moteurs, expliquant la quasi-paralysie des muscles squelettiques pendant le sommeil paradoxal. Le diaphragme et les muscles moteurs des globes oculaires échappent à cette inhibition. Cependant, des secousses rapides durant moins d'un quart de seconde interrompent le tracé EMG de base. De telles secousses en flexion agitent les doigts de la main. Elles sont dues aux contractions rapides (phasiques) des muscles lombricaux. Ces muscles « fins comme des lombrics » se trouvent entre les métacarpiens et s'insèrent sur les tendons des muscles fléchisseurs des doigts. La respiration est très irrégulière, tout comme la fréquence cardiaque ; la tension artérielle monte et descend d'un instant à l'autre. En référence au système nerveux autonome, c'est ce qu'on a appelé un « orage végétatif ». Il va durer tout le temps du sommeil paradoxal. Le complexe moteur migrant interdigestif intestinal induit des contractions propulsives étagées et rythmiques, survenant à intervalles de 90 à 120 minutes au niveau de l'iléon, qui font avancer le contenu intestinal dans le sens oral-aboral. Ces phases de propulsion sont plus fréquentes pendant le sommeil paradoxal que pendant le sommeil lent profond. Paradoxalement, au niveau cortical, l'EEG s'active. Le cortex cérébral est plus actif, un peu comme au stade 1, avec une activité gamma entrecoupée d'activités bêta mixtes et d'ondes de la bande thêta, de fréquence deux à six Hertz, prenant parfois l'aspect d'ondes en dents de scie, dont l'amplitude est maximale dans les régions centrales du crâne. Ces trains d'ondes en dents de scie précèdent souvent une salve de mouvements oculaires rapides.

La succession temporelle des états de sommeil et d'éveil est représentée sur un graphique nommé hypnogramme (Figure 2). Le sommeil paradoxal survient quatre à cinq fois dans la nuit, déterminant quatre à cinq cycles de sommeil (« *REM-non-REM sleep cycles* » en anglais). Au total, il va durer 100 à 120 minutes, représentant environ 20 % de la durée totale du sommeil.

Un phénomène remarquable survient aussi au cours du sommeil paradoxal : de la naissance à la mort, on note une activation des organes génitaux externes. Elle est bien entendu plus visible chez le dormeur de sexe masculin, qui présente une érection pénienne qui débute avec le sommeil paradoxal et s'évanouit à la fin de l'épisode. C'est l'érection nocturne du sommeil paradoxal, décrite pour la première fois en 1965 par Charles Fischer de l'Institut de psychiatrie du Mount Sinai Hospital à New York [10]. Longtemps, on a cru que seule l'espèce humaine présentait l'activation de la sphère sexuelle. En 1994, au laboratoire de Lyon, Markus Schmidt a découvert que le rat agit de même [11]. Depuis, on admet que tous les mammifères ont une érection pendant le sommeil paradoxal. Cette activation est également présente chez la femme, avec une tumescence des lèvres et du clitoris, des mouvements phasiques des muscles vaginaux et une augmentation des sécrétions vaginales [12]. Tout se passe comme si l'organisme se préparait à l'acte sexuel, et pourtant l'acte sexuel ne surviendra pas.

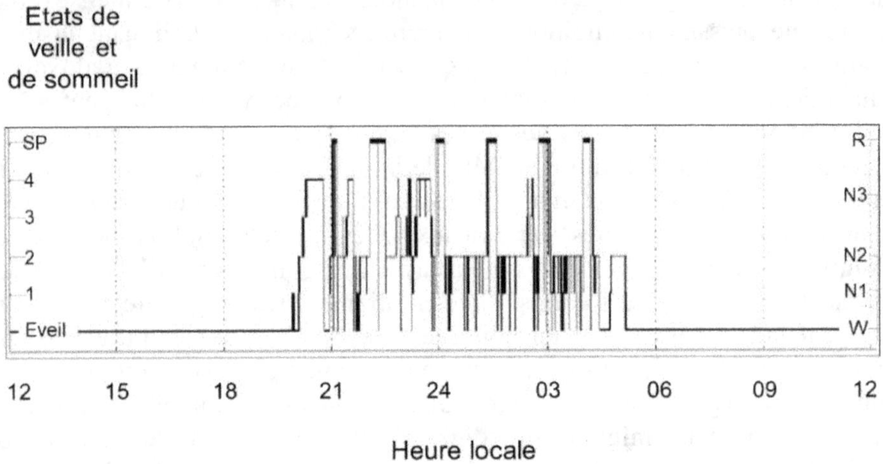

Figure 2 — Hypnogramme ou succession temporelle des états de sommeil et d'éveil. L'hypnogramme est celui d'un volontaire sain africain lors d'un enregistrement continu de 24 heures « en ambulatoire » en Angola. La représentation est celle du Laboratoire de Lyon. La nomenclature de Rechtschaffen et Kales [9] est représentée sur l'axe des ordonnées à gauche du schéma. Le sommeil paradoxal (SP ou REM sleep des Anglo-Saxons) est représenté séparément comme un état de sommeil à part entière, différent des stades du sommeil orthodoxe (stade 1, 1 ; stade 2, 2 ; stades 3 et 4, sommeil lent profond). L'éveil est représenté au niveau de la ligne de base de l'hypnogramme. L'axe des ordonnées à droite du schéma donne les états de sommeil selon les nouvelles normes édictées par l'« *American Academy of Sleep Medicine* » [9] : W pour éveil, N1 pour stade 1 ; N2 pour stade 2 ; N3 pour sommeil lent profond ; R pour REM sleep ou sommeil paradoxal.

Voilà ce que la polysomnographie nous a appris sur notre sommeil. Cette technique demeure actuellement le seul moyen de mesurer objectivement les états et stades du cycle veille-sommeil.

« Pourquoi diverses appellations concernant les états de sommeil existent-elles ? »

La réponse à votre question fait intervenir des aspects historiques. Au sens neurophysiologique, le cycle activité-repos de l'homme correspond à l'alternance entre les trois états que sont l'éveil, le sommeil orthodoxe, avec ses stades 1 et 2 du sommeil léger, suivi des stades 3 et 4 qui forment le sommeil profond, et le sommeil paradoxal. L'éveil dure à peu près seize heures dans la journée. On distingue l'éveil calme et l'éveil actif. Le sommeil dans son ensemble regroupe deux états différents, le sommeil orthodoxe et le sommeil paradoxal. Les dénominations utilisées viennent du comportement des muscles oculomoteurs pendant le sommeil paradoxal. Au département de physiologie de l'Université de Chicago, Eugène Aserinsky et Nathaniel Kleitman, en 1953, avaient découvert des épisodes récurrents de mouvements oculaires rapides pendant le sommeil [13]. Quatre ans plus tard, William Dement et Kleitman les reliaient au rêve [14]. La survenue de mouvements oculaires rapides a conduit les chercheurs de l'École américaine à dénommer cet état « *Rapid Eye Movement sleep* » ou « *REM sleep* ». Initialement, le sommeil orthodoxe a reçu le nom de « *non-REM sleep* » (« *NREM* ») par les auteurs anglo-saxons.

Michel Jouvet, qui nous a quittés en octobre 2017, n'aimait pas cette appellation de « *REM sleep* » liée uniquement aux mouvements oculaires rapides. Il avait coutume de dire qu'elle résume par un seul symptôme l'état complexe qu'est le sommeil paradoxal. D'ailleurs comme la taupe, certaines espèces qui n'ont pas de globes oculaires ou bien des globes atrophiés font du sommeil paradoxal.

« Quelle est l'origine du phénomène du sommeil ? »

La phylogenèse du sommeil

Ce qui est à l'origine du sommeil, c'est certainement, au début, le besoin de repos pour récupérer des périodes d'activité. Quand vous regardez un poisson, une tanche par exemple, poisson qui fut étudié au laboratoire de Lyon, à certains moments, il s'arrête de bouger. C'est sans doute son repos, son « sommeil ». Par contre, quand on place des électrodes sur le cerveau de la tanche, on ne retrouve pas le ralentissement de l'activité électrique, car le poisson n'a pas de cortex cérébral. La phylogenèse nous enseigne que les périodes de repos se retrouvent chez toutes les espèces animales, y compris les insectes.

En tout cas, les trois états physiologiques de conscience (éveil, sommeil et sommeil paradoxal) vont se développer dans les espèces dites supérieures. Les oiseaux, descendants des dinosaures, présentent les trois états, éveil, sommeil orthodoxe et sommeil paradoxal, qui se développent à l'extrême chez les mammifères. Le chat a été le modèle de choix pendant de longues années pour l'étude du sommeil et du sommeil paradoxal. Il dort pareillement à l'homme, mais son sommeil est polyphasique. Il s'endort n'importe quand et, au cours de chaque épisode de sommeil, il entre en sommeil paradoxal. La quantité quotidienne du sommeil paradoxal est d'environ 120 minutes, comme chez l'homme. Puis, pour des raisons éthiques et de coût, la recherche s'est centrée sur les rongeurs, rats et souris, mais aussi, plus récemment sur des animaux encore plus petits.

Ainsi, dans le cadre de l'étude de la génétique du sommeil, le rythme activité-repos de la drosophile est encore aujourd'hui en cours d'analyse [15]. Cette alternance entre activité et repos est comparable à celle du cycle veille-sommeil. Le repos de la mouche représenterait le sommeil. Les mouvements brefs des muscles squelettiques, séparés de quatre à cinq minutes, pourraient représenter un état particulier du repos.

Le caïman, dont on a découvert récemment l'ancêtre, *Carnufex carolinensis*, littéralement le boucher de Caroline, en Caroline du Nord, présente des épisodes qui ressemblent au sommeil. Mais il n'a pas été observé de sommeil paradoxal, sauf chez *Caiman latirostris* par Peyrethon et Peyrethon-Dusan [16], pendant de très courtes secondes. En fait, ce reptile ne dormirait que d'un œil et que d'un hémisphère [17]. Ce contemporain des dinosaures serait aussi un ancêtre des oiseaux.

J'ai bien connu un chronobiologiste de l'Université de Saint-Étienne, Alain Blanc, lors de travaux conduits ensemble sur la modélisation des rythmes circadiens du cycle veille-sommeil dans la maladie du sommeil. Alain Blanc travaillait alors sur les rythmes de vie de l'escargot « petit gris » (*Helix aspersa maxima*), en tant que modèle pour l'étude des rythmes circadiens. Il me disait que ce gastéropode a trois types de comportements : un état d'éveil actif au cours duquel il recherche sa nourriture ; un état d'immobilité ; et un état de repos au cours duquel seuls les tentacules oculaires et olfactifs de l'escargot bougent de manière très rapide. Je n'ai pas pu m'empêcher de penser que ce dernier état pourrait bien être l'équivalent d'un sommeil paradoxal, alors que l'escargot n'a pas de cerveau en tant que tel, pas d'encéphalisation. Deux ganglions cérébroïdes, situés au-dessus de l'œsophage et reliés par une commissure, innervent les tentacules. Il possède également deux ganglions pédieux et une chaîne de ganglions viscéraux reliés entre eux par des connectifs. Mais la recherche sur l'existence des trois états (les trois « continents » de Michel Jouvet) chez les gastéropodes reste à entreprendre. J'en suis encore quelque peu déçu.

« À quoi sert le fait de dormir ? »

Je vous en reparlerai plus loin. Le fait de priver un être vivant de sommeil peut affecter ses fonctions vitales. Chez l'homme, le fonctionnement cérébral est alors altéré et s'installe une dégradation des performances physiques et mentales [18], comme nous le verrons en détail au chapitre 4 (pages 108-115). Ces altérations intéressent la capacité d'attention, la mémoire de travail, la consolidation mémorielle après apprentissage, les processus de gestion de la récompense du système mésolimbique et du cortex préfrontal et orbitofrontal, les processus de répulsion en réponse à des stimuli vécus comme dangereux (irritabilité, anxiété, agressivité, idées suicidaires et passage à l'acte), la discrimination des émotions, etc. Le sommeil permet de récupérer rapidement la fatigue et la dégradation des fonctions cognitives.

Un travail récent réalisé chez le poisson-zèbre (« *zebrafish* »), un petit poisson qui fréquente nos aquariums, a montré une nouvelle fonction du sommeil au niveau cellulaire [19]. Pendant l'éveil s'accumulent des cassures du double brin de l'acide désoxyribonucléique (ADN). Pendant le sommeil, les neurones pris individuellement augmentent la dynamique chromosomique et accroissent les processus de réparation de l'ADN au niveau du noyau du neurone (Figure 17, chapitre 3, page 80). Les auteurs suggèrent que, dans le cadre de la phylogenèse, le sommeil a évolué pour réguler le repos des neurones, non seulement au niveau individuel, mais aussi à celui des réseaux neuronaux. De fait, le sommeil permet l'entretien et la réparation coordonnés du noyau des cellules neuronales.

« En quoi le sommeil paradoxal est-il paradoxal ? »

Au cours du sommeil paradoxal, le sujet est profondément endormi, alors que son cortex cérébral est actif électriquement, comme « éveillé ». C'est paradoxal de considérer ce sommeil profond d'où le dormeur n'est tiré que difficilement. Le sujet n'a pas de tonus musculaire. Il présente en parallèle des activités phasiques (rapides et brèves) qui rappellent l'éveil. C'est pourquoi le nom d'« *Emergent stage 1* » fut attribué au sommeil paradoxal par Nathaniel Kleitman en 1963 [20], d'après ses travaux réalisés en 1957 avec William Dement [14]. Le dormeur présente aussi des manifestations végétatives, que Michel Jouvet nommait parfois « orage végétatif », une activation des organes génitaux externes et une activité électrique cérébrale similaire à celle du stade 1.

« Parlez-nous du rêve »

« À quel moment survient le rêve ? »

Longtemps, une controverse a existé à ce sujet. Pour Michel Jouvet, le support du rêve, « c'est le sommeil paradoxal ». Cependant, une activité onirique existe pendant tous les états de sommeil. Si le sujet se réveille spontanément, le souvenir de rêve s'estompe rapidement et, en moins d'une minute, la narration en est déjà difficile. Au réveil du sommeil paradoxal, cet effacement du rêve est concomitant de la perte de l'érection.

Néanmoins, dans « *Le sommeil et le rêve* » [21], Michel Jouvet déclare que la découverte du sommeil paradoxal a constitué une « coupure historique ». Avant 1960, la théorie freudienne d'une censure des désirs refoulés dominait. Depuis, la science essaie de trouver un « pourquoi » à l'activité onirique en décryptant les « innombrables comment ».

Une étude parue en juin 2017 dans la revue « *Nature Neuroscience* » par des équipes américano-suisses pourrait bien régler les différends et préciser le moment de la survenue du rêve [22]. Les auteurs, revenus à l'électroencéphalogramme, ont utilisé un capuchon à 64 électrodes électroencéphalographiques. Ils démontrent que le spectre de puissance en fréquence lente est plus élevé au cours du sommeil orthodoxe. Quel que soit le stade de sommeil au cours duquel on réveille le sujet, on note qu'au niveau d'une zone du cerveau postérieur privilégiée, l'expérience de rêve s'accompagne d'une atténuation du spectre de puissance de l'activité électroencéphalographique à ondes lentes (un à quatre hertz). Cette zone correspond à la région pariéto-occipitale des hémisphères cérébraux. Elle s'étend aussi vers le haut au niveau du gyrus précuneus, à la face interne du lobe pariétal, et au niveau du gyrus cingulaire postérieur du cortex cérébral, à la limite du système limbique. Au cours du sommeil orthodoxe, la diminution du spectre de puissance dans les fréquences basses s'accompagne d'une augmentation du spectre de puissance dans les bandes de fréquence rapide (25-50 hertz). Cette augmentation est retrouvée lors d'un rapport de rêve quand le sujet est réveillé en sommeil paradoxal. Mais elle est limitée au cortex frontal et à celui des régions temporales et pariétooccipitales. Le cortex frontal serait activé en liaison avec la dimension « pensée » du rêve, l'activation des autres régions avec sa dimension « perception ». Ces études ont ouvert la voie à une nouvelle dimension de l'approche du rêve. Certains affirment même que la zone « chaude » qu'ils ont identifiée pourrait donner la « clé des songes » et conduire à la connaissance de ce dont un dormeur rêve, voire à prédire les rêves en temps réel. On peut toujours rêver !

« Certains disent que c'est l'esprit qui voyage, qu'on rencontre des personnes. Qu'en est-il ? D'où proviennent ces images ? »

Je sais qu'en Afrique on dit que l'esprit voyage pendant le rêve. À Niamey, capitale du Niger, j'ai travaillé pendant huit années comme professeur de physiologie à la Faculté des sciences de la santé. Un de mes anciens élèves me parlait de ce voyage que son frère faisait chaque nuit. Il « visitait tous les pays du monde et avait vu New York ». Ce « voyage » semble très particulier.

Mais, ça n'est pas nouveau. Michel Jouvet était venu diriger les jurys de thèse de médecine de l'Université de Niamey (Figure 3). Il m'avait raconté qu'une des peintures rupestres de la grotte de Lascaux avait attiré son attention. Elle montrait un homme allongé entouré d'un bison et à côté d'un oiseau, une colombe sans doute, perchée sur un piquet. Michel Jouvet en faisait un homme en train de rêver. En effet, l'homme allongé est en érection ; il est vraisemblablement en sommeil paradoxal. L'oiseau représente sans doute le « voyage » de l'esprit, soit vers la mort soit vers le rêve. Si l'homme de Lascaux est en érection, c'est qu'il n'est pas mort, l'érection post-mortem n'étant observée qu'après une mort violente, notamment par pendaison. L'homme est en train de rêver. Il y a 30 000 ans, on savait qu'une érection pénienne accompagne l'évasion de l'esprit du rêve. Des hiéroglyphes décrits dans le livre « *Description de l'Égypte publiée par les ordres de Napoléon Bonaparte* »[23] reprendront une allégorie similaire plusieurs milliers d'années plus tard. Page 409 sur un bas-relief du grand temple, se trouve un homme allongé, la main droite sur la tête (il est en vie), et un oiseau qui vole au-dessus de son sexe en érection.

Je vous ai dit qu'un « orage végétatif » survient au cours du sommeil paradoxal. Si je puis dire, toutes les fonctions végétatives battent la breloque. Ce qui est végétatif (la respiration, la fréquence cardiaque, le fonctionnement des autres organes internes), c'est ce que ne contrôle pas la volonté, le cerveau conscient. Juste avant le déclenchement du sommeil paradoxal, la sudation diminue. Ce phénomène s'amplifie au début du sommeil paradoxal, puis retourne à la valeur qui précède cette décroissance dès qu'on change d'état de sommeil. On peut penser que le sujet ne lutte plus contre la chaleur au cours de cette phase de décroissance de la sudation. Certains auteurs la considèrent comme une phase poïkilothermique[24]. J'ai participé aux études qui l'ont démontré en faisant dormir des volontaires dans le caisson climatique du Centre de recherches du service de santé des armées à Lyon[25]. J'ai également participé aux études sur le sommeil de l'homme soumis au froid de l'hiver de l'Arctique canadien dans des tentes non chauffées[26,27]. Le frisson disparaît au cours du sommeil paradoxal. On ne lutte plus contre le froid. Pendant le sommeil paradoxal, la régulation de la température s'apparenterait à la poïkilothermie. La thermorégulation ne fonctionne plus ou fonctionne moins bien. L'organisme se comporte alors un peu comme celui d'un reptile poïkilotherme qui ne régule pas sa température corporelle. Cependant, quand le sujet dort en sommeil orthodoxe, le frisson thermique lui permet de produire de la chaleur. Il revient à une régulation homéotherme.

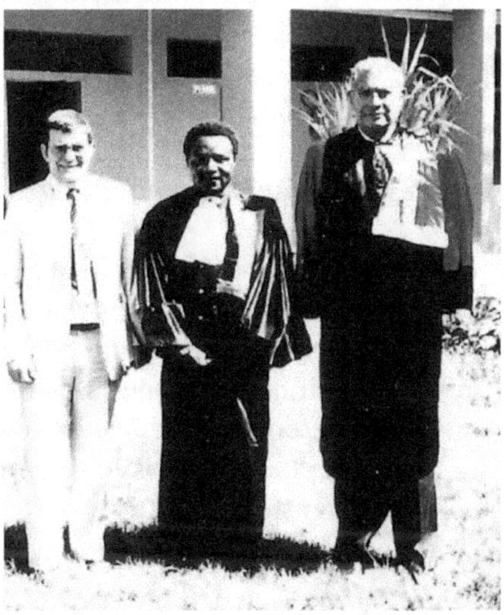

Figure 3 — Michel Jouvet en visite à Niamey. J'avais plaidé auprès du doyen Hamidou Sékou pour que Michel Jouvet effectue une visite officielle à la Faculté des sciences de la santé de l'Université de Niamey. Nommé président de la conférence jurys de thèse de doctorat en médecine en décembre 1988, il avait en particulier présidé le jury de mon élève Richard Pétieu. La photographie montre, de droite à gauche, Michel Jouvet, Richard Pétieu (impétrant) et moi-même. J'avais profité de la présence de mon maître pour lui montrer mes tracés polysomnographiques. Il confirma la présence de nombreux fuseaux de la bande de fréquence gamma rapide (32 à 40 hertz), de faible amplitude, chez presque tous mes sujets nigériens au cours du stade 1 et du sommeil paradoxal.

Tout se passe comme si le cerveau se coupait de son environnement, constitué par le corps et son « milieu intérieur », d'une part, et par le milieu extérieur, d'autre part. On peut faire un bruit, piquer le dormeur, le sommeil paradoxal va se maintenir. Il est solide. Le cerveau s'isole. On peut croire qu'il travaille pour lui-même. Michel Jouvet pensait que c'est un moment de choix pour traiter l'information pertinente pour l'individuation de l'individu.

Les images du rêve

Vous m'avez parlé des images du rêve. Chez le chat, on place des électrodes profondes dans certaines structures du cerveau qui sont situées sur les voies visuelles. Au moment du sommeil paradoxal surviennent des salves de pointes très amples qui traduisent la transduction d'un courant électrique. Si vous cherchez à suivre ces pointes, elles partent du pont de Varole, du « vieux cerveau », au-dessus du bulbe rachidien. Elles se propagent dans les noyaux des nerfs oculomoteurs, qui commandent les mouvements des yeux, et se rendent également jusqu'au cortex occipital, le cerveau qui voit[28]. L'étude de ces pointes ponto-géniculo-occipitales du sommeil paradoxal a été le sujet de ma thèse de doctorat en médecine[1].

« Parfois, nous faisons des cauchemars. Pouvez-vous nous en donner les raisons ? »

Je ne peux pas vous donner les raisons du cauchemar. Tout ce que je peux vous dire, c'est que le cauchemar, qui survient sans doute pendant le sommeil paradoxal, est un rêve extrêmement désagréable, qui peut faire souffrir le sujet (chapitre 6, pages 168-169). Un homme en bonne santé n'a pas de cauchemar. Par contre, si les cauchemars se répètent, sont récurrents, surviennent avec une fréquence importante, un psychologue ou un psychiatre devra être consulté. Les cauchemars peuvent en effet traduire un dysfonctionnement psychologique. Le cauchemar fréquent, ça n'est pas normal, surtout chez l'adulte.

« Les rêves de relations sexuelles sont interprétés au Congo comme des esprits impurs qui viennent visiter la personne qui dort. Qu'en pensez-vous ? »

Je vous ai dit que le sommeil paradoxal s'accompagne toujours d'une érection ou d'une activité importante au niveau des organes génitaux externes, car cette activité n'est pas liée avec l'acte sexuel lui-même. Je vous ai dit aussi que je ne peux pas vous en donner la raison. Avec Raymond Cespuglio, qui a succédé à Michel Jouvet pour diriger le laboratoire de Lyon, nous y réfléchissons depuis de nombreuses années. Ce que nous pouvons imaginer, c'est que le sommeil paradoxal pourrait bien aussi avoir pour fonction de rappeler à l'individu sa principale mission, celle que donne la Bible, « allez, multipliez-vous, devenez aussi nombreux que les étoiles ». Le sommeil paradoxal pourrait ainsi être un signal qui rappelle cette mission principale qui est la survie de l'espèce et non pas simplement celle de l'individu. Cette hypothèse se rapproche de celle de Michel Jouvet. Elle implique le sommeil paradoxal dans le maintien de la mémoire de l'espèce (agression par un prédateur ou activité de chasse pour accéder à la nourriture chez le chat, par exemple). L'abolition de l'atonie musculaire du sommeil paradoxal par lésion du système pontique qui en est responsable (noyaux locus cœruleus alpha et périlocus cœruleus alpha) conduit le chat à « vivre son rêve » pendant le sommeil paradoxal. L'animal a un comportement de « rage » (« *behaviour of rage* » [4]), se hérisse, semble effrayé ou encore se comporte comme s'il chassait une souris. C'est ce que nous appelions, au laboratoire, le syndrome pseudo-hallucinatoire [21], en anglais « hallucinatory-like state » [5].

« Pouvez-vous nous résumer ce qu'est le rêve ? Pourquoi fait-on des rêves ? »

Je ne peux pas répondre à votre question sur le pourquoi du rêve, mais je le peux sur le comment. Le rêve est lié à l'activité d'imagerie onirique. Deux types de rêves se manifestent. Les rêves un peu flous s'effilochent, un peu comme les nuages qui passent très vite dans le ciel au bord de la mer, comme on le voit à Pointe-Noire ou en Bretagne. Le rêve « cinéma », le rêve « film » développe un scénario bien construit, quelquefois bizarre, souvent équilibré. Ce dernier type de rêve survient essentiellement au cours du sommeil paradoxal, mais pas uniquement.

L'association du sommeil paradoxal avec l'activité onirique est connue depuis très longtemps. Je vous ai parlé de la grotte de Lascaux et des hiéroglyphes égyptiens. Au premier siècle avant notre ère, le philosophe latin Lucrèce écrivit son poème « *De rerum natura* » [29]. Il y décrit (pages 435-436) le comportement des chiens de chasse lors de leur sommeil : « *Souvent les chiens de chasse, au sein du mou repos, lancent malgré cela leurs pattes en avant tout à coup, et aboient, flairent, pinçant le nez, tout comme s'ils suivaient, une fois repérée, la trace du gibier ; et souvent, éveillés, ils poursuivent de vains simulacres de cerfs, qu'ils voient presque s'enfuir, jusqu'à ce que, l'erreur une fois dissipée, ils reviennent à eux.* » C'est bien là la description d'un sommeil « agité » concomitant de l'activité onirique.

« Pourquoi, fréquemment, ne se rappelle-t-on pas son rêve tout en sachant qu'on a rêvé ? »

C'est ce que depuis peu on appelle un « rêve blanc ». On sait bien que souvent, le souvenir de rêve reste vague alors qu'on sait qu'on a rêvé. Le dormeur a des difficultés à rapporter le contenu de son rêve. En complément du travail sur l'activité électrique corticale au cours du rêve [20], une équipe européenne vient de montrer qu'au cours du « rêve blanc » (« white dream ») la faible activité électrique des aires corticales postérieures est supérieure au niveau de base. C'est un rêve qui ne laisse pas de souvenir précis au réveil, mais le dormeur sait qu'il a rêvé [30]. C'est donc que le rêve blanc correspond à une expérience onirique de faible qualité. Des investigations réalisées pendant l'éveil sont en faveur de cette hypothèse. Elles montrent que la netteté et la vitalité de l'imagerie sont corrélées aux variations de l'activité corticale dans les mêmes régions postérieures du cortex cérébral. La clarté du souvenir de rêve est vraisemblablement non seulement due à un problème de codage et de récupération, mais aussi, elle est liée à la genèse du rêve lui-même, qui induit des expériences de qualité différente.

« Parfois, on fait un rêve qui se réalise par la suite. Que pensez-vous des rêves prémonitoires ? »

Revenons un peu en arrière sur ce dont nous avons déjà discuté. Le cerveau est un organe très spécial ; il vit un peu uniquement pour lui-même. Il doit savoir ce qui se passe partout à l'extérieur de lui-même, que ce soit au niveau de son environnement interne corporel ou de l'environnement extérieur. Le cerveau se comporterait comme une vaste bande magnétique, qui est capable d'enregistrer absolument tout son environnement. Les informations engrangées par le cerveau proviennent de ses différents capteurs en relation avec le monde extérieur (la vue, l'odorat, l'ouïe, le toucher, la température, etc.). Mais aussi, il s'informe en permanence, au moyen de multiples capteurs, de l'état dans lequel se trouvent tous les organes, toutes les cellules du corps, ainsi que le milieu intérieur qui les baigne. Toutes ces informations se « stockent » dans les mémoires, même si l'individu n'en a pas conscience. Par exemple, au moment où je parle, une voiture passe dans la rue, un enfant parle dans la pièce voisine. Ces informations perçues sont enregistrées. En même temps, une cellule de votre intestin souffre. Vous n'en avez pas conscience, mais votre cerveau l'a enregistré. Le contenu émotionnel et anxiogène des informations reçues est également « stocké ».

Cette « bande » doit être effacée, de façon à remettre les « pendules à l'heure », à ré-étalonner le système, à le remettre à zéro. C'est l'hypothèse émise en 1983 par Francis Crick et Graeme Mitchison [31]. Rappelons qu'en 1962, Francis Crick et James Watson avaient reçu le Prix Nobel de médecine pour la découverte de l'ADN. Cet effacement ne se fait pas n'importe comment, il se fait en fonction du code génétique transmis par vos parents. Le cerveau a toutes les informations qu'il peut « rêver » d'avoir. À partir de ces informations, le cerveau peut construire n'importe quel scénario. Certains scénarios, au hasard, vont ressembler à des événements que vous vivrez dans le futur. Le cerveau fabrique des scénarios qui sont vraisemblables. L'explication du rêve prémonitoire réside peut-être dans une telle construction intellectuelle à partir des informations disponibles. Le rêve prémonitoire, c'est peut-être cela. Mais, c'est peut-être autre chose. Tout simplement, est-ce dû à une coïncidence fortuite, voire une autosuggestion ?

C'est peut-être aussi le cas des fameux rêves de Friedrich August Kekulé, qui ont conduit le chimiste à découvrir la forme cyclique de la molécule de benzène. Ou encore aussi d'un rêve que j'ai fait récemment. Un de mes amis m'avait demandé de rédiger un paragraphe dans un article sur le cerveau et l'environnement, avec une date limite de soumission « serrée ». Je me réveille d'un rêve au cours duquel « *Je rédige le chapitre demandé par Jacques Reis. Je commence par les habitudes de sommeil, passe aux investigations et trouve un titre "Geoclimatology and sleep in Africa".* » Quelques jours plus tard, je reçois un rappel de l'éditeur qui me propose la rédaction rapide d'un article au titre similaire. Je viens de le publier [32]. Je dois dire que je pensais depuis plusieurs mois à publier une revue de mes travaux sur le sommeil de volontaires sains en Afrique.

Certains proposent que les rêves prémonitoires puissent être dus à une interaction quantique entre le cerveau et le temps, qui ne s'écoulerait alors pas de façon linéaire. Dans le même ordre d'idée, l'intrication quantique pourrait également jouer. On sait que ce phénomène d'enchevêtrement quantique permet à deux particules ou groupes de particules de dépendre les uns des autres en termes d'état quantique, sans que la distance qui les sépare entre en jeu [33,34]. C'est cependant une autre histoire !

N'oublions pas qu'un rêve prémonitoire est très rare, voire exceptionnel. Un calcul nous indique qu'à raison de quatre à cinq rêves par nuit, nous rêverons 1 460 à 1 825 fois par année. Le rêve prémonitoire fait donc partie d'une fraction non significative par rapport au grand nombre de rêves.

« Quelle serait la fonction du sommeil paradoxal ? »

De nombreux auteurs ont émis des hypothèses multiples sur la fonction des rêves et du sommeil paradoxal. J'en citerai quelques-unes en complément de celle de Crick et Mitchison [31].

Le sommeil paradoxal, c'est le moment que le cerveau choisirait pour traiter l'information qu'il a reçue dans la journée. Au moment du sommeil paradoxal, il « efface la bande », en gardant uniquement les informations pertinentes. Le cerveau traiterait ces informations pertinentes en fonction du code génétique de l'individu, qu'il tient lui-même de ses parents. C'est l'hypothèse émise par Michel Jouvet, celle du rôle de renforcement de la programmation génétique par le sommeil paradoxal. Il se fondait sur les données obtenues dans le domaine de la génétique chez les jumeaux, de la phylogenèse et de la neurogenèse postnatale considérée alors comme inexistante après la naissance chez les mammifères. Dans « *Le sommeil et le rêve* » [21], page 59, il écrit que « *c'est le rêve qui fait chacun d'entre nous différent, puisque c'est à ce moment-là qu'une programmation itérative vient effacer les traces de tel ou tel apprentissage, ou au contraire les renforcer, si elles sont en accord avec la programmation génétique du rêve (car les neurones des homéothermes ne se divisent plus, contrairement à ceux des poïkilothermes)* ». En quelque sorte, la théorie permet de s'affranchir de la naissance de nouveaux neurones en programmant les circuits neuronaux responsables des schémas comportementaux héréditaires propres à l'individu.

Pour certains, le sommeil paradoxal intervient dans la maturation du cerveau, expliquant la prédominance du « sommeil agité, ou sismique » chez les nourrissons. Pour d'autres, il favorise la mémorisation. Comme nous le verrons également, le sommeil paradoxal servirait à gérer, contenir ou effacer les peurs et les détresses de la vie.

Un autre rôle du sommeil paradoxal reposerait sur la découverte récente du système « glymphatique »[35]. Ce système permettrait au liquide céphalorachidien de « laver » et d'évacuer les déchets du métabolisme cérébral vers la circulation générale. Or cette clairance augmente de 60 % pendant le sommeil. En particulier, elle pourrait jouer un rôle essentiel sur l'élimination de l'amyloïde bêta, un produit de dégradation de certains peptides qui s'accumule dans la maladie d'Alzheimer[36]. La circulation « glymphatique » du liquide interstitiel cérébral est celle du liquide céphalorachidien. Elle est à son niveau le plus haut pendant le sommeil[37]. Je fais ici l'hypothèse que le maximum de lavage cérébral survient au moment du sommeil paradoxal. En effet, cet état est le moment où le cerveau consomme le plus d'énergie[38]. C'est aussi le moment d'un besoin pressant d'évacuer les déchets du métabolisme cérébral.

Le temps et le tempo du sommeil

« Combien de temps devons-nous dormir pour être en forme ? »

Tous les hommes qui vivent sur notre planète Terre actuellement sont de l'espèce *Homo sapiens sapiens*. Quelle que soit leur façon de vivre, en ville, dans la forêt ou sous un igloo, tous les hommes de la Terre ont besoin de sept à neuf heures de sommeil, c'est-à-dire de 420 à 630 minutes avec une moyenne de 450 à 480 minutes par jour (soit sept heures trente minutes à huit heures). Bien sûr, cette durée représente le besoin de sommeil de la moyenne de la population humaine. Elle varie avec l'âge, mais, dans chaque groupe d'âge, avec les individus. L'environnement, les saisons, l'activité physique ou encore les conditions de vie jouent également un rôle dans cette variation.

Un groupe d'experts américains invités par la « *National Sleep Foundation* » des États-Unis a précisé ces chiffres en 2015 pour les pays tempérés. Ils ont compulsé les données reproduites dans 575 articles scientifiques pour en tirer les valeurs moyennes de la population générale par groupe d'âge[39]. La durée globale du sommeil recommandée est comprise entre 14 et 17 heures pour les nouveau-nés, douze et quinze heures chez les nourrissons, dix et treize heures pour les enfants préscolarisés, neuf et onze heures pour les enfants scolarisés, huit et dix heures pour les adolescents, sept et neuf heures pour les adultes et sept et huit heures pour les gens âgés.

Un rapport ultérieur (en 2017)[40] a affiné les résultats en matière de qualité du sommeil. Les experts venaient en majorité des États-Unis, mais aussi de France et d'Italie. Ils ont travaillé sur la structure du sommeil. Je présente ici un résumé de leurs conclusions. La latence de sommeil est le temps mis à s'endormir après l'extinction des lumières pour dormir. Lorsque sa durée est inférieure à quinze minutes, elle entre dans les critères d'un sommeil de bonne qualité. Au-dessus de 45 minutes, elle est indicative d'un sommeil de mauvaise qualité. L'absence d'éveil ou un éveil qui laisse un souvenir sont normaux ; si on a conscience de s'être réveillé plus de quatre fois par nuit (trois fois chez l'adolescent), on a mal dormi. Pour un sommeil de bonne qualité, l'éveil intrasommeil (après le début du sommeil) révélé par la polysomnographie doit être inférieur à dix minutes ou rester en deçà de 20 minutes. S'il est supérieur à 51 minutes, c'est une mauvaise nuit. L'efficacité du sommeil doit être supérieure à 85 % (rapport du temps de sommeil total sur la durée globale du sommeil, entre le premier sommeil et le dernier éveil). En deçà d'une valeur de 74 %, le sommeil ne repose plus. Les stades de sommeil sont exprimés par rapport au temps de sommeil total (éveil intrasommeil soustrait de la durée globale du sommeil). Ainsi, à tous les âges, le sommeil paradoxal doit représenter 21-30 % du temps de sommeil total et ne pas descendre sous la barre des 10 %, ni dépasser 41 % chez l'adulte et l'âgé. Chez le nouveau-né, le sommeil sismique doit au contraire dépasser 41 %, avec un stade 1 (sommeil N1) inférieur à 5 %. Le stade 1 (N1) doit rester au-dessous de 26 % chez les adultes âgés. À partir de trois ans, le stade 2 (sommeil N2) doit représenter moins de 81 %, le sommeil lent profond (sommeil N3) étant de 20-25 % chez l'enfant en âge scolaire et l'adolescent et de 16 % à 20 % chez l'adulte. Le sommeil lent profond ne doit pas descendre sous les 10 % chez l'enfant et sous les 5 % chez l'adolescent et l'adulte. À partir de l'âge de la scolarité, l'absence de sieste, ou pas de sieste, sont un gage de bon sommeil nocturne. Au-delà de quatre siestes par 24 heures chez l'adulte et de deux siestes chez l'enfant, on sort de la normalité pour un bon sommeil. La durée de la sieste doit être inférieure à 20 minutes. Une durée supérieure à 100 minutes est péjorative chez l'adulte et, chez l'adolescent, elle doit rester inférieure à 120 minutes. L'absence de sieste pendant la semaine est un bon critère de qualité du sommeil. Chez les enfants scolarisés, une fréquence de trois siestes ou plus par semaine n'est pas normale.

Dans certains pays, la sieste est traditionnelle. On considère que celle-ci est plus « légitime » sous les climats chauds et ensoleillés. Au Congo, cependant, rares sont ceux qui font la sieste. Dans les pays où il fait très chaud, par exemple au Sahel, les gens font une sieste en début d'après-midi. Au Niger, j'ai étudié le sommeil des étudiants en médecine de Niamey [41]. Les 130 sujets ont habituellement fait la sieste. Ils dormaient environ six heures et 30 minutes la nuit, comme les sujets qui ne faisaient pas la sieste et comme eux-mêmes lorsqu'ils ne la faisaient pas. Les huit sujets qui ne faisaient jamais la sieste ont accru la durée de sommeil nocturne en saison chaude par rapport à la saison froide. La sieste de l'après-midi peut durer jusqu'à 90 minutes [42]. Elle peut alors contenir du sommeil paradoxal. Ces données sont en accord avec une latence de 60 à 90 minutes pour enclencher le sommeil paradoxal chez un sujet en bonne santé. Cependant, la quantité de sommeil sur 24 heures au Niger est la même que chez les personnes qui vivent en pays tempéré, dans le Grand Nord ou au pôle Sud. J'ai en effet pu le constater puisque j'ai travaillé dans l'Arctique et en Antarctique. Quels que soient son appartenance ethnique et le lieu où il vit sur la Terre, l'homme a en moyenne la même quantité quotidienne de sommeil.

Je vous ai dit qu'on décrit aussi des longs dormeurs et des courts dormeurs. Les courts dormeurs [43] sont des gens qui dorment moins de six heures par nuit d'un sommeil parfaitement récupérateur. Ce sont des personnes en bonne santé, en général actives. Cette définition exclut les personnes qui raccourcissent leur sommeil volontairement ou non. Les longs dormeurs sont ceux qui, naturellement et spontanément, dorment neuf heures et plus. Cette définition exclut les hypersomniaques avec plaintes de trop dormir.

Les courts dormeurs sont plutôt actifs (« *highdrive* » de Webb [44]). On les rencontrerait plus fréquemment chez les décideurs, certains hommes politiques, certains grands capitaines d'industrie et autres grands penseurs. J'ai parmi mes amis un médecin qui parle beaucoup du sommeil, notamment sur Radio France International, que j'écoutais fréquemment au Congo, comme tous les Congolais. C'est le docteur Patrick Lemoine, écrivain médical prolifique et connu. Ce court dormeur se lève à quatre heures pour écrire. Michel Jouvet était aussi un court dormeur. Ces gens exceptionnels dorment trois à cinq heures par nuit et sont parfaitement en forme le lendemain matin. Les longs dormeurs ont besoin de plus de neuf heures de sommeil. Ils sont en général moins performants que les courts dormeurs.

Les gens qui dorment peu ont vraisemblablement un sommeil extrêmement concentré. Ainsi, la diminution du sommeil lent profond ou celle du sommeil paradoxal ne surviendraient pas chez les courts dormeurs [45]. Par ailleurs, l'homéostat du sommeil serait plus prégnant, induisant une pression homéostatique plus élevée que les longs dormeurs pendant leur éveil diurne [43]. Je fais une parenthèse pour dire quelques mots de l'homéostat du sommeil. Alexander Borbély a énoncé la théorie la plus répandue [46]. Elle est fondée sur la dépendance du sommeil par rapport à la durée de l'éveil qui précède et sur la décroissance de l'activité d'ondes lentes à mesure que le sommeil progresse au cours de la nuit. En d'autres termes, la pression de sommeil augmente pendant la journée et diminue au cours du sommeil nocturne. C'est le « *Process S* » d'Alexander Borbély. En accord avec ce modèle, les petits dormeurs vivent sous une pression de sommeil supérieure à celles des longs dormeurs [43]. En tout cas, les chercheurs peinent à obtenir des enregistrements de sommeil des courts dormeurs, car souvent ce sont des décideurs, des « vedettes ». Néanmoins, on peut penser que si vous effacez la « bande » qu'enregistre le cerveau de manière cohérente et efficace, comme le fait le sommeil paradoxal, votre équilibre psychique sera lui-même plus cohérent. Le sommeil paradoxal est nécessaire aussi à la mémorisation, à l'apprentissage. Si vous avez un sommeil très dense avec une proportion importante de sommeil paradoxal, vous effacerez bien vos « bandes », vous les remettrez bien à zéro et ré-étalonnerez le système, et vous serez vraisemblablement performant, et aussi en accord avec vous-mêmes.

Parmi les petits dormeurs, la liste de personnalités de premier plan est très longue. Thomas Edison dormait trois à quatre heures par nuit et considérait que ce temps passé à dormir était du temps perdu. Margaret Thatcher dormait quatre heures par nuit et considérait avec dédain toute personne qui dépasse ce temps de sommeil. Au sein de cette longue liste de personnalités classées dans les petits dormeurs, citons aussi Léonard de Vinci ou encore Albert Einstein.

Quoiqu'il en soit, des études méta-analytiques récentes sur les relations entre la durée du sommeil et la mortalité [47] montrent que, pour être en bonne santé, on doit se rapprocher le plus possible de la durée « normale » du sommeil, c'est-à-dire sept heures et demie à huit heures par jour. C'est également ce que souligne le constat consensuel de l'« *American Academy of Sleep Medicine* » [48]. Cette académie recommande une durée de sommeil de sept à neuf heures. L'espérance de vie serait moindre pour les petits dormeurs, surtout, et pour les longs dormeurs. Les courts dormeurs ont tendance à l'obésité. Celle-ci représente elle-même un facteur de risque important pour la santé (diabète, maladie cardiovasculaire, etc.). L'idéal, c'est la moyenne, le sommet de la courbe de Gauss.

Mais, la vie moderne raccourcit le temps de sommeil. Le rapport de Santé publique France publié le 12 mars 2019 dans le Bulletin épidémiologique hebdomadaire lance un appel alarmant en constatant que le temps de sommeil a diminué de 60 à 90 minutes dans la population française en une cinquantaine d'années [49]. Le constat est le même partout dans le monde. Sont accusés : l'accroissement du travail de nuit, du temps de trajet des travailleurs notamment dans les agglomérations de plus de 200 000 habitants, du temps passé devant les écrans, et enfin l'environnement nocturne perturbé par le bruit et la pollution lumineuse des villes. Mais, pour Damien Léger et François Bourdillon [50], le déclin du sommeil dans la société française n'est pas une fatalité, même si l'heure est venue d'agir. Les moyens d'action comportent la modification des comportements et le respect d'un environnement de travail et de vie propice au sommeil. Je pense en particulier à la présentation des programmes télévisés du soir, qui commencent à une heure de plus en plus tardive. J'ai souvenir qu'ils débutaient à 20 h 30 quand j'étais un jeune adulte. Aujourd'hui, les programmes, qui débutaient encore récemment à 21 heures, grignotent toujours plus nos heures de sommeil. On doit arrêter cette dérive.

Le tempo du sommeil

Napoléon est un cas particulier. Il était en général considéré comme un court dormeur. Mais parfois, il dormait de longues heures récupératrices. Il était capable de brefs sommes n'importe où et n'importe quand, même à cheval. Il pouvait même dormir sur le champ de bataille, allongé sur son lit de bivouac, voire sur une peau d'ours. Il ne dormait pas en même temps que son entourage. Il faisait veiller son entourage, mais lui dormait. Il aimait à analyser le travail de ses collaborateurs vers les trois heures du matin. Napoléon faisait des siestes très courtes, parfois plusieurs fois par jour. Il présentait, surtout quand la conduite de l'état ou de la bataille l'exigeait, ce qu'on appellerait aujourd'hui un sommeil polyphasique.

Une question de monsieur Mitamona : « ***On dit que Thomas Edison, qui perfectionna l'ampoule à incandescence et amena la lumière dans les foyers, était sourd et avait un sommeil polyphasique. Ce type de sommeil pourrait-il faciliter le génie créatif ?*** »

Le sommeil polyphasique induirait une plus grande proportion de sommeil paradoxal. Certains grands « cerveaux » historiques l'ont vraisemblablement utilisé. J'ai connu un entrepreneur qui pratiquait cette technique. Cela lui permettait d'être éveillé quand ses interlocuteurs avaient sommeil et d'être le plus performant.

Les navigateurs solitaires développent eux aussi un sommeil polyphasique [51], essayant de conserver la répartition éveil-sommeil à deux tiers/un tiers. Au lieu de dormir la nuit et d'être réveillés le jour, ils choisissent des cycles veille-sommeil de 60 minutes, avec 40 minutes d'éveil et 20 minutes de sommeil. Ce rythme veille-sommeil peut durer très longtemps. Par contre, après la course, on ne sait pas ce qui se passe : c'est la récupération ; elle reste méconnue. Dans ce cadre du sommeil polyphasique, les expériences de Peretz Lavie [52] sur les programmes ultra-courts de veille et de sommeil (treize minutes d'éveil, sept minutes de sommeil pendant 24 à 36 heures) ont montré une distribution bimodale de la somnolence, avec un pic principal la nuit et un pic de moindre importance en milieu d'après-midi. Une zone « d'interdiction du sommeil » (« *Forbidden zone for sleep* ») était centrée entre 20 h et 22 h.

Mais, l'homme ne dort pas de manière mono- ou biphasique tout au long de sa vie. Le nourrisson, *a fortiori* le nouveau-né, a un sommeil polyphasique. L'alternance veille-sommeil est alors de trois à quatre heures [53].

« Comment avoir un bon sommeil ? » - L'hygiène du sommeil

Les horaires du sommeil

Pour avoir un bon sommeil, ayons tout d'abord une bonne hygiène de vie. Pour avoir un bon sommeil, respectons ***des horaires de sommeil adaptés***. En Afrique centrale, au Congo ou en Angola par exemple ou encore en Côte d'Ivoire et au Niger, la population est matinale. Si on se lève tôt, on doit se coucher tôt. C'est important de se coucher tôt, parce que le sommeil lent profond survient essentiellement dans la première moitié de la nuit, au cours des deux premiers cycles de sommeil.

On doit ***respecter le sommeil lent profond***. Cet état de sommeil est concomitant de la sécrétion nocturne de l'hormone de croissance. C'est l'hormone de la synthèse protéique, de la réparation tissulaire et de la croissance. L'association entre hormone de croissance et sommeil lent profond est démontrée depuis la fin des années 1960. Le pic de sécrétion de l'hormone suit d'environ seize minutes le sommeil lent profond. Nous avons retrouvé cette liaison, immuable, dans la maladie du sommeil, alors que, au stade neurologique, comme nous le verrons, le sommeil tend à devenir polyphasique. L'hormone de croissance est associée aux phases de sommeil lent profond qui surviennent alors de jour comme de nuit. Le respect de l'horaire de survenue de ce pic hormonal joue un rôle non négligeable dans le déterminisme d'une croissance harmonieuse. Si l'endormissement de l'enfant est retardé, le sommeil lent profond du premier cycle de sommeil en souffrira et l'amplitude du pic d'hormone de croissance sera diminuée. C'est ce qui se passe dans ce qu'on a pu appeler le « nanisme portoricain », rapporté dans le Journal de l'année Larousse 1980 [54] : « *Des bébés portoricains de New York, que leurs conditions de vie soumettent à un bruit constant pendant leur sommeil, n'atteignent jamais ces phases 3 et 4 et accusent un retard de croissance sensible* ». Patrick Lemoine, en 2008, reprend ces événements dans son livre « *La détox, c'est la santé* » [55]. Après la Seconde Guerre mondiale, à partir des années 1950, une vague migratoire a fait quitter leur île à de nombreux Portoricains. La plupart se sont fixés dans la région de New York pour y exercer des emplois précaires. Les Portoricains de l'époque conservaient la façon de vivre des îliens, mangeant tardivement, jouant de la musique et faisant beaucoup de bruit la nuit. Mais, les enfants allaient à l'école. Ils devaient vivre au rythme des autres enfants de la région. Un retard de croissance important les affectait. Or tous les examens étaient normaux. Un chercheur a alors tenté de les faire dormir avec des bouchons à oreilles. Les enfants, une fois coupés du bruit, ont repris un sommeil normal et ont repris leur croissance. L'hypothèse explicative est que le pic d'hormone de croissance qui accompagne le sommeil lent profond était rétabli.

La température ambiante est un facteur environnemental important. Au cours du sommeil lent profond, la thermorégulation est active. Lorsqu'on se réveille au cours du sommeil lent profond, on est un peu obnubilé, pas « en forme », la bouche pâteuse avec une sudation légèrement gluante qui prédomine sur la poitrine. Quand vous avez de la fièvre, vous dormez d'un sommeil profond accompagné de sueurs. Par l'intermédiaire de la sudation, le sommeil lent profond permet d'évacuer la chaleur corporelle. Le sommeil lent profond est un sommeil thermorégulateur. Il permet d'abaisser la température du corps et, par voie de conséquence, celle du cerveau.

« ***Pourquoi permettre à la température du cerveau de baisser ?*** » C'est tout simplement pour favoriser la venue du sommeil, comme nous le verrons ci-après, mais aussi, comme l'a montré Michel Jouvet chez le chat pontique, pour permettre la survenue du sommeil paradoxal [56,57]. Nous avons vu qu'au cours du sommeil paradoxal, l'homme n'a pas de régulation de la température. Au chaud, la température corporelle et la température cutanée augmentent ; au froid, elles diminuent. Le sommeil lent profond est quant à lui un sommeil réparateur et un sommeil thermorégulateur. En refroidissant le corps et en particulier le cerveau, il est aussi inducteur du sommeil paradoxal. Le cerveau doit avoir refroidi pour enclencher le sommeil paradoxal. Le sommeil lent profond permet d'enclencher un bon cycle de sommeil avec la survenue du sommeil paradoxal toutes les 90 minutes chez l'homme. Ce rythme de 90 minutes est retrouvé chez tous les hommes de la Terre. Il est lié à l'espèce humaine. C'est ce que Kleitman, un des grands maîtres de Chicago, a appelé le « *Basic Rest-Activity Cycle* » (le « *BRAC* »)[20], c'est-à-dire le rythme d'activité-repos fondamental. Chaque espèce possède son rythme particulier de survenue du sommeil paradoxal, son propre BRAC. Ce rythme est de 23 minutes chez le chat ou encore de trois minutes chez le rat. Le sommeil lent profond permet d'enclencher une nuit de sommeil structurée. Il doit survenir au meilleur moment. Pour cela, on doit se coucher relativement tôt. Si vous vous levez à 5 h 30 le matin, vous vous coucherez à 22 heures.

L'horaire du lever est lié à la lumière du jour. Tout le monde a entendu parler de la mélatonine. La glande pinéale la sécrète. Cet organe se trouve dans le cerveau, au niveau de la ligne sagittale médiane (qui joint la base du nez ou nasion à la protubérance occipitale externe ou inion) en arrière des deux hémisphères cérébraux. La rétine humaine, qui tapisse le fond de l'œil, possède plusieurs sortes de cellules sensorielles qui transmettent l'information lumineuse. Certaines des cellules visuelles à proprement parler transmettent la lumière pour donner une image au niveau du cortex visuel du cerveau. Mais, d'autres cellules sensorielles ganglionnaires qui contiennent le pigment mélanopsine, sont aussi intrinsèquement photosensibles et transmettent l'information « lumière-obscurité » au cerveau. Un circuit neuronal complexe véhicule l'information jusqu'à la glande pinéale par un circuit neuronal complexe. Le faisceau rétinohypothalamique fait relais dans le noyau suprachiasmatique de l'hypothalamus. L'information transite au niveau du noyau paraventriculaire et parvient au ganglion cervical supérieur, qui stimule la glande pinéale (Figure 4)[58].

Cette dernière sécrète la mélatonine la nuit dès que l'information « lumière » disparaît et maintient cette sécrétion pendant toute la durée de l'obscurité. Une lumière peu vive d'environ 2 500 lux inhibe la sécrétion de mélatonine. Chez l'homme, la mélatonine met le cerveau en condition pour que le sommeil survienne. Elle aide aussi au maintien du sommeil[59].

Les horaires sont très importants pour avoir un bon sommeil. Ils sont d'autant plus importants que l'on est plus jeune. L'enfant a besoin de beaucoup plus de sommeil que l'adulte. Au Congo, surtout en ville, on voit fréquemment des enfants jouer dans la rue tard le soir. Ce n'est absolument pas bon pour leur sommeil. L'enfant doit avoir son pic d'hormone de croissance lié au sommeil lent profond au début de la nuit. Ce pic sera tronqué si l'épisode de sommeil initial est retardé. L'enfant aura potentiellement des problèmes de croissance.

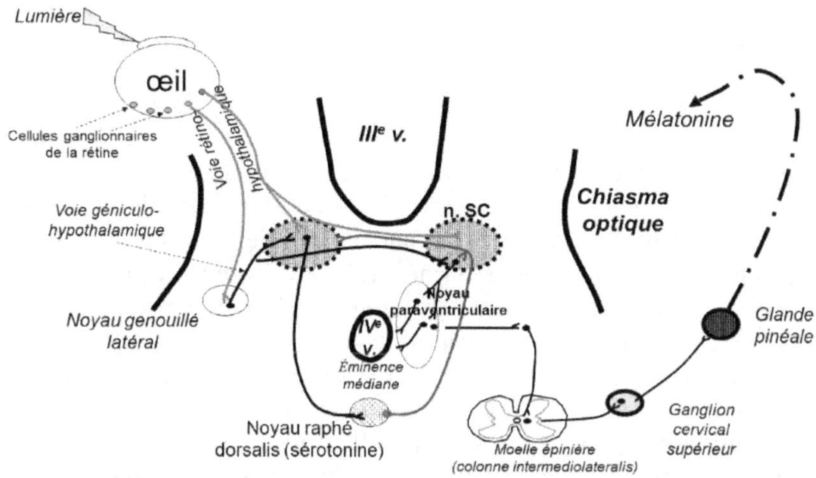

Figure 4 — Le circuit de l'information lumineuse de l'œil à la glande pinéale. C'est la mise en jeu de la sécrétion de mélatonine par la glande pinéale, ou l'anatomophysiologie du fonctionnement de l'horloge interne principale des mammifères (voir le texte) : n. SC, noyau suprachiasmatique ; *IIIe v.*, troisième ventricule ; *IVe v.*, quatrième ventricule (d'après Cespuglio [60]).

Les ***horaires décalés*** sont parfois difficiles à supporter. Les horaires de travail alternants, comme le travail en trois fois huit heures (les « 3x8 »), peuvent induire des problèmes de sommeil, de performance au travail, voire d'accidents du travail. Les personnes soumises à ces horaires alternants ont fréquemment des problèmes d'adaptation aux nouveaux horaires, qui, généralement, changent chaque semaine. Une semaine, le travailleur est « du matin », puis il passe « d'après-midi » et enfin « de nuit ». J'y reviendrai plus tard (chapitre 4, pages 106-107), l'essentiel ici étant de souligner que les horaires de sommeil jouent un rôle important dans la vie quotidienne.

Aspects temporels, quantitatifs et qualitatifs des repas : exemple du ramadan

L'hygiène de sommeil concerne aussi les repas, tout d'abord les horaires des repas et ensuite leur composition. On devrait prendre un bon petit déjeuner le matin, un déjeuner plus copieux en milieu de journée et un dîner plus léger le soir. Les graisses et les sucres seront évités le soir. Les sucres consommés pendant la journée sont affectés à la dépense d'énergie liée à l'activité physique. Les sucres qui sont consommés le soir ne servent pas alors à produire de l'énergie, mais à stocker l'énergie dans les graisses pendant le sommeil. Les repas gras sont aussi plus difficiles à digérer, surtout le soir.

Le ***ramadan*** illustre l'effet de ***l'horaire des repas*** et de la quantité de nourriture ingérée le soir sur le sommeil. À la demande de la Fondation

Hassan II au Maroc, nous avons en effet réalisé une étude importante sur le ramadan avec le professeur Rachida Roky [61,62], elle aussi élève du professeur Jouvet. L'étude fut réalisée à l'Université de Casablanca dans le département de pharmacologie du professeur Farid Hakkou et avec l'appui des autorités religieuses de l'Université Islamique. Huit sujets volontaires sains ont participé à l'investigation. Celle-ci s'est déroulée en quatre phases : avant le ramadan, au début et à la fin du ramadan, et une quinzaine de jours après le ramadan. Rappelons que, pendant le ramadan, les fidèles ne sont pas autorisés à boire et à manger au cours de la journée. Ils reprennent boisson et nourriture dès la nuit tombée par une rupture de jeûne suivie plus tardivement par un repas copieux. Ils mangent également un bon repas avant l'aube. Le repas du soir peut se terminer tard dans la soirée. Le fait de ne pas manger pendant la journée et de le faire tard le soir entraîne un raccourcissement du sommeil lié à l'augmentation de la température corporelle. Mesurée et enregistrée chaque minute avec un système qui comporte une thermistance insérée dans le rectum, la température interne du corps subit une modification du rythme circadien, avec notamment un retard du pic de température rectale (acrophase ; voir page 41, Figure 6) pendant le ramadan (Figure 5, page 38).

En conditions normales, la température corporelle est élevée pendant la journée, en fonction de l'activité du sujet, et, comme le repas est consommé vers 19 heures, elle commence à diminuer deux à quatre heures plus tard. Nous avons montré qu'au cours du ramadan survient un retard à l'endormissement d'environ deux heures. Ainsi, chez un même sujet, l'endormissement survenait à la même température corporelle, quelle que soit la condition expérimentale. Par exemple, si avant le ramadan le sujet s'endormait à une température interne de 36,8 °C, il s'endormait à la même température interne de 36,8 °C pendant le ramadan. Cependant, il n'atteignait cette température qu'avec un retard d'environ deux heures sur l'heure habituelle en dehors du ramadan. Le sommeil ne survenait aussi qu'avec un retard de deux heures. Ce retard est en fait en relation avec le moment où la température interne diminue pour atteindre cette valeur « cible ». Après la fin du ramadan, les perturbations induites par le jeûne subsistent pendant encore une quinzaine de jours avant de revenir à la normale. Une température interne optimale intervient ainsi pour que le sujet s'endorme, c'est-à-dire un « thermopréférendum » pour la survenue du sommeil. Paradoxalement, cette preuve directe d'un thermopréférendum pour le sommeil, déjà soulignée par Michel Jouvet pour le sommeil paradoxal chez le chat, n'a pas attiré l'intérêt de la communauté scientifique.

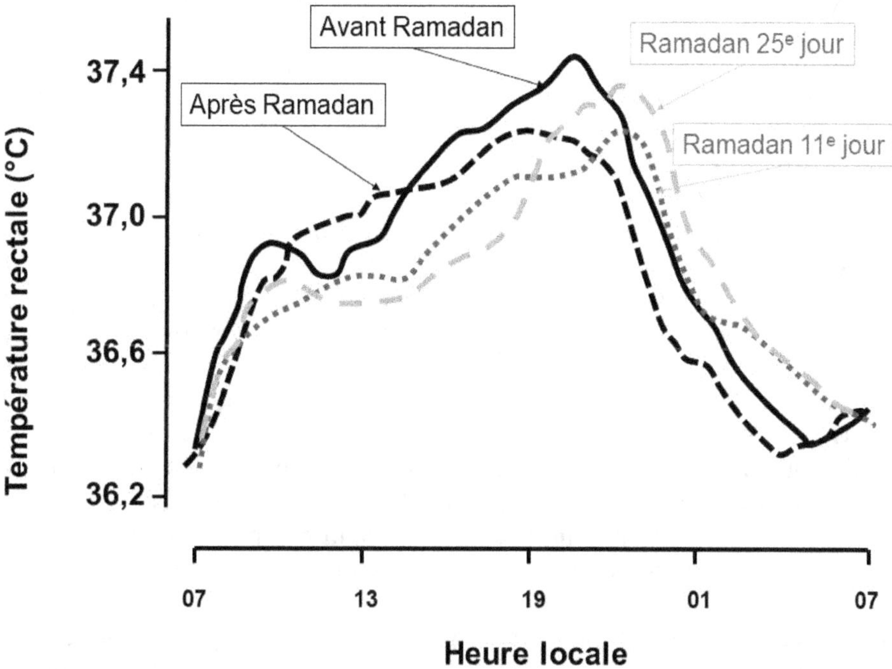

Figure 5 — Température rectale enregistrée en continu chez huit volontaires sains avant, pendant et après le ramadan. Une thermistance a permis de mesurer la température rectale toutes les minutes pendant 24 heures à quatre reprises : quinze jours avant le ramadan (courbe noire pleine), au onzième jour du ramadan (courbe grise en pointillés), au 25e jour du ramadan (courbe grise en tirets) et quinze jours après la fin du ramadan (courbe noire en tirets). Le pic (acrophase) du rythme de température rectale a subi un retard d'environ deux heures pendant le ramadan. Mais la valeur moyenne du rythme (mésor) ne variait pas, malgré une diminution d'amplitude pendant le ramadan (d'après Roky et coll.[61]).

Par ailleurs, le fait de faire une prière matinale et dè prendre un repas avant le lever du soleil va encore écourter le sommeil. La résultante du retard à l'endormissement et d'un réveil précoce est l'induction d'une privation partielle de sommeil. Le sommeil lent profond est altéré. Le sommeil paradoxal est également impliqué dans cette privation, en raison de sa survenue privilégiée en fin de nuit.

Le ramadan perturbe d'autres rythmes biologiques, notamment ceux de la plupart des hormones, sauf peut-être la sécrétion de parathormone et le métabolisme osseux. S'ensuivent des pertes de performance mentale liées en partie à la privation partielle de sommeil et aux modifications de la régulation des rythmes biologiques. Le système immunitaire est également perturbé, avec notamment une diminution de la production d'immunoglobulines G.

Les horaires de repas et la quantité du repas du soir sont par conséquent très importants pour avoir un bon sommeil. Je conseillerai de manger vers 19 heures et de limiter les quantités de viandes, de sucres et de graisses lors du repas du soir.

« Que dire des moyens non médicamenteux pour induire le sommeil ? »

L'activité physique induit une dépense d'énergie, qui exige une récupération par le repos. Dans ce cas également, les horaires choisis jouent sur la qualité du sommeil nocturne. Mieux vaut s'entraîner le matin qu'en fin d'après-midi. Un exercice intense induit la sécrétion d'hormones dites de stress, qui vont altérer le sommeil de la nuit suivante. Si l'exercice a lieu le matin ou même en début d'après-midi, le corps aura le temps de contrebalancer une sécrétion éventuelle des hormones de stress. Le sommeil nocturne sera moins reposant. L'analyse du sommeil permet de déterminer si un sportif risque le surentraînement ou une contre-performance. Si l'exercice physique est bien toléré, il induit une augmentation du sommeil lent profond, thermorégulateur et récupérateur. Il peut aussi provoquer une augmentation du sommeil paradoxal, comme nous l'avons montré chez des athlètes en climat chaud au Niger[63]. Au contraire, un exercice physique mal conduit risque d'induire une détérioration du sommeil lent profond, de plus nombreux éveils qui fractionnent le sommeil, une déstructuration du sommeil, voire une diminution du sommeil paradoxal[64]. Le risque est d'aboutir à une fatigue qui conduit au surentraînement et à une catastrophe sur le plan des performances. Il convient de suivre un entraînement progressif et conduit si possible en dehors de la soirée. Un exercice physique bien toléré est un bon inducteur du sommeil. On peut raisonnablement se dire que l'analyse du sommeil devrait permettre de déterminer si un sportif risque le surentraînement, et donc une contre-performance. La réponse « sommeil » à l'exercice physique est un bon modèle de la gestion du stress par le cerveau. J'en reparlerai un peu plus loin (chapitre 3, pages 78-84).

On a proposé d'autres inducteurs naturels du sommeil lent profond, sommeil thermorégulateur, comme un bain de pied chaud ou mieux un bain chaud ou encore une séance de sauna[65,66] une heure avant le coucher. Dans le même ordre d'idée, Anna Wirz-Justice et ses collègues de Bâle ont proposé le port de chaussettes en hiver pendant la nuit pour améliorer l'endormissement[67]. Pour protéger leur sommeil, les Aborigènes d'Australie avaient coutume de s'allonger nus en chien de fusil, la tête appuyée sur une ou deux mains, entre deux feux et protégés du vent par un rideau de buissons. Adaptés au froid de la nuit du désert, la chaleur radiante qui provenait des feux était suffisante pour leur permettre de dormir[68].

Il convient de protéger la survenue en temps voulu (au début de la nuit) du sommeil lent profond. On respectera ainsi la succession temporelle des phases de sommeil paradoxal.

« Quelle est la relation entre le sommeil et les rythmes biologiques ? »

Dans l'Univers, tout est rythmique. Les galaxies se déplacent les unes par rapport aux autres. Les étoiles tournent autour du centre galactique et se retrouvent au même point au bout d'un certain nombre de milliers ou de millions d'années. Les planètes tournent autour de leur soleil et se retrouvent au même endroit quelques mois ou années plus tard. Les satellites des planètes tournent autour de ces dernières. La Terre tourne sur elle-même en 24 heures. Or notre planète est un peu particulière. Elle a vu naître la vie. Le rythme de la vie s'y calque sur celui de son ensoleillement. Tous les êtres vivants suivent des rythmes de 24 heures, comme la Terre. Ce rythme de 24 heures, c'est le rythme circadien, qui vient du latin « *circa diem* », autour du jour. Il se reproduit à l'identique toutes les 24 heures [69]. Franz Halberg [70] a nommé ainsi les rythmes circadiens en 1959, l'année de l'individualisation du sommeil paradoxal [3,4].

Les caractéristiques d'un rythme

Un rythme, notamment un rythme biologique, se définit par quatre paramètres (Figure 6) [69,71]. Le premier est la **période du rythme**, c'est-à-dire le temps mis par une variable rythmique pour se retrouver au même niveau d'intensité. Une variable animée d'un rythme circadien se retrouve au même niveau d'intensité au bout de 24 heures. Le rythme circadien a une période d'environ 24 heures, entre 23 et 25 heures. Pourquoi la période d'un rythme biologique n'est-elle pas plus précise ? C'est tout simplement parce que le vivant est moins précis que les astres, il se donne plus de liberté avec le temps. On doit aussi considérer que la Terre n'a pas toujours tourné sur son axe en 24 heures. Sa vitesse de rotation a varié au cours de sa longue histoire, en grande partie à cause de l'influence de la lune, qui la ralentit. Il y a 400 millions d'années, la terre tournait sur elle-même en approximativement 21 heures. La rotation de la Terre est cruciale pour le développement et le maintien de la vie, puisqu'elle permet l'alternance lumière-obscurité, c'est-à-dire l'alternance chaleur-refroidissement.

Le deuxième paramètre est **l'amplitude** du rythme, définie par la hauteur qu'atteint la variable étudiée. Par exemple, une sécrétion d'hormone varie entre le jour et la nuit. L'amplitude du rythme circadien de sécrétion de l'hormone est la valeur obtenue en faisant la différence entre la concentration maximale ou la concentration minimale de l'hormone et la valeur moyenne de cette concentration sur 24 heures.

Le troisième paramètre est un peu plus complexe. C'est la phase du rythme. Le rythme de la température interne du corps humain atteint sa valeur la plus élevée entre 20 et 22 heures. C'est l'acrophase du rythme. La valeur la plus faible survient en fin de nuit. C'est la bathyphase du rythme. Si on considère un autre rythme biologique, comme le rythme du cortisol, une hormone sécrétée par la glande corticosurrénale, le moment où survient la valeur la plus élevée sera autour de cinq heures. La différence entre les deux valeurs les plus élevées relevées pour ces deux variables (température et cortisol) constitue la différence de phase. Les deux rythmes ne sont pas en phase l'un vis-à-vis de l'autre. Le rythme de la température interne est en avance de phase sur le rythme du cortisol. Ou encore, le rythme du cortisol est en retard de phase par rapport au rythme de la température interne.

Le quatrième paramètre est le mésor du rythme, ou valeur moyenne du rythme. Le mésor varie selon une sinusoïde. Il se modélise mathématiquement par une fonction cosinus d'utilisation aisée [72], comme l'avait proposé dès 1988 le groupe de Frantz Halberg [73].

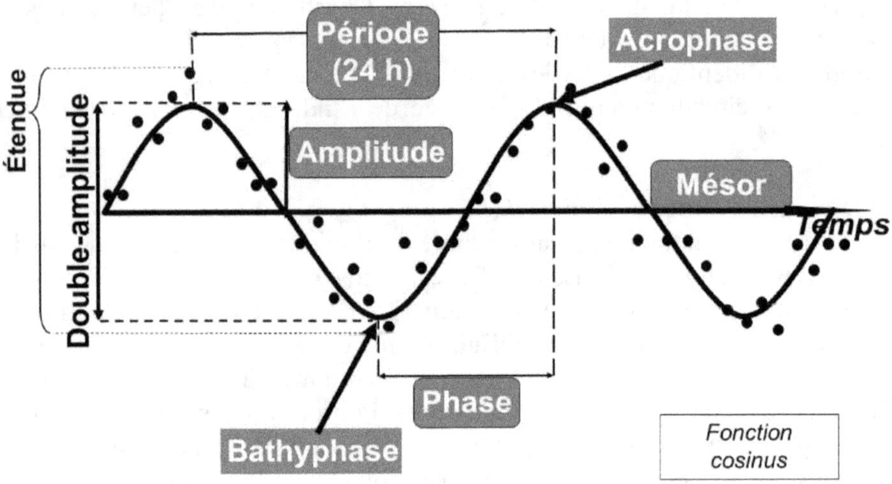

Figure 6 — Les caractéristiques d'un rythme biologique. Le modèle mathématique le plus utilisé est un modèle sinusoïdal (« *cosinor* »). Il est facile à mettre en œuvre si les données (cercles noirs) sont acquises à intervalles réguliers tout au long de la période d'observation (24 heures pour un rythme circadien ; d'après Bourdon et Buguet [71]).

Les rythmes sont classés selon leur période. Nous avons vu qu'un rythme dont la période est de 24 heures est un rythme circadien. On décrit aussi des rythmes de période différente. Les rythmes ultradiens ont une période beaucoup plus rapide que celle des rythmes circadiens. La sécrétion du cortisol passe par des pulsations de sécrétion qui se succèdent avec une période rapide. La glande endocrine ne sécrète pas l'hormone en continu, mais par des pics de sécrétion, qui alternent avec des épisodes non sécrétoires ou de moindre sécrétion. C'est l'amplitude des pics qui a une variation circadienne. On peut se demander la raison de ces pics de sécrétion. C'est peut-être l'apprentissage.

Je m'explique. À l'école, le maître doit répéter plusieurs fois la même information, le même enseignement, avant que l'élève ne retienne ce qui lui est enseigné. Quant à l'hormone, elle délivre un message à l'organe cible, au tissu cible ou à la cellule cible. L'hormone stimule sa cible périodiquement, de façon à ce que cette dernière « saisisse » bien le message. Si la sécrétion hormonale devient continue, le message hormonal est vraisemblablement altéré, comme me le disait Gabrielle Brandenberger, spécialiste des rythmes hormonaux à Strasbourg. Nous avions travaillé ensemble sur les rythmes hormonaux dans la maladie du sommeil en Afrique (chapitre 7). Les pics de sécrétion de l'hormone se succèdent avec une amplitude variable dans le nycthémère, c'est-à-dire au cours de l'alternance nuit-jour.

Les rythmes infradiens ont une période supérieure à 24 heures. Les rythmes circaseptidiens ont une période d'environ sept jours. Chez la femme, le rythme menstruel est un rythme sélénien d'une période de 28 jours, que l'on dit influencée par le rythme de rotation de la lune autour de la terre. On décrit des rythmes circamensuels (période voisine d'un mois) ou encore des rythmes circannuels (saisonniers).

Influence des rythmes circadiens sur le sommeil

Le rythme veille-sommeil chez l'homme est un rythme circadien. L'homme est un être diurne. Il cherche sa nourriture le jour et se repose la nuit. C'est le contraire chez les félins ou les rongeurs qui sont des animaux nocturnes. L'homme dort la nuit. Il est actif la journée, sans doute parce que son organe des sens principal n'est pas l'odorat ou l'ouïe, mais la vue. Il est certain que la vision est plus précise quand la lumière éclaire que lorsqu'on est dans l'obscurité. La mélatonine est facilitatrice de la relation entre rythme circadien et sommeil.

Permettez-moi de faire ici un aparté. Lorsque j'étais en Afrique, je consultais des patients qui se plaignaient de troubles du sommeil. Ma consultation n'était pas importante en quantité, car en Afrique comme en Europe il y a peu, le sommeil reste très mal connu des populations, mais aussi des médecins. Néanmoins, lors de mes consultations, je fus surpris de constater qu'un grand nombre de patients dormaient avec la lumière de la lampe à pétrole ou de l'ampoule électrique. On fait dormir les enfants avec la lumière. Or même les yeux fermés, les cellules sensorielles de la rétine transmettent l'information lumineuse à la glande pinéale. La sécrétion de mélatonine est sans aucun doute bloquée au moins en grande partie, l'hormone ne jouant plus son rôle de facilitateur du sommeil. La relation du sommeil aux rythmes circadiens, c'est-à-dire à l'horloge interne, est continuelle. Les réseaux de neurones qui régulent le sommeil sont en liaison étroite avec les circuits complexes de l'horloge interne. Son oscillateur principal est situé dans les noyaux suprachiasmatiques de l'hypothalamus, au-dessus du croisement des nerfs optiques. Pour dormir, éteignons la lumière.

On décrit également des rythmes ultradiens du sommeil. Tout le monde a subi la somnolence naturelle qui survient en début d'après-midi. Cette somnolence est indépendante de la nutrition. Elle survient aussi chez des gens qui sont nourris en continu par voie intragastrique. Deux pics de somnolence surviennent ainsi dans les 24 heures (Figure 7), ce qui constitue ainsi un rythme ultradien. Cependant, la somnolence d'après-midi qui aboutit à la sieste dépend elle-même d'un rythme circadien, car elle revient chaque jour au même moment. La récurrence toutes les 90 minutes du sommeil paradoxal représente un autre rythme ultradien. Il est à l'origine de l'hypothèse du BRAC, ou rythme activité-repos fondamental[20].

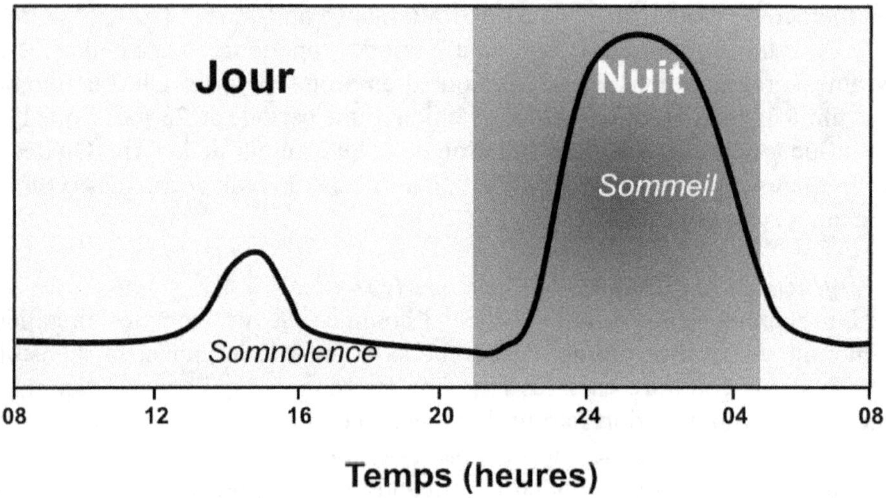

Figure 7 — Les rythmes de somnolence pendant le nycthémère (nuit-jour, 24 heures) chez l'homme. Physiologiquement, indépendamment du fait de manger à midi, un épisode de somnolence survient dans l'après-midi et un épisode majeur de sommeil occupe une grande partie de la nuit. L'exemple donné ici est une répartition du jour et de la nuit qui correspond au printemps en France, vers la fin du mois de mai (d'après Lagarde et Buguet[74]).

En conclusion sur ces généralités sur le sommeil

Tout au long de la rédaction de ce chapitre, mon intention a été de présenter les connaissances sur le sommeil accumulées depuis les années 1950. Je me suis beaucoup aidé des enregistrements des émissions radiophoniques de Radio Sangu ya Mboté. Comme j'étais traduit, j'ai à l'évidence dû rester simple. Cependant, le passage de l'antenne à la chose écrite nécessite d'être précis et, si possible, concis. C'est pourquoi j'ai soutenu le texte par des références bibliographiques afin que chacun puisse éventuellement approfondir ses connaissances. Certaines de ces références sont très actuelles, permettant d'éclairer l'évolution des connaissances permise par le développement de nouvelles techniques en application de technologies innovantes. Plus la connaissance se précise, plus elle simplifie la compréhension des phénomènes.

Ce chapitre est essentiel à la compréhension de la suite de cet ouvrage. Il pose les bases des connaissances sur le sommeil et s'appuie sur les deux chapitres suivants. Ensemble, ces trois chapitres permettent de mieux appréhender la physiologie complexe de ce comportement du cerveau qu'est le sommeil. La physiologie est la science qui étudie la fonction des organes et des organismes et leur fonctionnement. C'est une science intégrative. Elle permet d'entrevoir la survenue des dérèglements qui conduiront éventuellement à des réactions pathologiques. Elle peut aussi évaluer les organismes entre eux et les espèces entre elles. Michel Jouvet avait coutume de dire que la physiologie comparée est la mère des sciences de la vie.

CHAPITRE 2
L'EXPLORATION DU SOMMEIL ET LA DÉMARCHE DIAGNOSTIQUE

La consultation de sommeil

L'exploration du sommeil commence par le contact entre le patient (ou le sujet volontaire sain) et le praticien (ou le chercheur). Ce dernier doit être à l'écoute du malade afin de définir sa plainte. Il déclare ne pas dormir du tout, ne pas dormir assez, soit encore, trop dormir, soit enfin, souffrir de petits troubles qui accompagnent son sommeil. Le médecin doit « débroussailler » le problème qui touche ce comportement que constitue le sommeil. Cette étape complexe explique pourquoi la consultation de sommeil peut durer longtemps.

Afin d'alléger la consultation de sommeil, des questionnaires peuvent être remis au patient quand il vient prendre rendez-vous. En Europe, il est en effet d'usage de donner au patient une série de questionnaires à remplir à son domicile. Il les rapportera au médecin lors de la consultation proprement dite. En Afrique, c'est difficile de procéder ainsi. Le protocole le plus efficace est alors que le patient réponde aux questionnaires pendant la consultation.

L'interrogatoire dirigé

L'interrogatoire piloté par le médecin reste primordial, comme le dit Jean-Michel Gaillard [1]. Il constitue une pièce maîtresse du diagnostic. Au Congo, j'ai toujours préféré diriger l'interrogatoire, les questionnaires me servant de guide. Après un entretien de 90 à 120 minutes, l'examinateur peut généralement poser le diagnostic ou, à tout le moins, l'orienter. Il ne propose au patient de passer aux méthodologies plus complexes que si l'interrogatoire n'a pas suffi pour l'établissement du diagnostic.

L'agenda de sommeil

Hélène Bastuji et Michel Jouvet [2] ont proposé l'utilisation de cet outil indispensable à l'étape suivante de l'exploration (Figure 8). Le patient affirme « je ne dors pas » ou « je dors tout le temps ». Il doit préciser ses symptômes sur l'agenda de sommeil. Celui-ci consiste en une grille de 24 colonnes, qui représentent les 24 heures du nycthémère, et de quinze à trente lignes qui correspondent à quinze ou trente jours consécutifs. En utilisant des symboles précis, le patient doit indiquer, pour chaque heure, les moments où il dort, ceux où il est éveillé. Il indique aussi les événements marquants tels que lever et coucher, repas, accès de somnolence, éventuellement les heures des selles ou des mictions, les prises de médicaments, etc. L'examinateur explique de manière approfondie l'agenda de sommeil et lui remet le formulaire en fin de consultation. Il devra le rapporter au médecin dûment rempli lors de la consultation suivante.

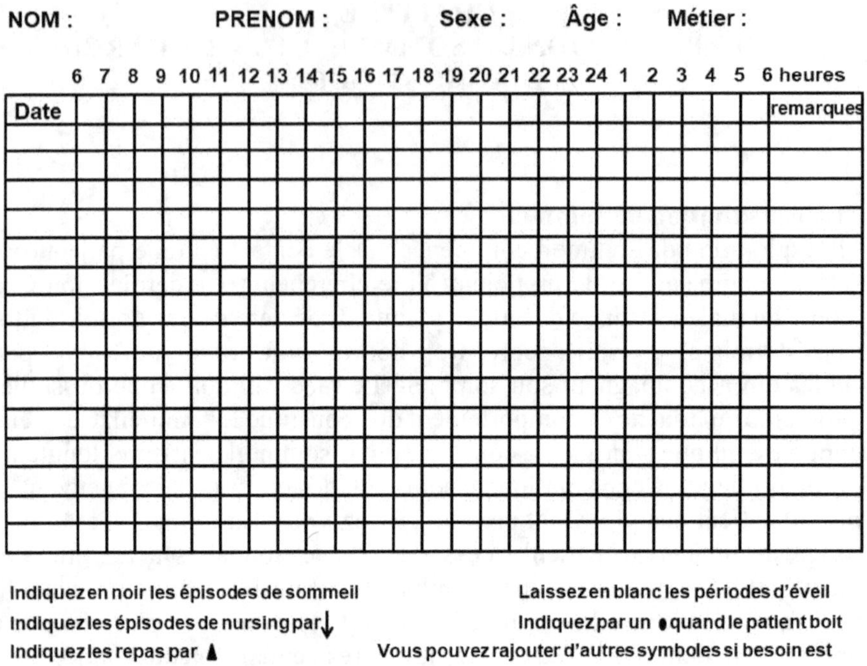

Figure 8 — Agenda de sommeil de Bastuji et Jouvet[2] adapté pour l'étude des patients lors de l'épidémie de choléra de 2012-2013 à Pointe-Noire (chapitre 8, référence [112]).

Les questionnaires

Les questionnaires sur le sommeil habituel et sur la plainte du patient complètent l'interrogatoire et l'agenda de sommeil. Idéalement, le sujet y répond avec l'aide du médecin au moment de la consultation.

Horne et Östberg ont mis au point le questionnaire de matidinalité-vespéralité en 1976[3]. Il permet d'établir le typage chronobiologique du patient en définissant son appartenance au groupe « du matin », « du soir », ou « indifférent » (indifféremment du matin et du soir). Ce questionnaire comporte 19 items. Alan et Amirall (Figure 9)[4] ont proposé une version raccourcie, plus opérationnelle, notamment dans le cadre des investigations sur le terrain.

Des questionnaires spécifiques, mais complexes, explorent l'insomnie, l'hypersomnie, les troubles respiratoires éventuels, les mouvements anormaux, l'inadaptation au travail à horaires alternants, etc. Des échelles nocturnes et diurnes explorent la qualité du sommeil nocturne et la somnolence diurne. Le sujet note précisément son état pendant 24 heures par tranches de quinze minutes (en forme, éveillé, détendu, nébuleux, somnolent, rêvant, endormi, etc.), comme dans l'échelle de somnolence de Stanford[5]. L'état du sujet à son réveil est aussi abordé, afin de savoir si le sommeil a été récupérateur ou non, si le sujet est encore somnolent, si les performances sont bonnes ou mauvaises, etc.

1 En ne pensant qu'à l'heure de votre meilleure forme, à quelle heure vous lèveriez-vous si vous étiez libre d'organiser votre journée ?

5 6 7 8 9 10 11 12 h

2 Vous sentez-vous fatigué au cours de la première demi-heure qui suit votre lever le matin ?

- Très fatigué ☐
- Assez fatigué ☐
- Assez en forme ☐
- En pleine forme ☐

3 De la même manière, à quelle heure le soir vous sentez-vous fatigué(e) à cause du manque de sommeil ?

20 21 22 23 24 01 02 03 h

4 A quelle heure de la journée pensez-vous être au mieux de votre forme ?

0 1 2 3 4 5 6 7 8 9 10 11 12 13 14 15 16 17 18 19 20 21 22 23 24 h

5 On dit des gens qu'ils sont « du matin » ou « du soir ». Dans laquelle de ces catégories vous rangeriez-vous ?

- Assurément « du matin » ☐
- Plutôt « du matin » que « du soir » ☐
- Plutôt « du soir » que « du matin » ☐
- Assurément « du matin » ☐

Instructions pour la cotation (points par question 1 à 5)

1. 5:00-6:30 h = 5 6:30-7:45 h = 4 7:45-9:45 h = 3 9:45-11:00 h = 2 11:00-12:00 h = 1
2. Très fatigué = 1 Assez fatigué = 2 Assez en forme = 3 Très en forme = 4
3. 20:00-21:00 h = 5 21:00-22:15 h = 4 22:15-0:45 h = 3 0:45-2:00 h = 2 2:00-3:00 h = 2
4. 22:00-5:00 h = 1 5:00-8:00 h = 5 8:00-9:00 h = 4 9:00-17:00 h = 3 17:00-22:00 h = 2
5. Assurément « du matin » = 6 Plutôt « du matin » que « du soir » = 4 Plutôt « du soir » que « du matin » = 2 Assurément « du soir » = 0

Résultats:

Type	Score
Assurément « du matin »	22-25
Modérément « du matin »	18-21
« Indifférent »	12-17
Modérément « du soir »	8-11
Assurément « du soir »	4-7

Figure 9 — Questionnaire de matidinalité-vespéralité. Le questionnaire permet de typer un sujet sur le plan chronobiologique comme appartenant au groupe « du matin », « du soir », ou « indifférent » (d'après Alan et Almirall[4]). Ce questionnaire abrégé du questionnaire de Horne et Östberg[3] est mieux adapté à une utilisation sur le terrain, notamment en Afrique.

Les questionnaires, comme celui que nous avons développé pour une utilisation sur le terrain d'opération[6], utilisent des variables analogiques (ligne sur laquelle l'intensité du symptôme est estimée de zéro à dix, par exemple) ou des réponses précises en cochant à l'endroit correspondant à l'intensité du symptôme ressenti (Figure 10). Même des gens peu habitués arrivent à remplir les variables analogiques. Mon équipe a utilisé ces échelles analogiques pour évaluer la quantité et la qualité subjectives du sommeil lors de diverses expérimentations : chez des Africains volontaires au Niger[7] (chapitre 1, référence[38]) et en Côte d'Ivoire[8,9] ; dans des conditions opérationnelles difficiles en Bosnie dans les forces de l'Organisation des Nations unies (la FORPRONU)[10] ; encore en Côte d'Ivoire lors d'une manœuvre militaire internationale[11] et lors de l'Opération Licorne[12] (chapitre 3, référence[3]).

Si le diagnostic n'est toujours pas posé à l'issue de ces analyses, il convient alors de recourir à l'enregistrement du sommeil. C'est la polysomnographie (du grec « *polus* » pour multiple, du latin « *somnus* » pour sommeil, « *grapho* » du grec pour « écrire »). Michel Jouvet préférait le nommer « polyhypnographique ». Il n'utilisait ainsi que les racines grecques de ce mot composé.

L'enregistrement polysomnographique[13,14]

Les variables enregistrées

Comme nous l'avons vu dans l'introduction, l'enregistrement polysomnographique comporte plusieurs variables (Figure 11). ***L'électroencéphalogramme*** (EEG) correspond au recueil de l'activité électrique cérébrale. Le cerveau produit en effet de l'électricité. On pose des électrodes sur le crâne, ou plutôt sur le scalp, et on les colle temporairement avec du collodion ou on les applique grâce à un bonnet ou une capuche. On recueille ainsi des éléments graphiques, qui représentent l'activité électrique du cortex cérébral. Quand l'examen est terminé, le collodion est dissous en frottant le cuir chevelu avec une solution d'éther et d'alcool, à laquelle on peut ajouter un volume d'acétone.

L'électro-oculogramme (EOG) représente l'enregistrement des mouvements des yeux. En effet, nous savons que le sommeil paradoxal s'accompagne de mouvements oculaires rapides. Avec un papier collant médical, on place une électrode au-dessus d'un œil, une deuxième électrode au-dessous de l'autre œil, en diagonale afin de recueillir les mouvements horizontaux et les mouvements verticaux des globes oculaires. On peut aussi réaliser un montage plus complexe et poser quatre électrodes, voire plus.

L'activité musculaire de la houppe du menton est également enregistrée. C'est ***l'électromyogramme*** (EMG). Les muscles de la houppe du menton, très sollicités pendant l'éveil, sont d'accès très facile, même chez les barbus. Chez ces derniers, on colle les électrodes avec du collodion, comme sur le cuir chevelu. Chez les autres, un papier collant hypoallergénique fait l'affaire. L'activité électrique musculaire du menton est représentative de l'activité électrique de l'ensemble de la musculature squelettique volontaire. L'électromyogramme permet de détecter l'atonie musculaire du sommeil paradoxal.

NOM : **PRENOM** : **AGE** : **DATE** :

Heure à laquelle est rempli le questionnaire : ....

Heure du coucher : .... Heure du lever : ....

AU COUCHER :

Aviez-vous sommeil (« pas du tout » -, « beaucoup » +) ? – ______________ +

Etiez-vous fatigué (« pas du tout » - ; « très » +) ? – ______________ +

Quelle était votre humeur (« de mauvaise humeur » ou « grincheux » : - ; « de bonne humeur, gracieux », +) ? – ______________ +

Comment vous sentiez-vous sur le plan physique (« fatigué » - ; « en forme » +) ? – ______________ +

AU LEVER :

Comment avez-vous dormi (« mal » - ; « bien » +) ? – ______________ +

Comment vous êtes-vous endormi (« difficilement » - ; « facilement » +) ? – ______________ +

En combien de minutes vous êtes-vous endormi ?..................minutes

Combien de fois vous êtes-vous réveillé ?...........

Pour quelle(s) raison(s) ? ....

Après le ou les réveils, comment vous êtes-vous rendormi (« difficilement » - ; « facilement » +) ? – ______________ +

Combien de minutes avez-vous pris pour vous rendormir ?....................minutes

Sur le plan du besoin de sommeil, comment vous sentez-vous (« fatigué », « mal réveillé » : - ; « éveillé », « frais et dispos » : +) ? – ______________ +

Avez-vous envie de travailler (« non » - ; « oui » +) ? – ______________ +

Comment vous sentez-vous sur le plan physique (« fatigué », - ; « en forme », +) ? – ______________ +

Comment vous sentez-vous sur le plan moral (« déprimé » - ; « enjoué » +) ? – ______________ +

Quelle est votre humeur (« de mauvaise humeur », « grincheux » - ; « de bonne humeur », « gracieux » : +) ? – ______________ +

Vous rappelez-vous avoir rêvé ? Oui □ Non □ Si oui, combien de fois ? ....

Votre souvenir est-il « désagréable » - ; ou « agréable » + ?

1er rêve – ______________ + 2ème rêve – ______________ +

3ème rêve – ______________ +

Racontez votre souvenir de rêve :

REMARQUES :

Figure 10 — Questionnaire de sommeil à échelles analogiques. Mon équipe de l'Unité de physiologie de la vigilance du Centre de recherches du service de santé des armées de La Tronche a développé et validé ce questionnaire dans le cadre de l'analyse du sommeil en condition de terrain[6]. Le sujet doit positionner un trait vertical à l'endroit de l'échelle analogique qui correspond à son ressenti. Il doit aussi répondre aux questions posées.

On enregistre souvent ***l'électrocardiogramme*** (ECG), c'est-à-dire l'activité électrique du cœur. De plus en plus fréquemment, une polysomnographie comporte aussi le recueil des ***variables respiratoires***, afin d'éliminer ou d'analyser les troubles respiratoires pendant le sommeil. Un des syndromes les plus fréquents dans la pathologie du sommeil est en effet constitué par le syndrome d'apnées du sommeil (chapitre 4, pages 125-134). On recueille fréquemment l'activité musculaire au niveau de la face antéro-externe du tibia afin de détecter ***les mouvements anormaux des membres inférieurs*** pendant le sommeil (chapitre 4, pages 121-125).

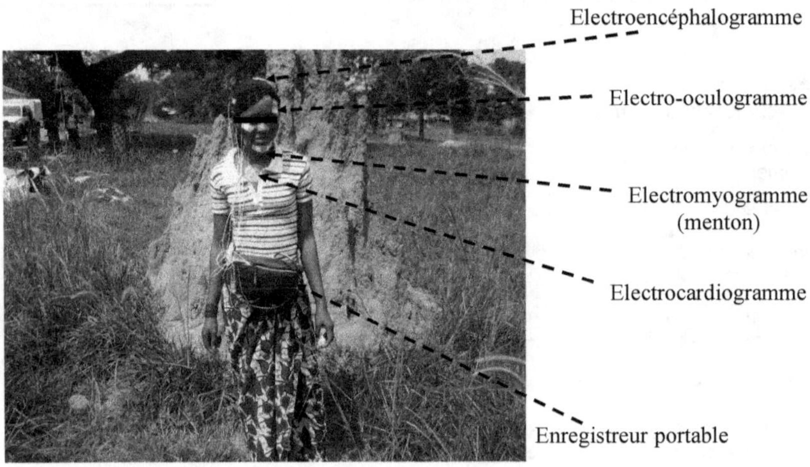

Figure 11 — Polysomnographie ambulatoire. La patiente est âgée de 20 ans. Elle est enregistrée pendant 24 heures au village de Mpouya (Congo). Le système d'enregistrement utilisé est le Vitaport 3® (Temec Instruments, Kerkrade, Pays-Bas), porté dans un sac en ceinture. La patiente est équipée des diverses électrodes le matin avant dix heures : au sommet du crâne, électrode EEG sur le vertex ; sur le côté droit du crâne, une électrode EEG pariétale ; à la lisière des cheveux, électrode de terre ; en diagonale à l'extérieur des orbites, électrodes EOG ; sur le menton, électrodes EMG ; sur la cage thoracique, une électrode ECG (voir le texte pour les explications détaillées). La patiente peut vaquer à ses occupations, à condition de respecter la consigne de n'exercer qu'une activité physique calme. Elle est photographiée devant une termitière au niveau de l'esplanade du centre de santé de Mpouya (photo Buguet).

L'enregistrement

Les électrodes étant posées, l'enregistrement peut commencer. Celui-ci dure en général une nuit, plus rarement 24 heures. Le type d'enregistreur le plus communément utilisé aujourd'hui est de taille réduite, pèse environ 500 g et est porté en bandoulière ou à la ceinture. L'enregistrement peut être réalisé « en ambulatoire ». Le sujet ou le patient s'habitue très vite à porter les électrodes, en moyenne en une à deux heures. Pour un enregistrement de nuit, les électrodes sont fixées en fin d'après-midi. Pour un enregistrement de 24 heures, elles sont posées le matin.

Pendant de nombreuses années, sous tous les cieux, j'ai enregistré le sommeil avec un électroencéphalographe sur papier spécifique. Je privilégiais les enregistrements à raison d'une page toutes les 20 secondes. Pour stocker les 1 440 pages d'une nuit de huit heures ou les 4 320 pages d'un enregistrement de 24 heures, l'investigateur devait coller entre eux plusieurs blocs de papier par une bande adhésive. Il devait ensuite veiller sur le bon déroulement de l'enregistrement. Pendant de fastidieuses heures nocturnes, il évitait le blocage du papier, qui est dû souvent à l'encre bleue utilisée par les plumes qui tracent les activités électriques recueillies. On reconnaissait alors un électroencéphalographiste à ses mains souvent tachées de bleu.

Interprétation de la polysomnographie

L'enregistrement polysomnographique doit ensuite être interprété. Il y a encore quelques années, l'interprétation des enregistrements sur papier restait uniquement visuelle et nécessitait de grandes tables de lecture pour dérouler des enregistrements de plusieurs centaines, voire plusieurs milliers de pages de 30 centimètres. Aujourd'hui, avec l'avènement des enregistreurs portables autonomes, de nombreuses interfaces logicielles permettent de visualiser sur écran les diverses variables de l'enregistrement. Nous disposions au laboratoire d'un logiciel élaboré par un de mes anciens élèves, le logiciel PRANA, commercialisé par la société PhiTools de Strasbourg. La lecture du tracé polygraphique reste visuelle, même si de plus en plus de logiciels proposent des lectures automatiques encore imparfaites. Elle détermine si le sujet se trouve en éveil actif ou calme (stade W), en stade 1 (sommeil N1), en stade 2 (sommeil N2), en stade 3 ou 4 (sommeil N3) ou en sommeil paradoxal (stade R ou « *REM sleep* »). L'analyse de l'activité musculaire permet de déterminer si le sommeil est calme ou agité, ou encore si le dormeur est en sommeil paradoxal. La polysomnographie permet de mettre en évidence les microéveils, qui, en s'accumulant, peuvent induire une privation chronique de sommeil. Le cerveau ne garde pas les microéveils en mémoire. Le sujet se souvient uniquement des éveils d'une durée supérieure à trois minutes. La polysomnographie permet aussi de visualiser la structure interne du sommeil et ses anomalies possibles. Les enregistrements numérisés permettent aussi de pratiquer l'analyse spectrale des signaux électroencéphalographiques recueillis. L'électroencéphalographie a ainsi fait un nouveau bond en avant et reste toujours d'actualité.

Les enregistrements polysomnographiques particuliers

Le test de latence multiple du sommeil est indiqué si le patient se plaint de trop dormir, afin d'évaluer son hypersomnie et de vérifier l'existence éventuelle d'une somnolence diurne excessive. L'École de Californie a mis au point le test de latence multiple du sommeil (« *Multiple Sleep Latency Test* »[15]). On enregistre le patient par polysomnographie pendant la nuit précédente. Puis, lors de la journée suivante, on lui donne l'occasion de s'endormir toutes les deux heures pendant 20 minutes. Le patient hypersomniaque entrera en sommeil au cours de ces vingt minutes. La manière dont il s'endort caractérise certains syndromes. Les narcoleptiques, par exemple, s'endormiront en sommeil paradoxal. Au contraire, un sujet somnolent en raison d'une autre pathologie, comme les apnées du sommeil, s'endormira en sommeil orthodoxe.

Le test de maintenance de l'éveil (« *Multiple Wake Maintenance Test* »[16]), également proposé par l'École californienne, est aussi exécuté toutes les deux heures. Mais, le patient doit résister au sommeil au lieu de le laisser survenir. On observe la présence éventuelle d'épisodes de sommeil et la manière dont ils surviennent. Ce test mesure la capacité à rester éveillé dans des conditions propices à l'assoupissement. Il sert à juger de la capacité de l'individu à rester éveillé, notamment chez les personnes hypersomniaques, pour évaluer, par exemple, l'efficacité d'un traitement éveillant. En France, le test est appliqué sur un plan médicolégal avant d'autoriser la reprise du travail des conducteurs professionnels traités pour un syndrome d'hypersomnolence diurne.

On utilise ***la polysomnographie de 24 heures ou plus*** quand on suspecte un trouble sous-jacent des rythmes circadiens de la veille et du sommeil. L'un des premiers enregistrements polysomnographiques de longue durée fut réalisé en 1991 pour étudier le sommeil des personnes âgées « en ambulatoire » pendant 48 heures[17]. Pour la mise en évidence d'un trouble circadien, les chronobiologistes recommandent l'enregistrement de dix cycles consécutifs. Mais un tel protocole est impossible à réaliser en pratique courante chez l'homme.

Dans leur ouvrage de 1977, Odile Benoit et Françoise Goldenberg ont répertorié les aspects techniques et technologiques développés ci-dessus. L'ouvrage a longtemps fait école sur les méthodes d'exploration du sommeil et de la vigilance chez l'adulte[18]. Il comporte des annexes qui présentent de nombreux questionnaires et échelles qualitatives sur le sommeil et la somnolence diurne. J'ai moi-même écrit un chapitre de ce livre focalisé sur les méthodes utilisées en condition extrême[19].

Cependant, nous vivons à l'ère de la miniaturisation. Des enregistreurs miniaturisés commencent à apparaître sur le marché, diminuant de manière significative le coût des examens spécialisés.

Un nouvel appareil, de conception originale, vient d'être mis sur le marché. C'est le concept Dreem[20]. Il combine l'enregistrement de plusieurs variables, à partir d'un bandeau de tête : l'électroencéphalogramme, l'actimétrie par un accéléromètre qui mesure aussi la respiration, et l'oxymétrie de pouls pour la fréquence cardiaque. L'ensemble de ces informations est intégré pour fournir un hypnogramme. Reste à savoir ce que cet appareillage léger permettra de réaliser sur le terrain.

Une équipe chinoise vient de présenter une nouvelle méthode non invasive, délivrée sans contact physique, chez des patients qui présentent des activités cérébrales anormales et des troubles du sommeil [21]. Les auteurs se servent de micro-ondes pour détecter ces activités anormales qui proviennent des zones cérébrales altérées. Ils utilisent un algorithme complexe basé sur la technique mathématique des ondelettes (« wavelets ») pour décomposer le signal donné par les micro-ondes. Cependant, cette technique aspécifique reste très complexe, coûteuse et nécessite des investigations ultérieures.

Réflexions sur la démarche diagnostique des troubles du sommeil

En cas de plainte du sommeil, les patients doivent bien comprendre la démarche diagnostique. Les patients doivent accepter qu'on les garde deux heures au moins pour leur poser des questions parfois indiscrètes. Ils doivent accepter qu'au bout de ces deux heures, on leur donne une ordonnance exempte de médicament, mais comportant de nombreux conseils d'hygiène du sommeil et d'hygiène de vie. En effet, aucun médicament n'est vraiment spécifique du sommeil ou de l'éveil. Par exemple, les « somnifères » ne représentent que des inducteurs du sommeil. Ils ne doivent être prescrits que pour une durée limitée. Si leur administration est poursuivie au-delà d'une quinzaine de jours, leur résultat sera le plus souvent inverse à l'effet désiré. De plus, le patient peut devenir dépendant du produit, ce qui s'apparente alors à une addiction. Au contraire, en cas de grande hypersomnie chronique, comme dans la narcolepsie, le patient doit impérativement suivre un traitement, sinon il devra vivre avec son mal. Parfois, l'interrogatoire et les prescriptions devront être expliqués en détail. Au Congo, on doit fréquemment transcrire la démarche diagnostique en kituba (encore appelé munukutuba ou kikongo), en vili, ou encore en lingala, la langue du Nord, afin que le patient comprenne parfaitement les concepts énoncés.

La consultation de sommeil est, d'abord et avant tout, un interrogatoire. Celui-ci peut paraître long, pénible et parfois décousu. Mais, comme dans toute enquête « policière », les questions posées peuvent se recouper pour éclairer le praticien et lui permettre d'établir un diagnostic de présomption voire de certitude. Les patients sont parfois surpris qu'aucun enregistrement polysomnographique ne leur soit proposé. Notons qu'en Afrique, la prise en charge des examens est rarement assurée. Les familles doivent suppléer ce vide. Elles ont en général peu d'argent disponible. Personnellement, je me voyais mal leur imposer une dépense excessive pour leur budget, d'autant que souvent, cette dépense n'est pas indispensable au diagnostic.

CHAPITRE 3
RÉFLEXIONS SUR LE TRAITEMENT NON MÉDICAMENTEUX DES TROUBLES DU SOMMEIL

Le traitement des troubles du sommeil reste très complexe. C'est aussi le cas de la démarche diagnostique. Elle vise à écarter toutes les causes extrinsèques aux troubles du sommeil, par exemple, les causes exogènes organiques, les causes psychiatriques ou encore les inadaptations psychosociales. C'est ainsi plus facile de traiter le trouble du sommeil. Les causes exogènes écartées ou traitées, le médecin doit veiller à bien informer le patient sur sa condition. Il lui explique également qu'il se doit de respecter une bonne hygiène du sommeil. La médecine du sommeil s'adresse à un comportement qui représente, si j'ose dire, une voie finale commune. Elle doit faire appel au bon sens. C'est l'objectif de ce chapitre, car cette approche primordiale du bon sens et de la bonne hygiène du sommeil doit précéder la démarche thérapeutique proprement dite.

La bonne hygiène du sommeil

Les commandements du sommeil

La bonne hygiène du sommeil répond à dix règles, les « dix commandements du sommeil ». La Société mondiale de sommeil (« *World Sleep Society* ») les a édictés en 2010 lors de la « Journée mondiale du sommeil » [1,2] qu'elle organisa pour la première fois en 2008 :

- se coucher et, surtout, se lever à heures régulières ;
- pratiquer une activité physique avec discernement, car elle favorise la sensation de fatigue ;
- prendre le repas du soir vers 19 heures, un repas plus léger que celui de la mi-journée ; limiter les sucres et les graisses ;
- éviter les stimulants tels que les boissons qui contiennent de la caféine, le café, le Coca-Cola et le thé, dans les heures proches du coucher ;
- éviter la consommation d'alcool avant le coucher ;
- se coucher dans une chambre agréable pour favoriser le sommeil ;
- dormir même si le temps accordé au sommeil semble trop court ;
- se lever pour lire ou marcher, plutôt que rester au lit si le sommeil ne vient pas ;
- rompre avec la peur, ou plutôt l'anxiété, l'angoisse de ne pas dormir ;
- éviter de prendre des somnifères, qui peuvent agir paradoxalement de façon délétère sur le sommeil.

Les horaires de sommeil de l'enfant, de l'adolescent et de l'adulte

J'en ai parlé précédemment (chapitre 1, pages 30-31 et 35-36). Il convient néanmoins de préciser quelques cas particuliers. Les horaires de sommeil doivent être réguliers, *a fortiori* pour les enfants. Ces derniers n'aiment pas aller se coucher, surtout depuis l'avènement de la télévision, des écrans de toutes sortes et des jeux vidéo. Les parents doivent promouvoir un sommeil à horaires réguliers et coucher l'enfant suffisamment tôt pour faciliter des cycles de sommeil normaux. Un enfant qui se couche à 21 heures va presque immédiatement entrer en sommeil lent profond. Ce sommeil coexiste avec le pic sécrétoire nocturne d'hormone de croissance. Respecter l'horaire de survenue du pic de sécrétion hormonale joue un rôle non négligeable dans le déterminisme d'une croissance harmonieuse. Si l'enfant s'endort en retard, le sommeil lent profond du premier cycle de sommeil en souffrira. L'amplitude du pic d'hormone de croissance lors du sommeil lent profond sera diminuée. C'est ce qu'on a pu appeler le « nanisme portoricain » (chapitre 1, références [51,52]). Forcer un enfant à se mettre au lit, le couper de la soirée familiale est certes difficile. En conséquence, les rituels familiaux doivent incorporer la nécessité pour l'enfant de se coucher tôt. Rappelons ici que « minuit » indique le milieu de la nuit, ce qui était le cas avant l'avènement de l'électricité, et que la sagesse populaire dit bien que le sommeil réparateur survient avant minuit.

Chez les adolescents, se coucher tard est susceptible de provoquer une augmentation de la masse grasse corporelle. Le coucher tardif pourrait même conduire à l'obésité.

Pour les adultes, c'est pareil, bien qu'ils aient besoin de moins de sommeil que l'enfant. Certaines personnes appartiennent au groupe « du matin », d'autres au groupe « du soir », d'autres enfin au groupe « indifférent ». Les gens du matin aiment bien se coucher tôt et se lever tôt le matin. Les gens du soir préfèrent veiller et se lever tard. La sagesse populaire dit que « l'avenir appartient aux gens qui se lèvent tôt ». De nombreuses études ont montré que les « couche-tard », plus enclins à l'anxiété, se révèlent moins dynamiques que les « lève-tôt ». Nous avons montré récemment que les gens du matin montrent une meilleure observance que les gens du soir vis-à-vis d'une chimioprophylaxie antipaludique [3].

L'adulte devrait s'autoriser sept heures trente minutes à huit heures pour dormir. Se coucher vers 22 h ou 22 h 30 et se lever à 6 h, c'est parfait. Cependant, la vie sociale possède aussi ses exigences, pas toujours compatibles avec ce précepte. La nuit bruisse de mille bruits dans les quartiers de la ville africaine. C'est d'autant plus vrai pour le village, où l'insécurité est vécue comme plus importante, induisant un sommeil plus instable [4].

La sieste

La sieste a souvent une mauvaise réputation, qui varie cependant avec la culture. En France, la sieste est souvent considérée comme de la fainéantise. Mais, cette opinion n'a pas cours au Japon. Si la sieste dure suffisamment longtemps pour développer un cycle de sommeil complet, c'est un cycle qui ne sera peut-être pas à réaliser lors de la nuit suivante. Faire la sieste peut induire un moins bon sommeil lors de la nuit suivante. La sieste semble efficace dans les pays au climat très chaud, par exemple dans les pays du Sahel en Afrique subsaharienne. Le sommeil de la sieste permet de diminuer la température du corps, donc celle du cerveau. Les pays chauds sont d'ailleurs ceux de la sieste. Au Sahel, la sieste peut durer jusqu'à 90 minutes, correspondant à un cycle complet de sommeil. La polysomnographie révèle alors une phase de sommeil paradoxal terminale (chapitre 1, référence [39]). Quand je travaillais à Niamey, je faisais cours l'après-midi entre seize heures et 18 heures, car il faisait beaucoup trop chaud en début d'après-midi. Après le repas de treize heures, j'avais coutume de m'allonger pour une courte sieste, d'une durée qui n'excédait jamais 20 minutes. Au réveil, je me trouvais fréquemment en sudation, vraisemblablement en sommeil lent profond. J'avais refroidi mon cerveau ! Sous l'équateur au contraire, comme j'ai pu le constater en Afrique centrale, la sieste reste rare.

La sieste peut représenter un moyen de gérer des obligations socioprofessionnelles. Ainsi, en préparation à un travail de nuit, une sieste « prophylactique » permettra de mieux supporter l'éveil nocturne prolongé [5].

La sieste peut se révéler délétère pour les performances. En effet, une sieste prolongée peut provoquer une « inertie du sommeil ». Le réveil peut, de manière transitoire, s'accompagner d'une confusion et d'une baisse des performances psychomotrices. Ce phénomène désagréable survient au décours de la sieste, même chez des gens sains non privés de sommeil : on est hébété, fatigué, et la performance mentale est dégradée [6].

La chambre à coucher en général et en Afrique en particulier

La chambre à coucher est l'endroit où l'on se retire pour dormir ou abriter sa vie de couple. La chambre à coucher doit être calme, aussi confortable que possible, protégée de la chaleur, du froid, de la lumière et du bruit.

La chambre à coucher doit être réservée au sommeil et à la vie conjugale. L'introduction d'éléments étrangers à ces objectifs est prohibée. La chambre n'est pas un salon. En premier lieu, il convient d'éviter la télévision et la radio. L'espace audiovisuel a sa place au salon ou dans la pièce familiale commune. La télévision et la radio, c'est à voir et à écouter en position assise sur un fauteuil ou une chaise, pas en position allongée. Si la télévision est introduite dans la chambre, on la regarde, elle stimule le cerveau, qui éprouve plus de difficulté à décrocher. Le poste émet aussi des rayonnements divers, dont les rayonnements dans la longueur d'onde bleue et les ultraviolets, même si les écrans plats actuels en émettent peu. À l'arrêt de la télévision, une rémanence luminescente peut persister, surtout dans les anciens postes de télévision.

Le lit doit être confortable. Les lits fabriqués localement au Congo le sont. Le matelas doit être dur. On ne choisira pas une « éponge molle ». L'éponge en mousse molle donne des douleurs aux épaules ou des douleurs lombaires. Se coucher sur un lit de douleur n'est, à l'évidence, pas bon pour le sommeil. On trouve au Grand Marché de Pointe-Noire et de Brazzaville des matelas durs. Leur prix est certes supérieur à celui des éponges, mais il reste abordable. Par ailleurs, un matelas dur à ressorts demeure convenable beaucoup plus longtemps qu'une éponge ; la différence de prix s'annule à la longue. L'épaisseur de l'éponge doit égaler au moins quinze centimètres. Le mieux est d'acheter une éponge dite « occasion d'Europe », beaucoup plus épaisse et plus dense que les éponges locales. Au lieu de la poser directement sur le caillebotis traditionnel, on peut la poser sur un plan dur uni, comme une plaque d'aggloméré de bois épaisse de douze à quinze millimètres. Le résultat s'approche de celui d'un matelas dur. Le coût éponge plus aggloméré est quasiment doublé et se rapproche de celui du matelas. On peut aussi poser l'éponge directement sur un sol bien plat.

L'oreiller doit être bien adapté au dormeur. On peut acquérir des oreillers dits ergonomiques, dont la forme est travaillée en fonction de celle du cou. On préférera un oreiller dur. Quand, adolescent, je vivais à Dakar, je dormais avec des oreillers confortables remplis de capok. Cette fibre produite par les fruits de divers arbres tropicaux rappelle le coton.

Le lit est couvert de draps et éventuellement d'une couverture. La meilleure des couvertures, c'est l'édredon. Son nom vient de ce qu'il contient du duvet d'eider, un canard des pays nordiques. Au cours de la saison sèche, il fait frais. L'édredon, très léger, s'adapte à la chaleur du corps et rend le lit douillet. Il est alors le bienvenu.

La lumière et l'éclairage : non dans la chambre, oui pour les troubles dépressifs saisonniers

Au Congo, on voit rarement des volets aux fenêtres. En Europe du Sud, méditerranéenne, les volets protègent chaque ouverture. Le volet empêche la lumière d'entrer dans la pièce ; il protège de l'environnement physique, le chaud, le froid et le bruit, mais aussi il constitue une bonne protection contre les mouches et les intrusions. On voit bien ici l'intérêt des volets dans un environnement ensoleillé. En absence de volets, la mise en place de rideaux épais obture la lumière. Mais les rideaux épais ne l'occultent pas complètement. Or la faible lumière qui entre dans la chambre suffit pour stimuler les cellules de la rétine. Même lorsque les paupières sont fermées, les neurones de la rétine perçoivent la lumière, et en informent le cerveau. Pour faire simple, quand le cerveau sait que c'est la nuit, il lance la sécrétion de la mélatonine par la glande pinéale. Dans l'espèce humaine, le moindre rayon de lumière détecté par la rétine peut inhiber ou supprimer la sécrétion de mélatonine. Comme je l'ai déjà souligné, la mélatonine joue un rôle important dans le déclenchement et le maintien du sommeil. L'homme fabrique ainsi son propre somnifère naturel au cours de la phase obscure de la journée. Prenons un exemple. Quand on dort à la belle étoile, à l'extérieur sans protection, le sommeil vient très rapidement, surtout lors d'une nuit sans lune. Le faible rayonnement de la lune ne suffirait pas pour inhiber la sécrétion de mélatonine. Une étude complexe du Centre de chronobiologie de l'hôpital psychiatrique universitaire de Bâle a cependant démontré qu'on dort effectivement moins bien à la pleine lune : la latence du sommeil s'allonge de cinq minutes ; le temps de sommeil total perd 20 minutes ; et l'activité lente delta de l'électroencéphalogramme baisse de 30 %. Cette relation du sommeil avec le cycle lunaire n'est pas liée à la lumière de la lune. Elle n'est pas liée à une quelconque action gravitationnelle [7]. Les choses restent mystérieuses, néanmoins, elles sont bien liées au cycle lunaire. Les auteurs se demandent si une horloge lunaire existerait chez l'homme, comme celle qui, en phase avec le cycle des marées, existe chez certains moucherons marins.

Certaines personnes souffrent d'un trouble du rythme jour-nuit. Leurs horaires de sommeil se décalent et ils dorment très mal. Pour recycler ces gens avec les cycles naturels tels que l'alternance jour-nuit, l'exposition à une lumière vive représente un excellent moyen de les traiter. On expose le patient une demi-heure le matin à une lumière de 10 000 lux, dont le spectre voisine avec celui de la lumière solaire. Tout a commencé dans les années 1980, par la description presque simultanée de l'insomnie saisonnière hivernale dans la région de Tromsö en Norvège septentrionale [8], au nord du cercle polaire arctique, et de la dépression saisonnière à Londres [9]. Rapidement, l'équipe américaine de Bethesda (« *National Institute of Mental Health* ») nomme cette dépression particulière « *seasonal affective disorders* » et applique le traitement par la lumière à large spectre à plus de 2 500 lux [10]. Aujourd'hui, plusieurs équipes poursuivent le travail sur les dépressions saisonnières. Le traitement par la lumière vive propose l'utilisation de lampes à lumière blanche, avec filtre à rayonnement ultraviolet, donnant une intensité lumineuse de 10 000 lux au niveau de l'œil, le patient étant assis à distance de confort. Par ailleurs, ce traitement se montre efficace dans la dépression non saisonnière [11].

Lors de mes longs séjours en Afrique équatoriale, je me suis posé la question de savoir si de tels troubles affectifs saisonniers ne pourraient pas être rencontrés sous l'équateur. Pendant la saison sèche, le ciel y est presque constamment couvert de nuages. Ils cachent le soleil et font régner une luminosité faible. La littérature ne rapporte pas un tel phénomène, du moins à ma connaissance. Mais les gens ressentent souvent une baisse de dynamisme et une certaine indolence. Remarquons aussi que peu de psychiatres exercent dans ces régions. Qui plus est, ces psychiatres sont souvent étrangers à la culture locale, accroissant encore le problème de la compréhension des troubles manifestés par les patients.

La température : d'un pôle à l'autre en passant par les tropiques

La température de la chambre à coucher influe sur la qualité du sommeil. L'espèce humaine est née sous les tropiques. Ses origines tropicales s'imposent à l'individu, indépendamment du milieu et du climat où il vit. Comme toute espèce de mammifères, l'homme possède un thermopréférendum. Ce terme désigne les conditions thermiques que choisit un individu ou une espèce dans les conditions naturelles ou expérimentales. Le thermopréférendum s'approche de la zone de thermoneutralité. D'après le glossaire de thermophysiologie, la zone de neutralité thermique pour l'homme représente l'éventail de températures ambiantes au sein duquel le contrôle de la perte de chaleur sensible (ou perspiration insensible due à la perte d'eau par la peau vers l'environnement, mécanisme purement physique) gère seul la régulation thermique, sans mettre en jeu la sudation ni les variations de la production de chaleur métabolique [12]. En d'autres termes, c'est la zone de températures ambiantes au sein de laquelle le métabolisme de base est minimal et où l'organisme maintient sa balance thermique sans faire appel aux mécanismes de thermorégulation active (sudation au chaud, frisson thermique au froid). Il ne lutte pas contre le chaud ou le froid. Cette température est comprise entre 7 et 32 °C. Le dormeur recrée spontanément un tel environnement tropical. Inuk, « l'Homme », est le nom que se donnent les membres du peuple du Grand Nord. Les Amérindiens l'appellent « Eskimo » ou mangeur de viande crue. Il se protège par une panoplie vestimentaire parfaite [13]. Elle lui permet de conserver des températures corporelles voisines de celles de la neutralité thermique. Dans l'igloo, sous la couverture ou la peau d'ours sous laquelle est allongé l'Inuk, la température du microclimat ainsi créé reste vraisemblablement proche de 33 °C à 35 °C. De fait, une étude récente du groupe japonais de Koh Mizuno à Miyagi [14] montre que la température cutanée ne varie pas (35,1 °C à 35,2 °C) quand on modifie la température ambiante (3 °C, 10 °C, 17 °C). Au niveau du thorax, la température du microclimat compris entre la peau et le pyjama change peu (33,6 °C à 34,5 °C) tout comme celle du microclimat compris entre le pyjama et la couette (31,8 °C à 33,3 °C). Pour ces microclimats, la température la plus chaude correspondait à la température ambiante la plus froide. Or la température rectale avait varié parallèlement à la température du front, demeuré non protégé par rapport à l'ambiance. Ce fait m'incline à établir un rapprochement avec une expérimentation que nous avions conduite à Toronto après les expéditions dans l'Arctique. Les sujets devaient rester allongés dans un sac de couchage pendant deux heures à une température de -33 °C ; seuls la face et le front étaient exposés à l'ambiance [15]. Les températures cutanées sont restées entre 31 °C et 34 °C, la température rectale à 36,5 °C. Cependant, les sujets ont frissonné malgré des températures corporelles comparables à celles de la neutralité thermique. Nous avions émis l'hypothèse d'un contre-courant échangeur de chaleur entre le sang refroidi descendant des veines de la face et le sang chaud artériel montant à la tête. Les centres thermorégulateurs du cerveau, sensibles au faible refroidissement du sang qui les irrigue, auraient induit le frisson thermique.

Au Congo, le comportement thermique du dormeur varie au cours de la nuit. En début de nuit, le sujet est découvert. Il cherche à perdre de la chaleur. Progressivement, au fur et à mesure que la température ambiante décroît, il va se couvrir d'un drap puis éventuellement d'une couverture ou d'une couette.

Le dormeur améliore ainsi son environnement thermique, le rapprochant le plus possible de la température ambiante de neutralité thermique. Au cours de mes traversées du Sahara en été (du Niger en France), j'ai observé mon comportement thermique et celui de mes compagnons de voyage. En début de sommeil, on dort sur le sac de couchage posé sur le lit picot. En milieu de nuit, le froid se fait sentir et on entre dans le duvet. En effet, le corps humain irradie sa chaleur vers la température glaciale de la voûte céleste.

La lutte contre le froid débute par une vasoconstriction au niveau de la peau, c'est-à-dire une diminution du calibre des vaisseaux sanguins cutanés [13]. Une moindre quantité relative de sang chaud est transportée au niveau de la peau. Celle-ci se refroidit, rapprochant sa température de celle de l'environnement. Moins de chaleur radiative quitte le corps. Ce mécanisme protège le centre de l'organisme (« *core* » en anglais) de la déperdition thermique vers l'ambiance. Il préserve sa chaleur. Lorsque la température de la peau diminue de façon importante, le frisson thermique apparaît. Le frisson représente une activité musculaire rythmique très rapide (jusqu'à 40 cycles par seconde). Il constitue le meilleur moyen pour le corps de produire de la chaleur de manière active. Le frisson est un grand consommateur d'énergie. La graisse brune met en jeu un autre moyen de production de chaleur. Ce tissu graisseux particulier produit de la chaleur métabolique en brûlant les graisses. C'est le contraire pour la graisse blanche. Elle stocke les lipides. La graisse brune est trouvée chez l'animal et l'humain nouveau-né. Mais on a montré récemment qu'elle existe aussi chez l'homme adulte. Les cellules à graisse blanche peuvent se transformer en cellules à graisse brune sous l'effet de la stimulation produite par l'exposition au froid jusqu'au déclenchement du frisson thermique, mais aussi par la stimulation réalisée par l'exercice physique [16]. Deux produits hormonaux synthétisés par le muscle à l'exercice, l'irisine et le « *Fibroblast Growth Factor1* » [17] (facteur de croissance des fibroblastes) stimulent cette transformation thermogène.

Contre le chaud, l'homme lutte par différentes voies passives ou actives [18]. Passivement, l'eau présente au niveau de la peau s'évapore vers l'environnement, car la pression partielle d'eau dans la peau est le plus souvent supérieure à celle de l'atmosphère. Ce mécanisme d'évaporation se nomme perspiration insensible. Or l'évaporation de l'eau représente un moyen très efficace de perdre de la chaleur. Un gramme d'eau évaporé libère en effet 0,58 kilocalorie (Calorie). C'est un mécanisme purement physique. Phénomène actif, au contraire, la vasodilatation cutanée élève la température de la peau afin d'éliminer la chaleur vers l'environnement par radiation, du milieu le plus chaud vers le milieu le plus froid. Quand ces mécanismes sont dépassés, la sudation se déclenche. C'est aussi un mécanisme actif très puissant, qui vise à mouiller la peau de façon à ce que l'eau produite par les glandes sudorales soit évaporée vers l'environnement et refroidisse la peau. Le chien, quant à lui, ne possède pas de glandes sudorales. Chacun a observé un chien soumis à la chaleur. Il respire très vite, halète. Il tente ainsi de perdre de la chaleur par l'évaporation de l'eau contenue dans l'air expiré.

Par la lutte contre le froid et contre le chaud, l'homme essaie de maintenir autour de 37 °C la température centrale du corps, c'est-à-dire la température au niveau du cœur. Le corps régule sa température par lui-même. C'est ce qu'on appelle l'homéothermie. L'homme réalise cette régulation en agissant sur la thermogenèse ou production de chaleur, et, à l'inverse, sur la thermolyse ou perte de chaleur. La température de l'environnement immédiat du dormeur doit être amenée à une valeur telle qu'elle lui permette de ne pas avoir à lutter contre son environnement thermique. En saison chaude, la chambre doit être isolée contre la chaleur, en utilisant des volets et en isolant le toit, voire les murs, de manière à limiter la charge de chaleur qui provient de l'extérieur. En saison fraîche ou froide, nonobstant le chauffage de l'habitation, le dormeur aura la possibilité d'utiliser draps et couvertures, ou encore un édredon, afin d'obtenir la température de neutralité thermique au sein du lit.

L'homme appartient à la classe des mammifères et les mammifères sont homéothermes, tout comme les oiseaux. Ils régulent leur température centrale dans une fourchette de températures assez étroite. Au contraire, les reptiles, par exemple, sont poïkilothermes : ils ne possèdent aucun système actif de régulation de leur température interne. Celle-ci varie dans le même sens que la température de l'environnement. Lorsque la température extérieure baisse, le métabolisme de l'animal ralentit en conséquence. Au maximum, l'animal hiberne. Prenons comme exemple le crocodile, reptile poïkilotherme qui vit uniquement sous des climats où la température ambiante ne descend pas au-dessous de 10 °C. Pour réguler sa température, le saurien utilise des moyens comportementaux. Quand sa température centrale baisse trop, il s'expose aux rayons du soleil ; quand elle est trop élevée, il se met dans l'eau ou se réfugie dans son antre, son terrier, à l'abri de la lumière, de la chaleur et du froid. L'homme aussi met en jeu une thermorégulation comportementale pendant le sommeil, se couvrant ou se découvrant à volonté. Mais, comme je l'ai indiqué plus haut, il possède aussi une régulation semblable à la poïkilothermie au cours du sommeil paradoxal : la sudation s'arrête lorsque le sujet dort à la chaleur ; au froid, le frisson thermique est inhibé.

La boisson et le sommeil

Les boissons stimulantes

La consommation de boissons stimulantes ou excitantes est à proscrire avant le coucher. La caféine représente le stimulant le plus communément utilisé. En septembre 2015 [19], une étude a montré que la caféine conduit à une activation de la vigilance, à une diminution de la somnolence et à une baisse de la sensation de fatigue. S'y ajoute un retard de phase du système circadien, notamment un retard de la sécrétion de mélatonine. Quand on boit un café, la concentration en caféine dans le sang augmente dès la première demi-heure après la prise de boisson. Le contenu du sang en caféine reste alors élevé pendant trois heures environ. Le cerveau est stimulé pendant près de quatre heures. Les techniques modernes d'immunofluorescence, qui utilisent des proto-oncogènes comme la protéine c-Fos, ont permis de mesurer le niveau d'activité du tissu cérébral, des neurones en particulier, après administration de produit éveillant[20]. Une demi-heure suivant l'administration de caféine, le cerveau d'un animal de laboratoire « s'allume » dans son ensemble au niveau de toutes les aires cérébrales. Toutes les cellules nerveuses sont stimulées. La caféine ne favorise pas le sommeil. Comme le café, le thé contient de la théine, molécule identique à la caféine à un taux voisin de celui du café. Cependant, elle diffuse dans l'organisme plus lentement que la caféine du café. Le thé contient des alcaloïdes psychostimulants comme la théobromine ou la théophylline. Au contraire, le tanin du thé agirait plutôt comme calmant. Il est mieux de ne pas boire de thé dans la soirée. Le « *Five O'Clock tea* » des Anglo-Saxons se prend par définition à 17 heures. L'effet stimulant de la caféine contenue dans le thé s'est estompé à l'heure du coucher, en général vers 22 ou 23 heures. Le Coca-Cola, qui s'apparente aussi à un stimulant, est répandu dans le monde entier, en particulier en Afrique. D'aucuns affirment qu'il a meilleur goût et stimule plus en Afrique qu'en Europe. Au Congo, le Coca-Cola est servi dans de grandes bouteilles de 650 millilitres. Le Coca-Cola représente également une source d'énergie non négligeable, car il contient des sucres, sauf dans le Coca-Cola « *light* ». Une cannette de Coca-Cola de 33 centilitres apporte environ 140 Calories, ce qui correspond à environ 280 Calories dans une bouteille servie au bar dans les rues de Pointe-Noire ou de Brazzaville. Ces calories « en plus » sont « stockées » en graisses si elles sont bues à proximité du sommeil. En effet, le métabolisme pendant le sommeil favoriserait le stockage des graisses. La sagesse populaire l'exprime par le dicton « qui dort dîne » !

Les boissons alcoolisées

Dans l'ensemble, on déconseille la consommation de boissons alcoolisées avant le coucher. Cependant, le Group Captain Anthony N. Nicholson du Royal Air Force préconisait de boire un petit verre de whisky pur malt germé pour induire un sommeil de bonne qualité. Il aurait vérifié que la même quantité d'alcool pur n'exerce aucune action hypnotique. Au contraire, la consommation d'alcool induit une perturbation du sommeil. L'apparition du sommeil paradoxal est retardée à la deuxième moitié de la nuit. Les cycles de sommeil sont déséquilibrés. Comme le sommeil paradoxal survient en quantité dans la deuxième moitié de la nuit, il s'accompagne de rêves souvent cauchemardesques. Le sommeil n'est pas réparateur. Au Congo, la bière représente la boisson alcoolisée préférée, du moins en ville ; au village, c'est le lotoko tiré du maïs. Les Congolais l'appellent « contre-mur », car, après l'avoir bu, on se redresse difficilement ! Ils boivent aussi de l'alcool de palme, que les Ivoiriens appellent koutoukou, tiré de la distillation du vin de palme (le bangui de l'Afrique de l'Ouest, tsamba ou tcham au Congo). La bière contient des sucres et de la levure de bière. Elle est en général relativement peu alcoolisée. Mais les quantités ingurgitées au Congo impressionnent le visiteur. Les boissons alcoolisées fournissent au consommateur une quantité d'alcool non négligeable et un apport calorique conséquent. Deux bouteilles de bière de 650 millilitres apportent environ 600 Calories, équivalant presque à un repas. Ces calories prises en trop se stockent en graisses. Elles aboutissent au « *bier pot* », le gros ventre des buveurs de bière anglo-saxons. Rappelons que la ration alimentaire journalière égale 1 800 Calories pour la femme et 2 000 Calories pour l'homme.

Les tisanes

Les infusions diverses sont parfois bues pour se calmer afin de mieux s'endormir. En Afrique, l'infusion de citronnelle, plante herbacée venue des Indes, reste très populaire. Une majorité de 80 % des gens la reconnaît comme inductrice du sommeil. Mais, croyez-en mon expérience, elle réveille les 20 % restants au milieu de la nuit. La tisane produit par ailleurs un effet diurétique, le sujet devant alors se lever la nuit. Nous verrons un peu plus loin une liste de tisanes qui exercent un effet bénéfique sur le sommeil.

La nutrition et le sommeil

Quels aliments devrait-on privilégier ?

Le maître mot pour bien dormir, c'est de manger léger le soir, au moins deux heures avant le coucher. Le mieux pour l'équilibre nutritionnel de la journée consisterait à prendre un bon petit déjeuner, un repas normal à la mi-journée et un repas léger le soir. Pourquoi manger léger le soir ? C'est en partie en raison de l'action dynamique spécifique des aliments ou thermogenèse induite par l'alimentation. Un homme qui vient de manger dépense plus d'énergie qu'à jeun, au repos et à la neutralité thermique. Sa dépense énergétique est plus élevée que celle du métabolisme basal. Un mot d'explication : le terme « métabolisme de base » définit une mesure physiologique. Il correspond à la production de chaleur par le corps dans les conditions de repos éveillé à la neutralité thermique. Le métabolisme de base ne correspond donc pas à la dépense d'énergie la plus faible. Celle-ci survient au cours du sommeil lent profond. Revenons à l'action dynamique spécifique. Elle s'élève à environ 30 % pour les protides, 14 % pour les graisses et 5 % pour les glucides. Cette dépense d'énergie reste indépendante du travail du tube digestif, qui est lié à la mastication, à la contraction musculaire des organes digestifs comme l'estomac et l'intestin, ainsi qu'au travail sécrétoire des glandes digestives. C'est la dépense d'énergie due à la transformation métabolique des nutriments et à leur stockage, c'est-à-dire à leur assimilation. Cette consommation d'énergie induit à l'évidence une augmentation de la production de chaleur et de la température corporelle. On évitera le soir les repas riches en protéines et en graisses. On les remplacera par des légumes cuits à l'eau ou à la vapeur, un bouillon de poisson, ou encore des pâtes riches en sucres lents. Les sucres rapides et les protéines consommés le soir sont « stockés » en graisses, ainsi qu'*a fortiori* les matières grasses. Les sucres lents sont « stockés » en glycogène dans les muscles et le foie.

Au Congo, le dîner constitue souvent le repas le plus volumineux, surtout pour les citadins. Le matin au lever, les gens mangent bien. Souvent, les horaires de travail ou la disponibilité financière ne leur permettent pas de déjeuner à midi. Le repas du soir attend le travailleur à la maison. La préparation a pris de longues heures, sur foyer de charbon de bois le plus souvent. Pour rentrer chez eux depuis le lieu du travail, les travailleurs ont passé du temps dans les transports. Que ce soit à Brazzaville ou à Pointe-Noire, où vivent près des trois quarts de la population du Congo, le trajet se déroule dans des embouteillages inextricables, la poussière, la chaleur et l'air pollué. Les fonctionnaires et les cadres des compagnies utilisent les bus de leur institution. Les responsables sont quant à eux bloqués dans leurs gros véhicules tout terrain. Les autres montent à 23, sans compter le chauffeur et le contrôleur (celui-ci s'accroche devant la porte coulissante du véhicule), dans des minibus surchargés de type Hiace de Toyota, inconfortables et souvent brinquebalants. Quand ils arrivent à la maison, ils ont soif et faim, sont fatigués. Ils mangent en quantité.

Les régimes alimentaires amaigrissants : à partir d'un exemple

L'obésité est communément observée au Congo, tout comme dans le monde entier aujourd'hui. Les Congolais commencent à prendre conscience de son aspect délétère sur le plan cardiovasculaire, surtout quand ils constatent l'accroissement des accidents vasculaires cérébraux. Ils frappent de nombreux hommes dans la cinquantaine.

Une consultation médicale et un bilan biologique doivent précéder tout régime amaigrissant. Les centres nerveux de la régulation de la faim (c'est-à-dire du besoin de manger) et de la satiété (ou de l'impression d'avoir assez mangé) sont situés au niveau de l'hypothalamus. Ces centres dépendent d'un « glucostat », qui se comporte un peu comme un potentiomètre et qui règle le comportement alimentaire en référence à un taux de glucose sanguin déterminé. Un « aminostat » fonctionne sur le même principe pour les protides, à partir de la concentration sanguine en acides aminés. Glucostat et aminostat réguleraient l'appétit à court terme. Un « lipostat » y participerait aussi à partir des lipides, mais à long terme. Les choses sont certes légèrement plus complexes et impliquent des produits de nature hormonale. Mais, nous n'entrerons pas dans les détails de la régulation de la faim et de la satiété. Chez l'obèse, le point de référence ou « *set point* » des Anglo-Saxons diffère de celui de l'individu avant sa prise de poids. On recommande de maigrir lentement et de façon progressive et prolongée dans le temps, car le « *set point* » doit fonctionner sur un niveau de référence différent. Or le cerveau met du temps pour s'habituer à la nouvelle donne.

Le meilleur régime correspond sans doute à la réduction des apports de toutes sortes. La difficulté de le conduire a provoqué la prolifération des régimes dissociés, basés sur la suppression d'un des nutriments. De toute façon, la plupart du temps, les régimes restent inefficaces, car ils induisent un effet « yoyo ». Une reprise de poids, voire le surpoids, survient à l'interruption du régime. Le mieux c'est de réduire raisonnablement les apports et d'augmenter la dépense énergétique par une activité physique suffisante.

Prenons un exemple, celui de la méthode Dukan. Elle est basée sur la théorie de l'aminostat. Ce régime était populaire dans les pays du Nord en raison d'une perte de poids rapide, bien visible. La première phase du régime constitue une rupture avec le passé. Elle sert aussi à motiver la personne qui suit le régime par l'amaigrissement immédiatement constaté. Pendant dix jours, on supprime tous les sucres de l'alimentation. On bannit les céréales, le manioc, l'igname, le riz, la pomme de terre, la banane plantain, les « jus » ou sodas, la bière, l'alcool. L'huile est également bannie, surtout l'huile de palme, l'huile la plus saturée, comme nous l'avons vu. Le régime autorise les œufs « préparés », comme on appelle les œufs durs en Afrique, la viande rouge au barbecue ou à la plaque (la « *plancha* »), le poulet cuit sans la peau, les poissons au barbecue ou en bouillon dégraissé. La faim va se manifester pendant deux ou trois jours, le glucostat ne trouvant pas de glucose. Puis, surviendra une néoglucogenèse, c'est-à-dire une nouvelle fabrication de glucose à partir des graisses corporelles et des protéines. La faim disparaîtra. Le régime provoque aussi une constipation due à l'absence de fibres dans l'alimentation. Cette constipation se résoudra dès la réintroduction des légumes. Au cours de la phase d'attaque, le sujet devra boire beaucoup d'eau. Au bout des dix jours de la phase d'attaque, le sujet aura perdu plusieurs kilogrammes. La deuxième phase dure plusieurs semaines et consiste en une perte de poids lente. Les glucides, les lipides et les oligoéléments sont réintroduits progressivement afin d'éviter les carences. Les légumes reviennent dans la ration alimentaire : les épinards, les brèdes (légume-feuille tropical), l'oseille, les haricots verts, les « légumes » (autre légume-feuille) comme on les appelle au Congo, les salades jeunes, les aubergines ou la tomate. L'aubergine est un excellent légume, qui de plus piège le glucose. Au cours de cette phase, le sujet peut calmer sa faim en prenant des œufs durs voire des omelettes cuites sans huile. Les poissons peuvent être cuisinés en bouillon. Le poulet est toujours cuit sans la peau. La tomate peut servir de sauce. Quand le sujet aura perdu une dizaine de kilogrammes, il pourra passer à la phase de consolidation. Cette phase sert à maintenir et à consolider le poids corporel atteint à une valeur jugée satisfaisante en liaison avec le médecin. On introduit de nouveau les sucres par les fruits : ananas, pommes, bananes, goyaves, papayes, avocats, etc. Les pâtes, qui contiennent des sucres lents, peuvent être réintroduites. On se méfiera du pain et on évitera les pâtisseries. La pomme de terre et l'igname cuites à l'eau ou à la vapeur peuvent faire partie du régime. La cuisson à l'huile est toujours à proscrire. Le manioc reste interdit, ainsi que les alcools ou encore les « jus » (boissons sucrées) ou autres Fanta et Coca-Cola. Le sujet a alors le droit de se faire plaisir une fois par semaine.

Mais, il doit garder à l'esprit, quel que soit le régime, qu'un effet « yo-yo » lui fait suite. Les kilogrammes perdus sont bien vite repris à l'arrêt du régime amaigrissant.

Comment cuisiner ?

Quand on fait cuire une pomme de terre à l'eau, l'apport énergétique égale 90 Calories pour 100 grammes. Si la pomme de terre est cuite à l'huile, l'apport énergétique monte à 400 à 500 Calories pour 100 grammes. Cent grammes d'huile apportent 900 Calories. Au Congo, le poisson est presque toujours grillé à l'huile, même s'il est destiné à être présenté en bouillon. L'huile remplit la poêle. On utilise l'huile de palme, essentiellement pour des raisons de coût. Cette huile est vendue en bidons jaunes de 25 litres avec l'indication « huile végétale ». Son origine n'est pas indiquée sur l'emballage. Or elle ne vient pas des palmiers à huile du Congo, mais arrive de Malaisie. Les gens n'en ont en général pas conscience, croyant que la production est réalisée localement.

Une huile est composée d'acides gras. Ces molécules sont formées d'une chaîne de 4 à 36 atomes de carbone. Chaque atome de carbone (C) possède quatre valences, soit quatre liaisons possibles avec d'autres atomes. Les liaisons carbone—carbone (—C—C—C—) de la chaîne occupent deux valences. Les valences libres lient le carbone à l'hydrogène (H—C—H, qui s'écrit CH_2). Le carbone situé à une des deux extrémités de la chaîne est lié au carbone qui le précède, à un atome d'oxygène par une double liaison et par une liaison simple à un groupement hydroxyle (O=C—OH ou COOH). C'est à partir de cette extrémité carboxylique ou acide de la molécule qu'on numérote les carbones de « un » à « n ». L'atome de carbone à l'autre bout de la chaîne possède trois valences liées à l'hydrogène, réalisant un groupement méthyle (CH_3). C'est à partir de l'extrémité méthyle, qu'on numérote, conventionnellement de manière rétrograde, les carbones qui participent à une double liaison (en n-3, n-6, n-9, par exemple ; Figure 12).

Les acides gras insaturés comportent des doubles liaisons entre certains atomes de carbone, c'est-à-dire que deux valences sont occupées à cette liaison (—CH=CH—). Les doubles liaisons permettent la réduction de la molécule d'acide gras par la fixation d'atomes d'hydrogène. Le premier carbone porteur d'une double liaison avec le carbone suivant (encore appelée oméga ou ω) donne son numéro à la double liaison. Ainsi, dans les acides gras ω3 et ω6, par exemple, la double liaison porte sur le carbone en troisième (n-3) et en sixième (n-6) position, respectivement. Les acides gras insaturés ω3 et ω6 sont « essentiels », car l'organisme humain ne les synthétise pas. Ce sont, respectivement, l'acide alpha-linolénique et de l'acide linoléique. On les trouve notamment dans l'huile de soja et l'huile de colza. Les huiles insaturées ω3 et ω6 protègent le système cardiovasculaire. L'huile d'olive et surtout l'huile de tournesol contiennent des acides gras ω6. L'huile d'arachide contient deux fois moins d'acide gras ω6 que l'huile de tournesol. Elle comporte des traces d'acides gras ω3, ainsi qu'une bonne proportion d'acide gras mono-insaturé en ω9 ou acide oléique. Les acides mono-insaturés en ω9 donnent également des effets bénéfiques sur le cholestérol et les maladies cardiovasculaires.

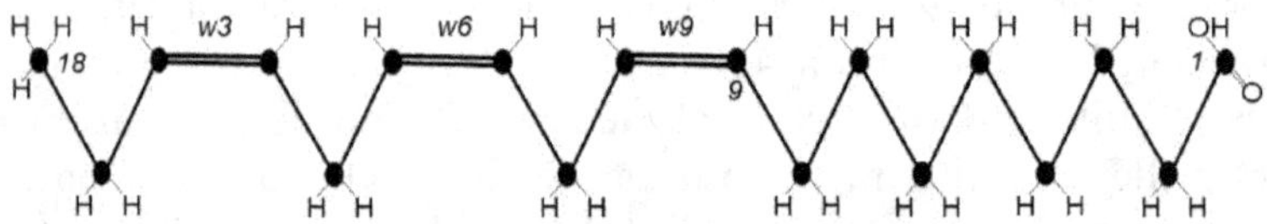

Acide linolénique 18:3 (n-3 n-6 n-9)

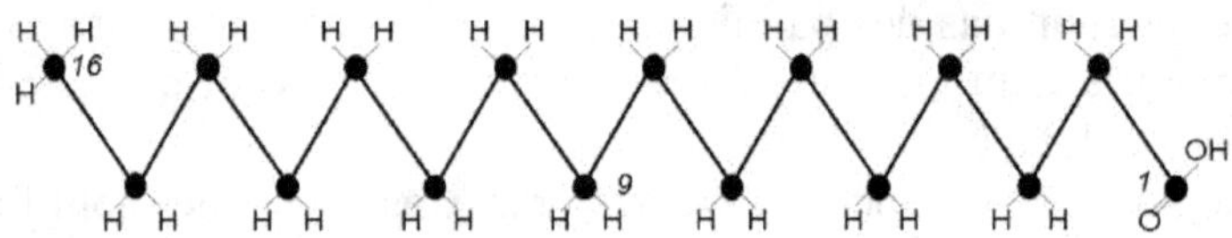

Acide palmitique 16:0

Figure 12 — Le mystère des doubles liaisons dans les acides gras. Les acides gras sont des chaînes d'atomes de carbone (cercles pleins). Ils sont porteurs d'un groupement carboxyle ou acide (COOH) à une extrémité de la chaîne et d'un groupement méthyle (CH_3) à l'autre extrémité. Les carbones sont numérotés à partir du groupement carboxyle. Les doubles liaisons, appelées « ω », sont numérotées à partir de l'extrémité méthylée de l'acide gras. L'acide linolénique comporte trois doubles liaisons en ω3, ω6 et ω9. C'est un acide gras insaturé, capable de fixer des hydrogènes au niveau des carbones de ces doubles liaisons. L'acide palmitique ne comporte aucune double liaison : il est « saturé » en hydrogène.

Un acide gras saturé ne comporte aucune double liaison entre les atomes de carbone. Toutes les valences non occupées par des liaisons carbone-carbone (C—C) le sont par des liaisons avec des atomes d'hydrogène (—CH_2—CH_2—). Chaque carbone de l'intérieur de la chaîne est lié à deux hydrogènes ; ses quatre valences sont occupées. L'huile de palme ne contient que des acides gras saturés. Elle présente un danger pour la santé, surtout dans le déclenchement de maladies cardiovasculaires, en particulier les accidents vasculaires cérébraux, mieux connus du public sous leur sigle AVC. C'est pareil pour l'huile de coco et les graisses animales. D'après Emmanuel Sagui[21], les AVC représentent la deuxième cause de mortalité dans les pays en voie de développement. Un AVC se définit comme « *un déficit neurologique d'installation rapide, durant plus de 24 heures, lié à une dysfonction cérébrale focale ou globale, pouvant être mortel, dont la cause apparente est vasculaire* ». La mortalité des AVC est liée à la couverture sanitaire, souvent déficiente dans les pays les moins développés économiquement, qui se situent en majorité dans la ceinture tropicale de la planète. C'est encore difficile aujourd'hui de donner des chiffres et de comparer les statistiques réalisées dans les pays industrialisés à celles des pays de la zone tropicale. En 2011, pour l'Organisation mondiale de la santé, les maladies cardiovasculaires représentaient la première cause de décès dans le monde (6,2 millions d'AVC parmi 17 millions de morts par an), avec 80 % des décès survenus dans les pays à revenu faible et moyen[22]. En Afrique subsaharienne, le traitement de l'hypertension artérielle reste problématique : il est coûteux et la disponibilité en médicaments adaptés est variable[23]. Également, de nombreux produits frelatés, moins coûteux, mais inefficaces, sont vendus dans les « pharmacies de la rue ». Au Congo, c'est devenu un vrai problème de santé publique. Enfin, dans l'imaginaire africain, le médicament sert à guérir une maladie et non pas à la prévenir.

Le sel est un promoteur de goût apprécié, qu'on doit cependant utiliser raisonnablement, notamment pour se protéger contre l'hypertension. Quand on cuisine avec un « cube Maggy », on n'ajoute pas de sel, car le cube est déjà salé. Le piment par son goût puissant cache en partie l'absence de sel. Peu calorique, il produirait des effets sur le sommeil. Deux ou trois études ont montré qu'il induirait des rêves actifs. Récemment, on lui a attribué un effet protecteur contre le cancer du côlon.

Quand manger ?

Pour démarrer une bonne journée, prendre un petit déjeuner. Les Anglo-Saxons le nomment « *breakfast* », c'est-à-dire « rupture de jeûne ». En effet, la dépense d'énergie existe au cours du sommeil, mais le sujet ne mange pas quand il dort. Il doit manger avant de travailler. Vers midi, les Anglo-Saxons prennent une collation. Le travail se termine vers 17 heures et les gens prennent alors leur dîner, leur « *tea* ». Dans la soirée, ils prennent une nouvelle collation légère. J'ai expérimenté ce régime lors de mes visites répétées en Nouvelle-Zélande. Les peuples latins d'Europe prennent plutôt un repas copieux vers midi, c'est-à-dire au milieu du jour, et un repas plus léger vers 19-20 heures ou plus tard.

Mais dans le monde moderne, la journée de travail devient de plus en plus fréquemment continue, avec une courte pause pour le déjeuner. Le soir, ils prennent un repas copieux, alors que les nutritionnistes recommandent de manger léger. Le grignotage est à proscrire. Le repas se prend assis, afin de se décontracter calmement. Le coucher a lieu au moins deux heures après le dernier repas. Quand on mange tard, on dort mal, avec des souvenirs de rêve. Si on se souvient des rêves nocturnes, c'est qu'on s'est réveillé pendant plus de trois minutes, puisque le souvenir du réveil est lié à la durée de cet éveil. L'homme ne mémorise pas les réveils qui durent moins de trois minutes. Nous l'avons également constaté lors de l'étude que nous avons conduite sur le ramadan à Casablanca (chapitre 1, pages 37-40).

Activité physique et sommeil

L'activité physique est toujours recommandée, surtout en cas de régime amaigrissant. Elle permet de préserver l'armature protéique en gardant active la musculature squelettique. Une demi-heure à une heure par jour représente une activité correcte. La marche peut correspondre à une activité ludique quand on est seul, mais surtout quand on y participe à deux ou à plusieurs. La gymnastique, la musculation sont également recommandées. La natation représente une excellente activité sportive. Mais la pratique du sport reste difficile au Congo, en raison de l'absence de complexes sportifs accessibles sur le plan financier. On devrait respecter l'adage « *mens sana in corpore sano* », un esprit sain dans un corps sain, comme on le disait dans la Rome antique.

L'activité physique et le sommeil ont des relations complexes. Pendant très longtemps, on a cru que l'activité physique faisait dormir. En effet, la plupart des études conduites sur l'exercice physique et le sommeil considéraient le groupe de volontaires sur un plan statistique, en calculant les valeurs moyennes des réactions physiologiques et biologiques établies sur tous les sujets. À la fin des années 1960, les chercheurs concluaient que l'activité physique entraîne une augmentation du sommeil lent profond, les stades 3 et 4 du sommeil orthodoxe[24].

Notre apport scientifique

En 1977, nous avons entrepris une série d'investigations avec les chercheurs canadiens du « *Defence and Civil Institute of Environmental Medicine* » de Toronto, que dirigeait alors le professeur Manny Radomski. Elles ont démontré la complexité des relations entre sommeil et exercice et fait intervenir en particulier les réponses au stress. Nous avons alors considéré l'individu lui-même, chaque sujet portant une charge de travail similaire à celle des autres volontaires. La charge de travail était évaluée au moyen de la consommation maximale d'oxygène. Celle-ci s'obtient en faisant exécuter au sujet un effort reproductible avec augmentation progressive de la puissance développée jusqu'à atteindre la fréquence cardiaque maximale tolérable par l'individu. L'exercice pratiqué était calibré pour correspondre à un certain niveau de dépense énergétique, exprimé en pourcentage de la consommation maximale d'oxygène. Sur une période de 22 ans, nous avons conduit des investigations sur le terrain dans l'Arctique en hiver, en France en automne et au Niger en saison fraîche et en saison chaude. Ces dernières analyses étaient réalisées en collaboration étroite avec mon ancienne élève, le professeur Rahamatou Gati Ouonkoye de l'Université de Niamey, et les professeurs

Jean Lonsdorfer et Pascal Bogui de l'Université d'Abidjan en Côte d'Ivoire. J'en profite aussi pour saluer un autre de mes anciens élèves, Mahamane Lawan Sériba, aujourd'hui directeur du comité international des Jeux de la francophonie. D'autres investigations se sont déroulées en laboratoire en ambiance neutre en France, au chaud et en ambiance neutre à Toronto. La dernière investigation a consisté à réaliser un exercice en eau froide, de façon à éviter l'augmentation de la température interne, réalisant un véritable « clampage » de cette variable.

L'investigation en climat tempéré frais

Prenons comme exemple l'investigation princeps, celle qui a tout démarré, dont les résultats se sont reproduits dans toutes les autres investigations [25]. Les sujets volontaires couvraient 36 kilomètres par jour pendant six jours, sur le plateau de la Dombes, au nord de Lyon en octobre. Ils marchaient en groupe, à la même vitesse (Figure 13). La dépense énergétique individuelle ciblée correspondait à 40 % de la capacité maximale aérobie. Cette dépense d'énergie permet à un homme de marcher très longtemps sans effort important et sans fatigue. Comme les sujets différaient en poids et en taille, une charge adaptée portée par chaque sujet dans un sac à dos a permis d'obtenir l'ajustement à cette valeur de dépense d'énergie. Pour vérifier que la dépense d'énergie correspondait bien à 40 % de la capacité maximale aérobie, on enregistrait la fréquence cardiaque de chaque sujet en continu par télémétrie. Un scientifique qui suivait le groupe en véhicule contrôlait le récepteur.

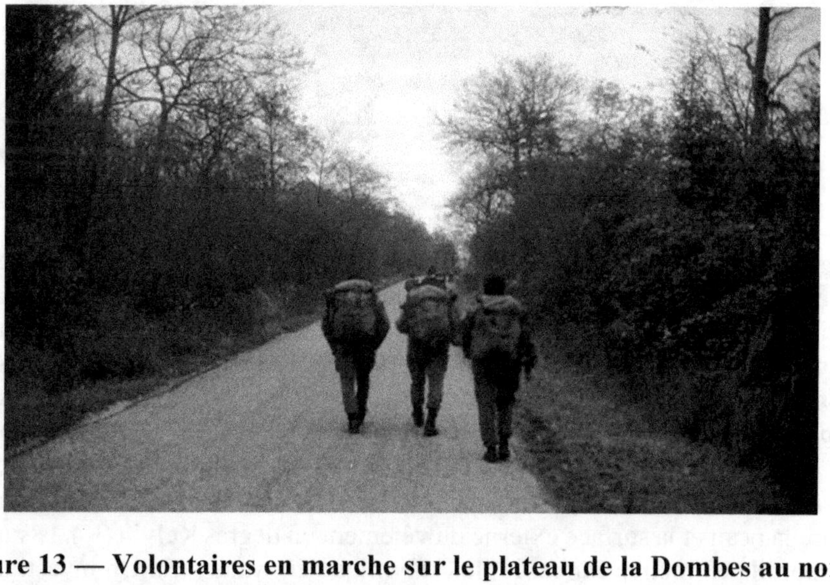

Figure 13 — Volontaires en marche sur le plateau de la Dombes au nord de Lyon. La dépense énergétique est ajustée par le port de charge pour que chaque sujet travaille à 40 % de sa capacité maximale aérobie. La marche a lieu non loin de la propriété de Michel Jouvet, La Colombière à Sainte-Croix.

Les sujets avalaient une pilule équipée d'une thermistance et un émetteur télémétrique transmettait leur température interne à un observateur. C'est la « *radiopill* » de Lorne Kuehn, prototype des appareils modernes qui en ont par la suite découlé. Avec le docteur Kuehn, nous avions même inventé un capteur thermique collé sur la peau des sujets[26]. L'observateur collectait les données par télémétrie (Figure 14). Ainsi, pouvait-on suivre les échanges thermiques entre l'intérieur du corps et son enveloppe cutanée. Lorne Kuehn avait fabriqué une station météo miniaturisée. Elle permettait de suivre l'ambiance thermique pendant la marche afin de calculer les échanges thermiques entre la peau des sujets et l'ambiance. Les données recueillies pendant la période de marche étaient comparées à celles des cinq jours qui ont précédé, considérés comme période de contrôle sans exercice, et aux cinq jours qui ont suivi la marche, considérés comme période de récupération.

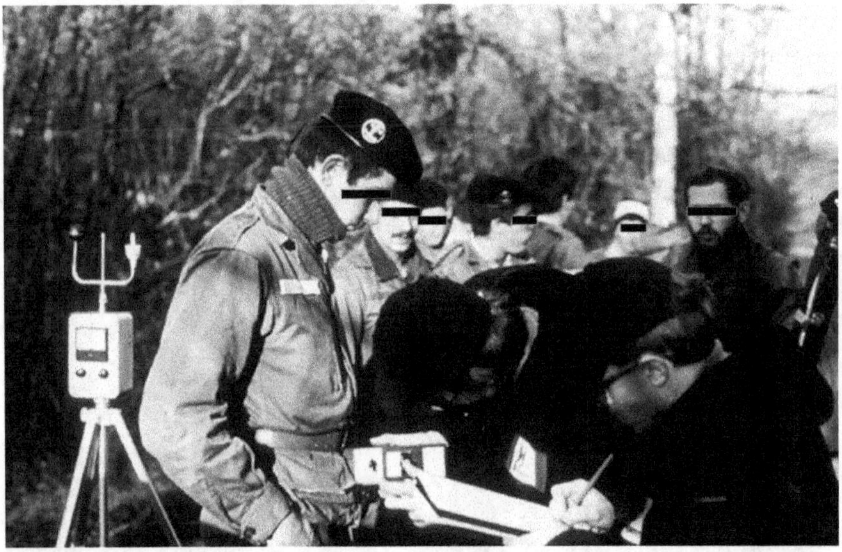

Figure 14 — La mini-station météo mobile et la mesure des températures corporelles au cours de la marche. La station météo intègre la température sèche de l'air à l'intérieur d'un globe noir (capteur gauche), la température humide de l'air (capteur droit) et la vitesse du vent (capteur médian). Elle donne un indice de refroidissement éolien (« *Wind Chill Index* ») calculé par rapport à un corps humain moyen (taille, 170 centimètres ; poids corporel, 70 kilogrammes ; isolation vestimentaire de $1\ Clo = 0{,}155\ K{\cdot}m^2{\cdot}W^{-1}$). La formule de l'isolation vestimentaire exprime la différence de température entre la peau et la surface externe du vêtement en degrés Kelvin (K), la surface corporelle en mètres carrés, le flux thermique en watts (W). Un investigateur canadien relève la température abdominale mesurée par télémétrie en captant les signaux émis par la « *radiopill* » et par les capteurs télémétriques cutanés.

Pour calculer l'impact de l'exercice sur le sommeil, les chercheurs équipaient les sujets chaque soir avec des électrodes fixées au scalp et sur le visage pour permettre l'enregistrement polysomnographique nocturne. Les sujets étaient autorisés à dormir huit heures. Les échanges thermiques étaient également mesurés pendant le sommeil.

Pour compléter ce dispositif, nous devions établir si les sujets avaient bien supporté l'exercice ou si cette activité avait induit une réaction de stress. Les sujets collectaient leurs urines pendant la marche, entre la marche et le coucher et entre le coucher et le lever, afin d'y doser les hormones de stress. Nous mesurions les métabolites du cortisol, hormone synthétisée par la glande corticosurrénale qui représente le mieux un stress physique, ainsi que l'adrénaline et la noradrénaline, qui représentent plutôt une composante psychologique du stress.

Qu'avons-nous trouvé ?

Je prendrai l'exemple de l'expérimentation qui s'est déroulée dans la Dombes. Quatre sujets n'ont présenté aucune réaction de stress pendant les six jours de marche, comme le montre la stabilité de l'excrétion urinaire des métabolites du cortisol (Figure 15)[25]. Ces sujets ont augmenté de façon importante leur sommeil lent profond (N3) lors des nuits suivant la marche. Les deux autres sujets ont présenté une augmentation de l'excrétion urinaire des hormones de stress pendant la marche. Ces deux sujets n'ont pas augmenté leur sommeil lent profond au cours de la nuit. Il a même diminué chez le sujet S6. Chez ce dernier, l'augmentation des hormones de stress s'est prolongée après la marche et pendant la nuit. Une diminution du sommeil paradoxal est alors également survenue.

Nous avons par la suite vérifié en laboratoire les résultats obtenus sur le terrain. On peut diviser les individus en deux groupes. Les sujets qui supportent bien l'exercice physique récupèrent bien, comme l'indique l'augmentation du sommeil lent profond. Ils gèrent la contrainte à l'intérieur du cerveau. Les sujets chez qui une réaction de stress survient pendant la marche ne peuvent pas gérer la contrainte au niveau du système nerveux central. Ils font appel à la sécrétion des hormones de stress. Or celles-ci peuvent pénétrer profondément dans le cerveau, jusqu'au noyau des cellules nerveuses qui gèrent la contrainte, et inhiber leur fonctionnement. L'individu dort mal et répare mal les effets induits par la contrainte. Il n'en a pas conscience. Nous pensons que le danger de surentraînement existe.

En d'autres termes, quand la contrainte n'entraîne aucune réaction de stress somatique, comme lors d'un exercice physique modéré, les deux tiers des sujets augmentent leur sommeil lent profond (réparateur grâce à la synthèse des protéines). Le système nerveux central prend tout en charge et gère la contrainte en interne. Au contraire, un tiers des individus diminuent leur stade N3 en raison de la sécrétion des hormones de stress sous la commande de l'hypophyse. Cette glande est en partie située en dehors de la barrière qui sépare le sang du tissu cérébral qu'on nomme barrière hématoencéphalique. Pour faire appel aux moyens de lutte contre le stress extérieurs au cerveau, celui-ci active l'hypophyse. En retour, les hormones de stress pénètrent dans le système nerveux central et freinent son fonctionnement normal, comme en témoignent les modifications du sommeil.

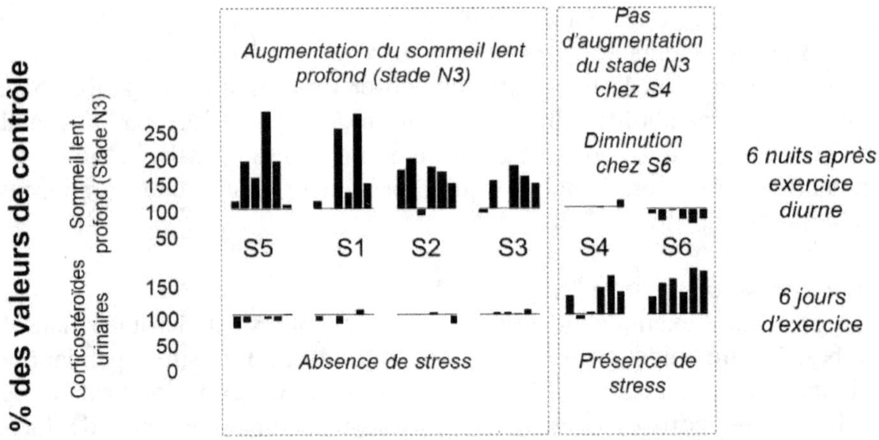

Figure 15 — Les effets de l'exercice sur le sommeil et le stress. Le schéma donne les réactions des six sujets (S1 à S6) à l'exercice au cours de chacun des six jours de marche (corticostéroïdes urinaires) et de chacune des six nuits suivant la marche (sommeil lent profond). Les quatre sujets du cartouche de gauche ne montrent aucune réaction corticosurrénalienne au cours de la marche (corticostéroïdes urinaires) : leur sommeil lent profond (stade N3) augmente de façon « diachronique ». Chez les deux sujets du cartouche de droite, l'exercice induit une augmentation de la réaction corticosurrénalienne dont l'amplitude détermine une absence d'augmentation (S4) ou une diminution (S6) du stade N3 de sommeil. Notons aussi que chez le sujet S6, la réaction de stress s'est poursuivie au cours de la nuit, induisant une baisse concomitante (« synchronique ») du sommeil paradoxal (non montré ici).

Les individus diffèrent dans la gestion de la contrainte par la réaction de stress. La répartition en un tiers/deux tiers est retrouvée dans toutes les expérimentations sur l'exercice physique et le sommeil que nous avons conduites sur une période de plus de 30 ans. Les modifications du sommeil touchent essentiellement le sommeil lent profond. Cependant, dans certaines conditions, elles peuvent aussi atteindre le sommeil paradoxal. Lorsque le stress induit par la contrainte persiste pendant la nuit, le sommeil paradoxal peut être diminué. Au contraire, dans le cas où aucune réaction de stress ne serait recueillie, le sommeil paradoxal peut augmenter. Nous l'avons constaté lorsqu'un athlète est réhydraté au cours de l'exercice en climat chaud.

L'exercice physique et l'entraînement en climat chaud

Que se passe-t-il en climat chaud ? Décrivons brièvement les résultats d'une recherche qui s'est déroulée à Niamey au Niger en liaison avec l'équipe d'Abidjan. Des étudiants en médecine sédentaires ont réalisé un entraînement physique progressif en période fraîche (janvier-février) et en période chaude (avril-mai) de la saison sèche[27,28]. Le protocole d'exercice consistait en une montée en puissance triangulaire, réalisée par une augmentation progressive de la charge physique sur six semaines continues. Il a assuré l'entraînement physique des sujets, ce qu'a confirmé l'amélioration de la consommation maximale d'oxygène entre les mesures pratiquées avant le début et à la suite de l'entraînement. À la fin de l'entraînement, les sujets avaient atteint une capacité physique de sportifs. Au bout de six semaines, les sujets ont pratiqué une activité physique quotidienne afin de se maintenir à la même valeur de capacité physique pendant encore quinze jours. À l'issue de cette période, ils ont alors dû arrêter l'entraînement et se sont abstenus de pratiquer un exercice physique, reprenant l'activité sédentaire qu'ils avaient avant l'investigation. Deux mois plus tard, en saison chaude, leur consommation maximale d'oxygène était revenue aux valeurs de la condition sédentaire initiale, avant la première phase d'entraînement. Les sujets ont alors repris leur entraînement progressif pendant six semaines. À la fin de l'entraînement, ils avaient atteint un niveau de capacité physique similaire à celui qu'ils avaient à la fin des six semaines d'entraînement en saison fraîche. Ils ont également maintenu ce niveau pendant deux semaines. Lors des deux sessions expérimentales, la polysomnographie était enregistrée en condition sédentaire, au cours de l'entraînement et pendant la phase d'entretien de la condition physique. Au cours de la saison fraîche, les sujets ont augmenté leur sommeil lent profond progressivement au fil de l'entraînement, sans modification du sommeil paradoxal. La contrainte exercice était bien tolérée. En saison chaude, le sommeil lent profond s'est également accru avec la progression de l'entraînement. Cependant, par rapport à la saison fraîche, l'amplitude de l'augmentation du sommeil lent profond a atteint 35 % du temps de sommeil total, une valeur considérable. Le processus d'acclimatation au climat chaud avait donc amplifié l'augmentation du sommeil lent profond due à l'exercice. Comme en saison fraîche, le sommeil paradoxal n'a pas varié. Les résultats de ces investigations indiquent que les sujets ont bien supporté le protocole d'entraînement.

En conclusion de toutes nos investigations, l'exercice physique pratiqué la journée peut induire des modifications du sommeil lors de la nuit suivante. Celles-ci résultent du traitement de l'information « exercice physique » par le cerveau et du recrutement ou non de réactions physiologiques pour lutter contre le stress. L'exercice physique représente une contrainte qui peut devenir un stresseur. Lorsque la contrainte exercice est bien tolérée, une augmentation du sommeil lent profond survient lors de la nuit suivante. Des athlètes bien entraînés en climat chaud au Niger augmentent même leur sommeil paradoxal s'ils sont bien hydratés pendant l'exercice [29]. Le cerveau gère la contrainte lui-même, dans le sens d'une meilleure récupération, d'une meilleure réparation. Par contre, lorsque l'exercice physique devient un stresseur, le cerveau fait appel aux défenses somatiques contre le stress en activant l'hypophyse. Les hormones de stress sont alors mises en œuvre. Le cortisol produit par la glande corticosurrénale, pénètre en retour dans le cerveau et altère le sommeil. Ce mécanisme de lutte constitue une réponse d'urgence coûteuse, moins efficace que le précédent, moins récupérateur, moins réparateur. Sa mise en jeu est sans doute impliquée dans la survenue des contre-performances chez les sportifs.

La gestion du stress par le cerveau implique le sommeil

Quelques rappels sur le cerveau et le neurone

Avant d'aller plus loin, mieux comprendre le cerveau, ou encéphale est indispensable (Figure 16). La barrière hématoencéphalique isole le cerveau du reste du corps. D'avant en arrière, c'est-à-dire du front vers l'occiput, le cerveau est composé du télencéphale constitué des deux hémisphères cérébraux reliés entre eux par les commissures interhémisphériques (corps calleux, fornix, commissures antérieure et postérieure). Le télencéphale humain est de taille importante. Le cortex le recouvre. Le lobe préfrontal, partie des hémisphères cérébraux la plus antérieure, est surtout développé chez l'homme. Il héberge des fonctions cognitives supérieures telles que le langage, le raisonnement, la mémoire de travail, les fonctions de prise de décision, mais aussi les fonctions sensorielles telles que le goût et l'odorat. À la base du télencéphale se trouvent les noyaux gris centraux ou noyaux gris (ou ganglions) de la base. Ils sont appelés ainsi, car ils apparaissent gris au microscope optique en raison de leur richesse en cellules nerveuses ou neurones. Les noyaux gris centraux sont impliqués dans le contrôle harmonieux du mouvement. Leur lésion entraîne notamment la maladie de Parkinson. Entre les hémisphères cérébraux se trouve le diencéphale, composé de noyaux gris tels que le thalamus et l'hypothalamus.

L'hypothalamus contient des groupes de neurones qui, en particulier, produisent des substances hormonales. Leur rôle consiste à mettre le cerveau en contact avec la périphérie, c'est-à-dire le reste du corps. Il passe par l'intermédiaire de l'hypophyse, émanation du cerveau qui est située à l'extérieur de la barrière hématoencéphalique. Le diencéphale comprend également l'épithalamus, avec notamment la glande pinéale. En arrière se trouvent le tronc cérébral et les deux hémisphères du cervelet. Les pédoncules cérébraux du mésencéphale (ou cerveau moyen) relient le tronc cérébral au télencéphale. Les pédoncules cérébelleux fixent le cervelet au mésencéphale. À ce niveau, à la jonction avec le diencéphale, se situe le locus niger (ou substantia nigra), appelé ainsi pour la couleur noire de ses cellules riches en mélanine. Son neuromédiateur est la dopamine qui est dérivée du métabolisme de la L-tyrosine, acide aminé qui est aussi le substrat de l'adrénaline et de la noradrénaline. En arrière du mésencéphale se trouve le rhombencéphale (cerveau postérieur), qui contient le pont de Varole, le bulbe rachidien et le cervelet, et qui se prolonge par la moelle épinière. Au niveau du rhombencéphale et du mésencéphale se trouvent des structures neuronales, qui produisent en particulier la sérotonine, la noradrénaline et d'autres neuromédiateurs comme l'acétylcholine.

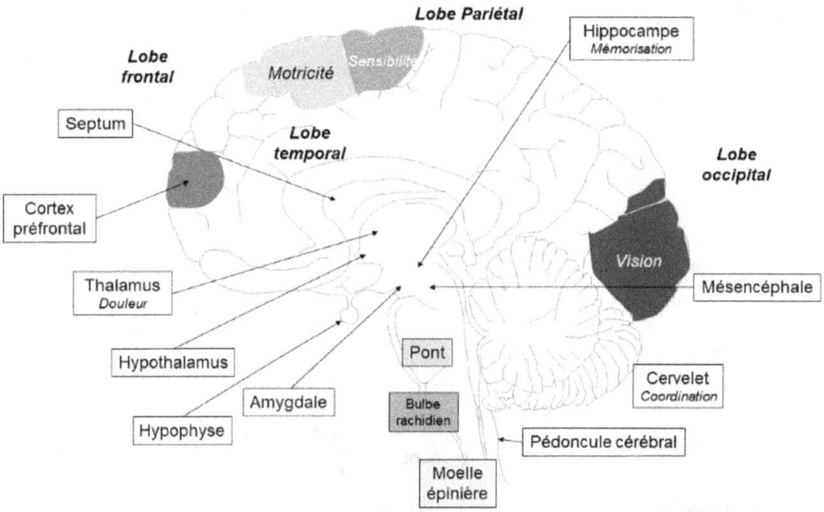

Figure 16 — Schéma du cerveau humain. Le cerveau humain comprend quatre grandes parties : le télencéphale qui se couvre en particulier du cortex cérébral ; le diencéphale (thalamus et hypothalamus) ; le cervelet ou métencéphale ; et le tronc cérébral (indiqué en jaune ; de haut en bas : le mésencéphale, le pont de Varole ou protubérance annulaire et le bulbe rachidien, auquel fait suite la moelle épinière). Noter que l'hypophyse se trouve en dehors du système nerveux central. Elle se situe en dehors de la barrière hématoencéphalique qui protège le cerveau.

Nous devons aussi à ce stade expliquer la différence et la similitude qui existent entre une hormone et un neuromédiateur (ou neurotransmetteur). Une hormone provient d'une glande endocrine, c'est-à-dire une glande qui déverse son produit à l'intérieur du corps dans les liquides corporels, en l'occurrence dans le sang. C'est le sang qui la convoie jusqu'à ses cibles, cellule ou organe.

Un neuromédiateur vient d'un neurone, c'est-à-dire d'une cellule nerveuse (Figure 17). Il chemine dans l'axone du neurone, son « bras » principal, et est libéré dans la synapse. Celle-ci représente l'espace liquidien (le milieu intérieur baigne toutes les cellules du corps) qui sépare le neurone initial de la cellule cible. On parle alors de neuromédiateur. Parfois, le neurone libère son produit par ses dendrites, filaments courts et ramifiés comme les branches d'un arbre. La libération du neuromédiateur a alors lieu au contact du corps cellulaire du neurone et induit l'auto-inhibition du neurone. C'est un système de rétrocontrôle. Certains neurones libèrent leurs produits dans le sang. Ce sont des neurohormones, comme c'est le cas entre les neurones de l'hypothalamus et l'hypophyse. L'hypothalamus libère des neurohormones dans le réseau sanguin qui le lie à l'hypophyse. C'est le système porte hypophysaire qui fait communiquer le sang veineux de l'hypothalamus et le sang veineux (de même nature) de l'hypophyse antérieure. Cette glande est située à l'extérieur de la barrière hématoencéphalique.

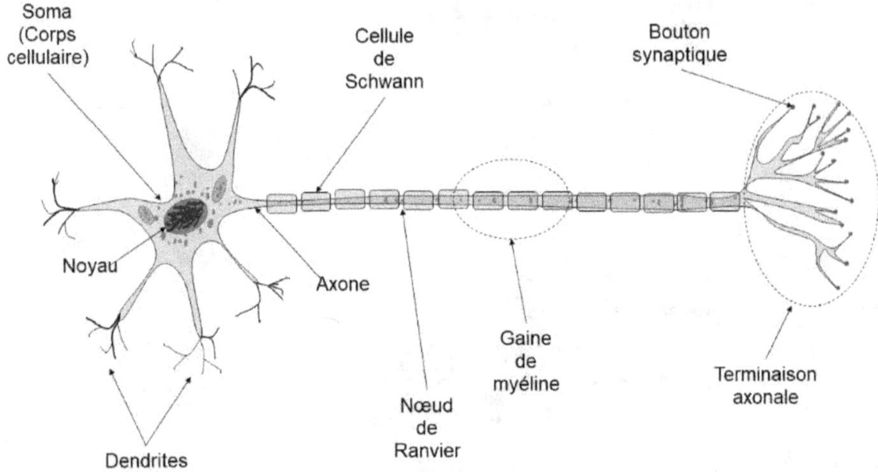

Figure 17 — Schéma d'un neurone. La cellule nerveuse ou neurone possède une organisation complexe. Le soma ou corps cellulaire contient des organelles, dont les mitochondries, et un noyau avec sa chromatine (les chromosomes de la cellule). Le neurone reçoit ses informations par les dendrites. Il transmet l'influx nerveux par l'intermédiaire de l'axone qui se termine dans la synapse par la terminaison axonale aux nombreux bras qui portent chacun un bouton synaptique.

Les recherches du laboratoire de Lyon chez l'animal

Parallèlement à mes expérimentations réalisées chez l'être humain, mon ami Raymond Cespuglio travaille depuis de nombreuses années sur les mécanismes de gestion du stress chez le rat. Élève de Michel Jouvet, il lui succéda à la tête du laboratoire.

Pourquoi travailler chez l'animal ? C'est afin de bien comprendre les mécanismes intimes d'un comportement tel que celui que nous avons mis en évidence chez l'homme. Chaque exploration est entourée de toutes les précautions éthiques indispensables. Chaque projet soumis à un comité d'éthique est analysé quant à la nécessité de travailler sur un organisme vivant. Lorsque cette nécessité est avérée, le comité s'intéresse de près aux raisons du choix de l'animal et aux détails du protocole expérimental. Une attention particulière concerne les procédures mises en place pour la protection contre la douleur, le respect de la dignité de l'animal et les procédures de sacrifice. Le comité examine aussi les points détaillés, qui concernent par exemple la détermination statistique du nombre d'animaux nécessaires pour obtenir au mieux les résultats attendus de l'investigation.

Raymond Cespuglio a grandement déchiffré ces mécanismes de la gestion du stress chez le rat[30,31]. Il a établi l'existence d'une boucle entre deux structures cérébrales : les noyaux du raphé du tronc cérébral, qui produisent toute la sérotonine du cerveau, et le noyau arqué de l'hypothalamus, situé au-dessus de l'hypophyse. L'exposition de l'animal à une contrainte induit la libération de sérotonine par les axones des neurones qui se projettent sur le noyau arqué hypothalamique. C'est là qu'est produite une protéine de 41 kDa (kilodalton, unité de masse atomique, qui indique ici une protéine de grande taille). C'est la proopiomélanocortine ou POMC. Comme son nom l'indique, elle est le précurseur des opioïdes cérébraux, encore appelés endorphines ou morphine du cerveau, de l'hormone mélanotrope ou MSH (acronyme de l'anglais « *Melanostimulin Hormone* ») et des hormones corticotropes. Ces dernières stimulent la glande corticosurrénale qui produit le cortisol (corticostérone chez le rat), hormone de stress par excellence. Sous l'effet de la libération axonale de sérotonine, la synthèse de la POMC est stimulée. Puis cette protéine se scinde en différents peptides sous l'action de diverses endopeptidases. L'hormone mélanotrope stimule les cellules de la peau qui contiennent la mélanine. Ce pigment cutané est responsable de la coloration de la peau, des cheveux et des yeux et les protège contre les rayonnements ultraviolets du soleil. Il évite par exemple les cancers cutanés sous l'effet de l'exposition aux rayons solaires. L'hormone corticotrope ou ACTH (acronyme de l'anglais « *Adrenocorticotrophic Hormone* ») stimule la glande corticosurrénale pour qu'elle fabrique le cortisol. La POMC donne également le « *Corticotrophin-like Intermediate Lobe peptide* » (CLIP), peptide ainsi appelé parce que, chez le rongeur, l'hypophyse comporte un lobe intermédiaire entre le lobe antérieur et le lobe postérieur. C'est ce dernier qui libère le CLIP.

Quand la contrainte est bien supportée, ces molécules peptidiques, MSH et CLIP, agissent en tant que neuromédiateurs et sont libérées à l'intérieur du cerveau. Elles sont convoyées du noyau arqué aux noyaux du raphé, structure sagittale médiane sur le plancher du quatrième ventricule, qui produit la sérotonine[30]. Ces peptides induisent alors une libération dendritique de sérotonine à l'intérieur des noyaux du raphé. Cette libération conduit à une auto-inhibition des neurones à sérotonine. La libération de sérotonine au niveau de l'hypothalamus est alors interrompue. Ce processus conduit à une augmentation du sommeil lent profond et/ou du sommeil paradoxal. C'est la gestion neurogénique de la contrainte. La boucle de régulation restauratrice est bouclée (Figure 18).

Au contraire, lorsque la contrainte se transforme en stresseur à caractère chronique, le système neurogénique est surpassé et le cerveau fait appel au système somatique, c'est-à-dire aux ressources du corps. La voie centrale devenant inopérante, l'hypothalamus lance l'activation des hormones de stress par l'hypophyse. L'ACTH hypophysaire stimule la glande corticosurrénale qui sécrète le cortisol. La voie conventionnelle de la réaction de stress est lancée. Mais, le cortisol cible aussi les neurones impliqués dans la régulation du sommeil. Cette molécule a la capacité de pénétrer à l'intérieur du noyau neuronal, induisant ainsi des effets délétères sur le sommeil[31]. C'est la voie de gestion somatique de la contrainte.

Une précision, cependant : la sécrétion de cortisol est autorégulée. Le cortisol sécrété par la glande corticosurrénale inhibe en retour la production et la libération d'ACTH par un rétrocontrôle négatif. Les réactions délétères pour le sommeil induites par les corticostéroïdes surviennent dans l'intervalle de temps nécessaire à la mise en place de ce frein.

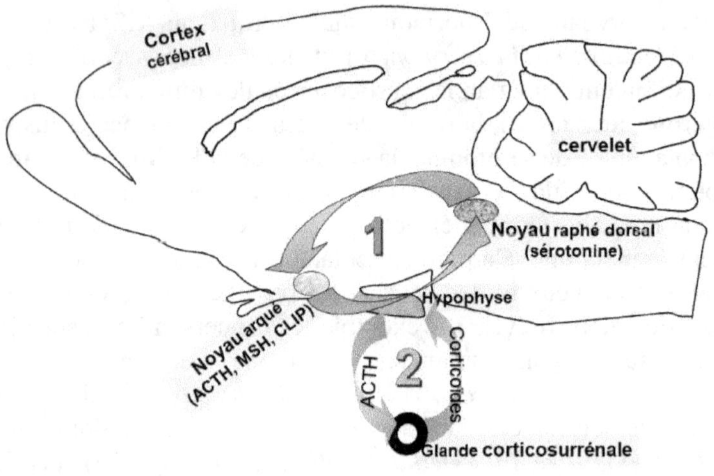

Figure 18 — Les deux boucles de traitement de la contrainte et de gestion du stress chez le rat. La boucle intracérébrale permet la gestion neurogénique du stress, grâce à la scission par une endopeptidase de l'ACTH en deux peptides, la MSH et le CLIP dans le noyau arqué. Ces peptides se dirigent alors par voie neuronale jusqu'au noyau raphé dorsal qui produit et libère la sérotonine. Lorsque cette gestion est dépassée, la deuxième boucle entre en jeu. Extérieure au cerveau, elle gère le stress par l'intermédiaire de l'ACTH de l'hypophyse, qui active la glande corticosurrénale. Les corticostéroïdes (ici la corticostérone chez le rat) reviennent à l'hypophyse et pénètrent aussi au cerveau. Ils exercent alors leurs effets délétères sur le sommeil (d'après Raymond Cespuglio)[28,29,31,32].

Les aspects chronobiologiques de la réaction à la contrainte : effets diachroniques et synchroniques

Les réactions de l'individu à l'exercice physique s'inscrivent dans un cadre temporel. Pour prendre en compte les aspects temporels concernant le sommeil, le professeur Michel Jouvet a utilisé deux néologismes par analogie avec la linguistique[32]. Les effets « synchroniques » se produisent concomitamment à l'événement considéré. Les effets « diachroniques » surviennent à distance dans le temps. Dans le cas des effets de la contrainte exercice physique sur le sommeil, les effets diachroniques concernent les variations du sommeil lors de la nuit qui suit l'exercice. Lorsque l'individu supporte bien la contrainte survient alors un accroissement du sommeil lent profond et/ou du sommeil paradoxal. C'est un effet diachronique positif (neurogénique) sur le sommeil. Lorsque l'exercice s'accompagne d'une réaction de stress, c'est une diminution du sommeil lent profond qui se produit. Ici, c'est un effet diachronique négatif (somatique) de l'exercice sur le sommeil. Lorsque la réaction de stress se poursuit au cours de la nuit, le sommeil paradoxal est diminué. C'est un effet synchronique du stress induit par la contrainte au cours du sommeil[33,34].

Conduite à tenir vis-à-vis d'une contrainte : exemple de l'exercice physique

La contrainte ne doit pas devenir un stresseur pour le sujet. Elle doit être gérée au mieux sur le mode neurogénique, à l'intérieur du système nerveux central, protégeant ainsi le sommeil de la nuit suivante, ainsi que les mécanismes de récupération. L'intensité de la contrainte doit être parfaitement contrôlée. Par ailleurs, on doit également prendre en compte le fait que, chez un même individu, la forme physique et mentale varie d'un jour à l'autre, voire d'un moment de la journée à l'autre. Le mode somatique doit être évité, car il recrute le soutien du corps (ou soma) par l'intermédiaire de l'activation de l'hypophyse et de la libération des hormones de stress par la glande corticosurrénale. On doit faire en sorte que ces hormones ne parviennent pas au cerveau et n'exercent pas leur action délétère sur le sommeil.

Certes, le niveau de la contrainte doit être considéré. Mais, on doit aussi examiner l'horaire auquel est réalisé l'exercice. Un exercice physique exécuté l'après-midi peut exercer une influence sur le sommeil lors de la nuit suivante. Nous avons aussi montré qu'un même exercice pratiqué le matin n'a pas de retentissement sur le sommeil de la nuit suivante.

Les sédentaires représentent la grande majorité des gens. L'activité physique du sédentaire est limitée. Il se lève le matin, se prépare et prend sa voiture ou un taxi pour aller au travail. Il travaille en général assis. Ses déplacements sont limités au strict minimum. Après le travail, il reprend sa voiture ou son taxi pour revenir à la maison. Il mange, regarde la télévision ou lit et se couche. À l'évidence, l'activité physique doit être réintroduite dans la vie de tous les jours, car un « bon » sommeil dépend d'un « bon » éveil. Avoir un esprit sain dans un corps sain est nécessaire. On conseille de marcher une demi-heure à une heure, d'un pas normal en fin d'après-midi. La marche décontracte, relaxe, évacue la tension de la journée. Par ailleurs, en général, on ne marche pas seul. On en profite pour avoir un meilleur contact avec son partenaire. L'effet diachronique d'un tel exercice favorise le sommeil. On doit aussi essayer de respecter la règle des « 5-30 » : manger cinq fruits et légumes chaque jour et exercer une activité physique de 30 minutes. Cette règle, qui est amplement exposée à la télévision, protège contre les maladies cardiovasculaires ou encore le cancer. Mais aussi, on doit éviter que les produits phytosanitaires ne polluent les aliments !

Pour les gens plus sportifs qui pratiquent le « jogging », celui-ci doit être réalisé préférablement le matin. Cela évitera un effet diachronique négatif sur le sommeil de la nuit suivante.

En ce qui concerne l'entraînement du sportif, le sommeil est très rarement pris en compte. Pourtant, la boucle de gestion du stress peut conduire au surentraînement, tout au moins à la contre-performance. On essaiera de favoriser la boucle neurogénique du stress, plutôt que la boucle somatique. L'entraînement physique devrait intégrer cet aspect. Il doit certes représenter un effort adéquat, mais aussi tenter d'éviter les effets négatifs liés au stress. À Toronto, nous avons vérifié la possibilité que l'exercice physique en eau froide, dans un caisson spécifiquement aménagé, bloque (« clampe ») la montée de la température corporelle[35]. Nous avons démontré que la réaction hormonale et immunologique est ainsi inhibée lorsque la température corporelle n'augmente pas pendant l'exercice physique[36]. L'augmentation de la température corporelle exercerait une influence sur le passage d'une régulation neurogénique à une régulation somatique, délétère pour le sommeil et la récupération.

L'entraînement du système végétatif

Le système végétatif est le système nerveux qui fonctionne automatiquement sans intervention des mécanismes volontaires. La commande centrale implique des centres nerveux du cerveau postérieur. Le système nerveux autonome (ou végétatif ou involontaire) innerve tous les muscles lisses qui se trouvent dans les viscères et les vaisseaux sanguins. Il assure l'automatisme du cœur et de la respiration. Il complète l'action du système nerveux intrinsèque des organes digestifs (œsophage, estomac, pancréas, foie, intestin grêle, côlon et rectum). Il innerve les glandes exocrines comme les glandes sudorales et les glandes digestives. Il innerve également les glandes endocrines. Ces centres automatiques interviennent également sur la régulation du sommeil.

Le système nerveux végétatif ou sympathique est tourné vers l'intérieur du corps. C'est le système nerveux de la vie intérieure. Le mot « sympathique » vient du grec « avec », et « souffrir ». Il signifie littéralement « souffrir avec ». Le système sympathique sert à informer le cerveau de l'état des organes internes, notamment au niveau du thorax et de l'abdomen. Il lui permet automatiquement, de manière non consciente (on l'appelle aussi système nerveux autonome), de contrôler le bon fonctionnement de ces organes et de réagir de manière appropriée à toute sollicitation inhabituelle. Il est formé de deux systèmes complémentaires, le système nerveux orthosympathique et le système nerveux parasympathique. Les actions des deux systèmes sont opposées. Le système orthosympathique prépare l'action et la réaction à une contrainte importante. Il accélère la fréquence cardiaque et respiratoire, favorise la constriction des vaisseaux sanguins, augmente la pression artérielle et favorise la sudation. Le système parasympathique produit un effet contraire. Il exerce son action en grande partie par l'intermédiaire du nerf pneumogastrique. Ce nerf prend naissance au niveau du bulbe rachidien. Il forme la dixième paire de nerfs crâniens. Il porte aussi le nom de nerf vague, du latin « *vagus* », errant, vagabond, qui va çà et là [37]. Il convoie les actions ordonnées par les centres intégrateurs du tronc cérébral jusqu'aux viscères thoraciques et abdominaux, aux vaisseaux sanguins et à certaines glandes exocrines et endocrines de cette zone. Il gouverne la dilatation des vaisseaux sanguins. Il freine la fréquence cardiaque, la fréquence respiratoire et abaisse la pression artérielle. Par ailleurs, le nerf vague contient des fibres qui partent de chacun de ces organes et informent les centres intégrateurs de leur état.

Dans les années 1960-1970, j'ai rencontré le professeur Paul Dell à Marseille et dans le laboratoire de Michel Jouvet. Il montrait, avec ses collaborateurs, que la stimulation du bout central du nerf pneumogastrique, celui qui emprunte les fibres qui sont reliées au cerveau, déclenche le sommeil paradoxal [38,39]. Dans son roman « *Le château des songes* » [40], Michel Jouvet en donne un autre exemple, littéraire celui-ci. Il décrit l'influence de l'acte sexuel sur le sommeil de la lapine. Ce rongeur prolifique pratique des actes sexuels fréquents. À l'issue d'un acte sexuel, la lapine tombe en sommeil paradoxal. La raison est vraisemblablement liée à la stimulation du bout central du nerf vague en raison des modifications circulatoires qui découlent du comportement reproducteur.

Le nerf vague répond aux stimulations par plusieurs voies possibles. Lorsque le volume sanguin ou la pression artérielle varient, le nerf vague est stimulé dans sa composante centrale, celle qui se dirige vers le système nerveux central. Le cerveau est ainsi informé de ce qui se passe en périphérie. Il alerte les centres du sommeil et les prépare à agir. L'acte sexuel, par exemple, demande au cœur d'accélérer et augmente la pression artérielle pour adapter le débit sanguin à la demande. Ces réactions stimulent le bout central du nerf pneumogastrique. On peut aussi penser que la stimulation du nerf vague par le bol alimentaire provoquerait la somnolence postprandiale.

Les bains chauds représentent un autre moyen de stimulation végétative. Ils entraînent une dilatation des vaisseaux sanguins cutanés et augmentent le débit sanguin dans le compartiment cutané. Les masses sanguines circulantes balancent en faveur de ce territoire, provoquant une baisse du volume sanguin dans le compartiment central. Les récepteurs volumiques (volorécepteurs) cardiaques des oreillettes et du ventricule droit alertent le cerveau par le truchement du nerf pneumogastrique [41].

Les bains froids induisent une constriction des vaisseaux sanguins cutanés, afin d'éviter au centre du corps de perdre de la chaleur. Les territoires vasculaires se modifient aux dépens du compartiment cutané. La pression artérielle est accrue. Le bout central du nerf vague est stimulé. Nous avons montré que l'exposition au froid dans l'Arctique au cours du sommeil entraîne une décroissance importante, voire une disparition, du sommeil orthodoxe à partir du milieu de la nuit. Elle permet néanmoins la survenue du sommeil paradoxal [42]. Cependant, sans doute pour une question liée à la survie, les phases de sommeil paradoxal sont plus courtes.

La douche chaude ou froide produit un effet moindre, car les échanges thermiques entre le corps et l'eau sont amoindris par rapport au bain. Ils se réalisent par convection avec l'eau qui coule, plutôt que par conduction comme dans l'eau du bain.

Le port de chaussettes pendant le sommeil favorise son déclenchement et son maintien (chapitre 1, référence [63]). Le mécanisme d'action pourrait être dû à une double action. Il pourrait être dû au réchauffement du sang au niveau de la véritable éponge à sang représentée par la plante des pieds. Le sang chaud va induire le sommeil lent profond, sommeil thermolytique par excellence. L'amélioration du retour sanguin veineux sur la circulation générale provoquée par la pression exercée par la chaussette sur la plante du pied pourrait aussi, au moins partiellement, expliquer ces effets. La masse sanguine centrale serait alors accrue et mettrait en jeu les volorécepteurs cardiaques [43], qui ont pour rôle de transmettre au cerveau l'information sur les variations du volume sanguin central.

Autres méthodes comportementales

Lorsqu'on se tourne et retourne dans le lit en cherchant désespérément le sommeil, mieux vaut se lever, marcher un peu dans la maison ou à l'extérieur, s'asseoir dans un fauteuil et lire quelques pages. Ça décontracte, calme et empêche les pensées de « tourner en rond dans la tête ». Les images de la télévision stimulent le système d'éveil. Mieux vaut ne pas la regarder.

Quand on se tourne et retourne dans le lit, on se berce. Or le ***bercement*** (« *rocking* » en anglais) peut aussi promouvoir le sommeil. La sagesse populaire sait bien que les nourrissons et les jeunes enfants s'endorment plus facilement si on les berce. Tous les parents ont remarqué que leurs enfants s'endorment fréquemment sur le siège arrière lorsqu'ils voyagent en voiture. Des études récentes reprennent d'anciennes analyses [44]. Elles redécouvrent que le bercement peut aussi aider les adultes à s'endormir plus rapidement et promouvoir le sommeil lent profond [45]. Des travaux chez la souris bercée latéralement pendant son sommeil confirment ces données. Ils montrent que les effets sur le sommeil du bercement sont liés à la stimulation des organes otolithiques vestibulaires [46]. Un mot d'explication me paraît nécessaire. Les otolithes de l'organe vestibulaire de l'oreille interne ou « pierres d'oreille » sont des cristaux de carbonate de calcium. Ils sont fixés au bout de cils suspendus dans l'endolymphe vestibulaire (comme des fils à plomb). Ils se situent dans l'ampoule des canaux semi-circulaires (mouvements de rotation) et dans les macules de l'utricule (déplacements verticaux) et du saccule (déplacements horizontaux). Ces canaux sont orientés dans les trois plans de l'espace. Ils interviennent dans l'équilibration. Ils renseignent le cerveau par l'intermédiaire des cellules sensorielles qui donnent naissance au nerf vestibulaire. Le nerf vestibulaire (ou huitième paire de nerfs crâniens) se rend au niveau du tronc cérébral. Il entretient des relations avec les structures qui interviennent dans la régulation du sommeil, notamment le noyau du tegmentum pédiculopontin, les noyaux locus cœruleus et le système du raphé médian. Quoiqu'il en soit, le bercement favorise la transition entre l'éveil et le sommeil orthodoxe. Il raccourcit la latence d'endormissement. Les souris porteuses de déficiences en otolithes ne réagissent pas au bercement. La stimulation du système vestibulaire par le bercement pourrait expliquer la promotion du sommeil orthodoxe par ce moyen comportemental simple. Elle évite d'utiliser des techniques invasives [46].

Si vous possédez un ***bon éveil*** dans la journée, vous faciliterez un bon sommeil la nuit. Si vous éprouvez des difficultés à vous endormir, vous devrez privilégier l'éveil pendant la journée. Par exemple, éviter la sieste. Vous éviterez d'utiliser des médicaments comme le modafinil. Ces « éveillants » sont autorisés en Europe uniquement dans la maladie narcoleptique et l'hypersomnie idiopathique.

Les rapports entre ***douleur et sommeil*** s'exercent à double sens. D'un côté, la douleur peut induire l'insomnie. Elle augmente la latence d'endormissement, fragmente le sommeil et réduit le sommeil lent profond. Une douleur chronique peut ainsi conduire à une privation de sommeil chronique. À l'opposé, le sommeil peut atténuer la douleur en augmentant le seuil de détection du stimulus douloureux. La privation de sommeil, notamment celle du sommeil lent profond, abaisse le seuil de la douleur. À l'inverse, un sommeil de mauvaise qualité peut accroître la douleur. À l'évidence, une bonne hygiène de vie peut représenter une base à ne pas négliger pour mieux contrôler la douleur chronique. Suivre les règles exposées ci-dessus améliore l'environnement du patient. Pour lui permettre de mieux dormir, on conseille l'exercice pratiqué au moins trois fois par semaine. Induire le sommeil lent profond aide à diminuer la douleur. Le contrôle du temps passé au lit peut produire des effets bénéfiques, en concentrant le sommeil sur une période plus courte.

Allant dans le même sens, dans les pays industrialisés, la ***thérapie cognitivo-comportementale*** (« *Cognitive Behavioural Therapy* » [47]) permet de mieux contrôler la douleur chronique en améliorant le sommeil. Elle se situe à l'interface entre le processus de pensée du sujet et son comportement. Elle vise à établir des routines régulières afin d'améliorer l'endormissement. Elle permet de contrôler les stimuli environnementaux et les émotions. Elle raccourcit le temps passé au lit et tente d'éviter la sieste ou de la raccourcir. Le praticien peut s'aider de traitements médicamenteux. Cette technique s'est révélée bénéfique dans le traitement de troubles psychiques tels que les troubles compulsifs obsessionnels liés au stress post-traumatique.

Les rapports entre ***l'anxiété et le sommeil*** s'exercent également à double sens. L'anxiété accroît la ronde des pensées pendant la journée, surtout si, au lit, on se retrouve seul avec soi-même. L'anxiété accroît la durée de l'endormissement. La peur de ne pas s'endormir représente une gêne importante. Mais, limiter l'anxiété n'est pas facile. Les manœuvres comportementales doivent être préférées aux médicaments anxiolytiques, car l'effet temporaire de ces produits peut, à la longue, aggraver le problème de sommeil. De son côté, la privation de sommeil aggrave l'anxiété.

Les méthodes « douces »

La phytothérapie

La phytothérapie concerne l'ensemble des méthodes thérapeutiques à base de plantes (du grec « *phyton* »). On les qualifie de méthodes naturelles dans les pays du Nord et de méthodes traditionnelles dans le tiers-monde, en particulier en Afrique. Depuis la nuit des temps, l'être humain utilise les plantes dites médicinales. Aujourd'hui, afin de mieux connaître la toxicité des traitements par les plantes, des études sur la phytothérapie sont organisées, notamment en Europe. En Allemagne, les études de médecine comportent des modules de phytothérapie. À l'instigation de la Commission européenne, la « Commission E » allemande, formée de scientifiques de différentes spécialités, a lancé en 1978 de nombreux travaux et analyses sur diverses plantes médicinales et diverses molécules médicamenteuses. Depuis 1989, une organisation de coopération scientifique européenne sur la phytothérapie (« *European Scientific Cooperative on Phytotherapy* », ESCOP[48]) est constituée pour organiser la recherche et les connaissances dans ce domaine. L'Organisation mondiale de la santé a aussi constaté les faits suivants[49] : « *Dans les pays riches, un nombre croissant de patients fait appel aux médecines parallèles pour des soins préventifs ou palliatifs. En France, 75 % de la population a eu recours au moins une fois à des traitements complémentaires* ». Mais, elle met en garde les utilisateurs sur le mauvais usage de ces techniques : « *L'utilisation des traitements traditionnels à mauvais escient peut toutefois donner lieu à des problèmes. Par exemple, on utilise en Chine la plante médicinale Ma Huang (Éphédra) pour les traitements de courte durée des congestions de l'appareil respiratoire. Aux États-Unis, elle a été commercialisée comme complément diététique et son utilisation prolongée a provoqué au moins une douzaine de décès, ainsi que des attaques cardiaques et cérébrales. En Belgique, au moins 70 personnes ont dû subir des greffes de rein ou des dialyses à la suite d'une fibrose interstitielle, après avoir absorbé une plante de la famille des Aristolochiaceae, à nouveau comme complément diététique* ». L'Organisation mondiale de la santé a lancé un projet d'envergure sur les médecines traditionnelles. Elle a publié des rapports sur sa méthodologie et sur ses stratégies concernant l'évaluation de la médecine traditionnelle [50]. Le plan actuel concerne la période qui s'étend de 2014 à 2023 [51]. En France, l'Agence nationale de sécurité du médicament et des produits de santé (ANSM) a compétence pour les plantes à usage thérapeutique et pour les produits phytosanitaires. Elle assure des contrôles, émet les autorisations de mise sur le marché et conduit la surveillance des produits après usage. L'agence a par exemple publié un document en mars 2018. Il porte sur l'interaction médicamenteuse et intègre les plantes et produits phytosanitaires [52].

La plupart des produits phytosanitaires qui agissent sur le sommeil exercent d'abord un effet tranquillisant. Il permet de diminuer l'agitation et l'inquiétude d'avoir une insomnie. Ces produits sont à ingérer une demi-heure à une heure et demie avant le coucher. L'effet tranquillisant s'installe et l'induction du sommeil est facilitée.

En Europe :

Les plantes traditionnellement actives sur le sommeil sont nombreuses. Elles sont consommées en général en tisane infusée. On fait bouillir de l'eau et on place les feuilles dans l'eau chaude en laissant infuser pendant une dizaine de minutes. Une revue récente répertorie de nombreux produits à base de plantes qui possèdent une action sur le sommeil [53].

Le millepertuis (*Hypericum perforatum*, herbe de la Saint-Jean ou « *St. John's wort* ») améliore l'humeur, agit légèrement comme antidépresseur et tranquillise. Le millepertuis à sous ou vulnéraire, qui entre dans la composition de la liqueur de chartreuse, aurait des vertus cicatrisantes. Cependant, des travaux récents indiquent que le millepertuis induirait une diminution de la disponibilité plasmatique de certains médicaments (digoxine, cyclosporine, théophylline, ou anti-vitamines K). À l'arrêt de la prise de millepertuis, un effet rebond serait observé, la concentration plasmatique de ces médicaments étant accrue.

Le strobile (*Humulus lupulus*, fleur du houblon) traite l'agitation, l'anxiété et les troubles du sommeil. Il se prépare en infusion de fleurs séchées. C'est le houblon qui donne à la bière son amertume. Ses propriétés médicinales sont connues depuis l'Antiquité grecque et romaine. Leur propriété sédative doit sa découverte aux ouvriers qui récoltaient les strobiles pour la fabrication de la bière et qui s'endormaient fréquemment en travaillant. Le houblon possède en outre un effet anaphrodisiaque chez les sujets de sexe masculin. Cet effet serait dû à la présence de substances phytoœstrogéniques.

La valériane (*Valeriana officinalis*), également en tisane ou en comprimés, est connue depuis longtemps comme un excellent inducteur du sommeil, et pour lutter contre l'anxiété et le stress. La polysomnographie a précisé ses effets sur le sommeil chez des sujets sains. Elle facilite l'endormissement et régularise les cycles de sommeil en limitant les éveils intrasommeil. La valériane administrée à des patients insomniaques accroît le sommeil lent profond et le sommeil paradoxal, améliorant ainsi la structure du sommeil. Elle serait également active sur le syndrome des jambes sans repos ou encore l'insomnie liée aux douleurs rhumatismales.

L'association valériane et strobile du houblon produirait un effet hypnotique plus puissant que chacun des composants pris séparément. Elle agirait aussi efficacement sur l'insomnie primaire que les hypnotiques de synthèse. Elle raccourcirait la latence d'endormissement et améliorerait la qualité du sommeil.

La feuille de mélisse (*Melissa officinalis*), également connue depuis l'Antiquité, agit sur l'angoisse, l'anxiété, le stress et le sommeil. Des études récentes montrent d'excellents résultats sur la latence d'endormissement, la qualité du sommeil et des rêves. Ces effets sont potentialisés par une infusion contenant aussi la valériane. Cette association est même proposée pour aider au sevrage des benzodiazépines.

Les fleurs de tilleul (*Tilia vulgaris*) produisent un effet lénifiant. Bizarrement, alors que cette infusion est très répandue en Europe, les études qui la concernent restent rares.

Sous les tropiques :

La feuille de kawa (*Piper methysticum*, kawa-kawa) est originaire des îles du Pacifique occidental. Elle améliorerait le sommeil en luttant contre le stress, l'anxiété et la dépression. Chez le rat, le kawa à forte dose diminue la latence d'endormissement et augmente l'activité d'ondes lentes du sommeil lent profond. Cependant, il est interdit en Europe, car il contient une substance qui présente potentiellement une toxicité hépatique.

La passiflore (*Passiflora incarnata*, fleur de la passion) est originaire de l'Amérique tropicale. Elle donne le fruit de la passion et constitue une plante grimpante à l'ombre très appréciable. L'infusion de la tige de la fleur exerce un effet anxiolytique complété par une action sédative. Elle est souvent proposée en association avec la valériane ou la mélisse.

La feuille de corossol (*Annona muricata*) possède un effet calmant inducteur du sommeil. Cet effet est inconnu du grand public et peu connu des médecins. J'ai découvert les propriétés du corossol par l'intermédiaire d'une dame, qui avait été dans sa jeunesse l'épouse d'un administrateur des colonies au Cameroun. Elle prenait couramment des décoctions de feuilles de corossol pour gérer ses problèmes de sommeil. Les Indiens Caraïbes connaissaient l'effet hypnotique du corossol. Le corossol serait né sur l'île de Curaçao, qui, au 17e siècle, portait le nom de Curasso. Le fruit du corossol, riche en acide ascorbique (vitamine C), exerce une action sédative moins puissante que celle des feuilles. Le corossol appartient aux annonacées. Il contient des alcaloïdes originaux, des isoquinolines. Ces substances produiraient l'effet tranquillisant et somnifère du corossol, mais aussi sa toxicité. En effet, le corossol a développé ses propres insecticides, qui peuvent produire un effet sur la santé. Une neurologue du Centre hospitalier universitaire (CHU) de Guadeloupe, Dominique Casparros-Lefebvre a découvert cet effet. Elle était intriguée par la proportion inhabituelle de syndromes parkinsoniens atypiques précoces dans le sexe masculin [54]. Elle pensait que les grandes quantités de jus de corossol que buvaient les maris servaient à contrer les effets aphrodisiaques allégués du rhum (effets vantés dans la chanson de Georges Moustaki « *Donne du rhum à ton homme...* »). Elle envisagea une toxicité due au jus de corossol, et la rapprocha du syndrome de Guam dans le Pacifique. Celui-ci allie les symptômes de la sclérose latérale amyotrophique et du complexe parkinsonisme-démence. Ce syndrome impliquerait la toxine BMAA (bêta-N-méthylamino-L-alanine) produite par une cyanobactérie.

La tisane est produite en décoction de deux ou trois feuilles de corossol. Ça n'est pas d'une infusion. L'ébullition est maintenue pendant une quinzaine de minutes. On laisse la tisane tiédir avant de la boire. Si la tisane à deux feuilles ne produit pas l'effet escompté, on peut passer à trois feuilles. Au Congo, j'ai fréquemment prescrit aux patients qui se plaignaient d'insomnie des décoctions de deux à trois feuilles de corossol le soir une demi-heure avant le coucher. La grande majorité de mes patients en étaient satisfaits. Je recommandais cependant de ne pas utiliser cette décoction sur le long terme. Je proposais plutôt de suivre des cures d'une quinzaine de jours, d'interrompre une quinzaine de jours et de reprendre les décoctions de corossol par périodes de quinze jours si nécessaire.

En conclusion, la phytothérapie possède un avantage énorme, car elle ne coûte pas cher au patient. Le fait de boire une tisane comporte également des effets d'autosuggestion à rapprocher de l'effet placebo. Un placebo (du latin « je plairai ») constitue un procédé ou un produit sans activité pharmacologique. Il est substitué comme substance de contrôle expérimental à un médicament qui possède un principe actif sur une pathologie. Mais, le simple fait de prendre quelque chose peut induire un « effet placebo », pouvant mimer en partie l'effet positif d'un produit actif.

Les prescriptions « douces » et les compléments alimentaires

Les prescriptions ***homéopathiques*** n'ont donné lieu, à notre connaissance, à aucune étude scientifique « solide ». Néanmoins, nombreux sont les patients qui leur attribuent une action bénéfique sur les troubles du sommeil. L'effet placebo joue aussi un rôle non négligeable dans cette action. Un autre avantage de l'homéopathie réside sans doute dans son innocuité. Néanmoins, le conseil scientifique des Académies des sciences européennes exprime des doutes à son sujet et dénonce son inefficacité. En France, l'Académie de médecine et l'Académie de pharmacie doutent (fin mars 2019) de leur action thérapeutique [55]. Elles ont demandé le non-remboursement des médicaments homéopathiques par l'Assurance maladie.

À titre d'exemplarité, j'ai choisi de présenter ici un dossier récent (mars 2018) publié par l'Agence nationale de sécurité sanitaire, de l'alimentation et du travail (ANSES). L'agence présente les effets indésirables des préparations qui contiennent de la ***mélatonine*** [56]. Ces compléments alimentaires se vendraient à raison de 1,4 million de boîtes par an en France. Or depuis 2011, la mélatonine figure sur la liste II des substances vénéneuses destinées à la médecine humaine. Ses effets indésirables les plus fréquemment déclarés à l'ANSES surviennent dans plusieurs sphères : en neurologie (céphalées, tremblements, migraine, troubles de la mémoire, crampes, myalgies, convulsions, vertiges) ; en psychiatrie (cauchemars, irritabilité, hallucinations, dépression, troubles de l'humeur) ; en cardiologie (bradycardie, tachycardie, hypotension artérielle) ; en gastroentérologie (nausée, vomissement, douleur abdominale). L'agence rapporte également des troubles dermatologiques (érythème, prurit) et même un accident anaphylactique.

Le rapport de l'ANSES conclut par les recommandations suivantes : « *Des données toxicologiques, mécanistiques et cliniques sur la mélatonine, confirmées par certains cas de nutrivigilance, permettent d'identifier des populations sensibles amenant le Comité d'experts spécialisés commandité par l'ANSES à : i) déconseiller la consommation de mélatonine sous forme de compléments alimentaires par : les personnes souffrant de maladies inflammatoires ou auto-immunes ; les femmes enceintes ou allaitantes ; les enfants et les adolescents ; les personnes devant réaliser une activité nécessitant une vigilance soutenue et pouvant poser un problème de sécurité en cas de somnolence. ii) soumettre la consommation de mélatonine sous forme de compléments alimentaires à un avis médical pour : les personnes épileptiques ; les personnes asthmatiques ; les personnes souffrant de troubles de l'humeur, du comportement ou de la personnalité.* »

Par ailleurs, au vu des constatations sur les effets secondaires de la mélatonine et les interactions médicamenteuses, le Comité d'experts recommande « *i) que la consommation de compléments alimentaires contenant de la mélatonine en association avec un traitement médicamenteux soit discutée avec un médecin ou un pharmacien ; ii) qu'en l'absence de données suffisantes sur les effets à long terme de la consommation de mélatonine, la prise de ces compléments alimentaires soit limitée à un usage ponctuel ; iii) que les consommateurs ne dépassent pas la dose de deux milligrammes de mélatonine par jour* ».

L'acupuncture et l'acupression

En 1995, nous avons conduit une investigation sur volontaires sains pour étudier les effets de l'acupression. On fixait un cône de plastique au point 7 Cœur d'acupuncture (ou point « *Shén Mén* », « porte de l'Esprit » ou « porte de la Sérénité »). Sa stimulation est réputée posséder une propriété sédative

(Figure 19). L'étude polysomnographique fut conduite chez des volontaires sains en double aveugle. Le cône était fixé en position placebo sur un point considéré comme neutre en acupuncture. Les résultats ont montré une diminution de l'éveil intrasommeil, une amélioration de l'efficacité du sommeil et une augmentation du sommeil orthodoxe[57].

Plusieurs auteurs ont étudié les effets de l'acupuncture dans les troubles du sommeil. Neuf à trente-six séances d'acupuncture amélioreraient l'insomnie, plainte la plus commune de ces études. L'acupuncture améliorerait aussi les troubles du sommeil liés à l'épilepsie. Mais les études avec polysomnographie restent très rares. Par ailleurs, la plupart des investigations comportent des biais expérimentaux, surtout en ce qui concerne la comparaison avec un placebo. Cependant, aucune des études réalisées ne rapporte des effets indésirables liés à l'acupuncture.

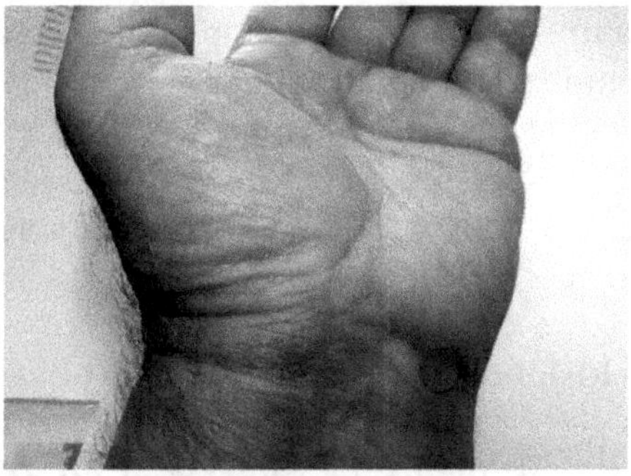

Figure 19 — Le point 7 Cœur, septième point du méridien du Cœur en acupuncture. Le point 7 Cœur (pastille foncée) est situé à la face interne du pli du poignet, à l'intérieur par rapport à l'os pisiforme (petit os rond en forme de pois). La stimulation du point 7 Cœur est réputée pour son action sédative.

Aujourd'hui, on ne peut pas affirmer que l'acupuncture produit un effet bénéfique sur les troubles du sommeil. Néanmoins, les études sur le sujet sont de plus en plus nombreuses. Je recommanderais de réaliser des investigations bien contrôlées sur le plan de la méthodologie. En tout cas, les études réalisées ne révèlent aucun effet délétère de l'acupuncture.

La toxicité de certains médicaments sur le sommeil

Certaines classes d'antibiotiques affectent le sommeil. Par exemple, dans le laboratoire de Michel Jouvet, Françoise Petitjean a montré que le ***chloramphénicol*** induit une insomnie en sommeil paradoxal[58]. La cyclosporine également. L'équipe de Raymond Cespuglio a montré que l'action du chloramphénicol sur le sommeil paradoxal passe par la réduction du métabolisme énergétique en limitant l'ATP (adénosine triphosphate) et la phosphocréatine. Ces métabolites énergétiques président à la mise à disposition de l'énergie nécessaire au déclenchement et au maintien du sommeil paradoxal [59].

Les médications antipaludiques sont connues pour provoquer des troubles psychiatriques. Parmi ces perturbations, les cauchemars peuvent considérablement affecter les personnes sous chimioprophylaxie [60]. Les voyageurs qui se rendent en zone tropicale utilisent la combinaison atovaquone-proguanil dans le cadre de la prophylaxie antipaludique. Après quelques jours d'administration, de nombreux utilisateurs se plaignent d'insomnie et surtout de rêves bizarres ou encore de cauchemars insoutenables. Ces symptômes entraînent le plus souvent l'arrêt de la chimioprophylaxie. C'est ce dont se plaint une de mes filles qui rentrait récemment d'un court séjour en zone tropicale. Les cauchemars surviennent encore une vingtaine de jours après l'arrêt de la chimioprophylaxie. Des troubles du sommeil similaires, voire plus amples, sont également observés après l'utilisation d'autres médicaments antipaludiques tels que la méfloquine, l'association chloroquine-proguanil ou encore la quinacrine. Mon ami Jacques Reis a présenté le cas d'une femme de 45 ans traitée par chloroquine pour un lupus érythémateux disséminé. Quelques jours après le début des cures de chloroquine, elle souffrait d'une insomnie nocturne non suivie d'une somnolence diurne excessive [61].

En guise de conclusion et de transition entre physiologie et pathologie du sommeil

J'emprunterai ***les avis pleins de sagesse d'un tradipraticien***. Je me trouvais en Côte d'Ivoire dans les environs de Sinfra, un des territoires où la mouche tsé-tsé exerçait des ravages en 1996. L'équipe de recherche travaillait sur la maladie du sommeil. Mon chauffeur, d'ethnie Baoulé, était marié à une jeune femme Bété dont le père, très âgé, était tradipraticien. J'avais demandé au chauffeur de lui faire savoir que trois d'entre nous (Raymond Cespuglio, Philippe Tapie et moi-même) sollicitaient une entrevue avec lui. Le vieux monsieur a accepté. Il nous a reçus dans une case exiguë au fin fond de sa plantation de caféiers et de cacaoyers. L'entrevue a duré un peu plus d'une heure. À nos questions, il répondait franchement et sans détour sur les plantes qui faisaient dormir ou traitaient des maladies neurologiques. Il connaissait une plante contre l'épilepsie (le « sekou-sekou », car ça « secoue » beaucoup), il en connaissait plusieurs contre l'insomnie, mais il ne possédait rien pour traiter la maladie du sommeil. Comme je travaillais alors sur l'effet éveillant du modafinil, je lui ai aussi demandé s'il connaissait des plantes qui réveillent. Sa réponse d'ordre philosophique nous surprit : « Pourquoi éveiller les gens ? Ils ne se plaignent pas de dormir ! Ils viennent vers moi lorsqu'ils dorment mal. » Impressionnés par cette sagesse du fond des âges de la forêt, et pour le remercier, nous nous sommes cotisés pour qu'il se fasse opérer d'une cataracte très invalidante à Yamoussoukro.

À ce point de mon exposé, j'aborde maintenant la pathologie du sommeil. Conventionnellement, la pathologie du sommeil représente les troubles du sommeil « normal » tel que défini précédemment. Ces désordres sont classés en plusieurs catégories : les hypersomnies, les insomnies, les troubles liés aux rythmes circadiens et les parasomnies. La séparation de ces catégories nosologiques reste quelque peu arbitraire. En effet, l'insomnie précède le plus souvent l'hypersomnie et les troubles des rythmes circadiens se retrouvent dans les autres catégories. C'est pourquoi j'ai choisi de ne pas traiter à part les troubles des rythmes circadiens, qui sont intriqués aux autres perturbations du sommeil.

En raison du caractère « historique » particulier qui a présidé à l'élaboration de ce document, destiné initialement aux populations du Congo, j'ai réservé un chapitre entier à la maladie du sommeil, qui sévit en Afrique intertropicale. Cette trypanosomose humaine africaine provoque des troubles qui sont retrouvés dans chaque catégorie de troubles du sommeil, qui sont abordés dans les trois prochains chapitres. Le dernier chapitre présente les troubles du sommeil induits par les autres maladies infectieuses, en liaison avec les interactions entre le système nerveux central et le système immunitaire.

Par ailleurs, j'ai choisi de ne pas traiter spécifiquement la thérapeutique des divers troubles du sommeil rencontrés au cours de ces chapitres. En effet, ce livre ne constitue pas un « *textbook* », mais plutôt une tentative d'explication du sommeil et de ses troubles. Bien entendu, je parlerai quand même de médicaments, quand cela sera nécessaire. Pour une approche complète de la thérapeutique des troubles du sommeil, je renvoie à deux livres publiés par l'École de Montpellier (chapitre 4, références [1,2]).

CHAPITRE 4
LES HYPERSOMNIES

« Que signifie le terme d'hypersomnie ? »

Le terme d'hypersomnie se décompose en deux parties : du grec « *hyper* », qui veut dire beaucoup, en excès, et du latin *somnus* pour le sommeil. Il indique un sommeil excessif. Les hypersomniaques sont des gens qui se plaignent de trop dormir.

On considère deux grandes classes d'hypersomnie. Les hypersomnies essentielles sont propres à l'individu. Parmi ces dernières, on trouve la narcolepsie. On en parle beaucoup à la télévision française. On trouve aussi les hypersomnies idiopathiques dont on ne connaît pas la cause, et les hypersomnies récurrentes dont les accès reviennent périodiquement, entrecoupant des périodes de sommeil normal. Ces hypersomnies « essentielles » sont toutes invalidantes, surtout sur le plan social et socioprofessionnel.

Les hypersomnies réactionnelles découlent d'une autre pathologie ou de facteurs extérieurs au patient. La somnolence diurne excessive représente alors un signe d'appel. Elle résulte de la réduction du temps de sommeil liée à la fragmentation du sommeil qui accompagne les pathologies ou les agressions causales. La séparation entre hypersomnies et insomnies reste quelque peu artificielle.

Dans un souci de clarté et de compréhension pour le lecteur, je me baserai sur les signes d'appel qui motivent la consultation spécialisée et je présenterai ces pathologies dans ce chapitre. J'en reparlerai plus brièvement au chapitre 5 en présentant les insomnies. J'ai choisi de rester très succinct sur la thérapeutique, souvent décevante. Je me suis concentré sur une présentation des troubles du sommeil la plus simple possible. C'est ainsi que je recommande la lecture de deux excellents livres édités ou coédités par le professeur Michel Billiard de Montpellier [1,2] et d'une revue que j'ai rédigée avec le professeur Yves Dauvilliers, également de Montpellier [3].

LES HYPERSOMNIES « ESSENTIELLES »

La narcolepsie-cataplexie (revue récente [4])

Description de la condition

Découverte à la fin du 19e siècle par le neurologue français Jean-Baptiste Gélineau [5,6], ancien médecin de marine, la narcolepsie-cataplexie est une maladie très complexe. La ***narcolepsie*** (attaque de somnolence de caractère soudain) se caractérise par une somnolence excessive le jour et un sommeil généralement de mauvaise qualité la nuit. Le patient a un besoin impérieux, irrésistible de sommeil. Il doit absolument dormir. S'il résiste, il va tomber littéralement de sommeil. Ce sont de véritables attaques de sommeil irrésistible. La polysomnographie démontre que la narcolepsie est une hypersomnie en sommeil paradoxal. Elle s'accompagne d'une atonie musculaire totale. Lorsque la personne s'endort pour quelques minutes seulement, elle se réveille en pleine forme. Ce sommeil est extrêmement « rafraîchissant ».

La ***cataplexie*** (du latin « *cataplexis* », beauté stupéfiante) complète les épisodes de sommeil impérieux. C'est une chute brusque du tonus musculaire. La tête tombe, car les muscles du cou ne la soutiennent plus. Ou encore, la personne chute. Cette chute du tonus musculaire squelettique ne s'accompagne pas de trouble de la conscience, contrairement à l'épisode narcoleptique au cours duquel le patient se trouve vraiment en sommeil. La personne s'écroule quand elle ressent une émotion intense : dans un groupe d'amis qui plaisante et rit, la personne narcoleptique chutera sous le coup de l'émotion. Un bruit soudain et intense peut induire la cataplexie. Ce peut être la chute d'un objet, d'un dictionnaire par exemple, sur le sol derrière le patient. C'est ainsi que procédait Michel Jouvet lorsqu'il examinait un de mes patients à Niamey au Niger [7].

On classe la narcolepsie en deux types. La narcolepsie de type 1 est accompagnée de cataplexie, la narcolepsie de type 2 reste un symptôme isolé.

Les épisodes diurnes de sommeil impérieux s'accompagnent d'***hallucinations*** (du latin « *hallucinatio* », méprise ; chapitre 3, référence [37]). Elles sont extrêmement vivaces. Le patient a vraiment l'impression de les vivre. Les phénomènes hallucinatoires touchent tous les sens, la vue, l'odorat, l'audition et le toucher. Ils surviennent chez 30 % des patients, soit à l'endormissement, on parle alors d'hallucinations hypnagogiques (au début du sommeil), soit au réveil et on parle alors d'hallucinations hypnopompiques (à la sortie du sommeil). De faible durée, elles restent inférieures à une dizaine de minutes. Leur fréquence est très variable, rare ou quotidienne. Leur contenu émotionnel varie également. Le ressenti est effrayant, bizarre, neutre ou agréable. Les patients sont en général gênés d'en parler et, quand ils parlent, c'est comme si elles n'avaient pas d'importance.

La ***paralysie du sommeil*** peut atteindre la personne narcoleptique au moment où elle se réveille de l'épisode de sommeil, qu'il ait lieu la nuit ou le jour. Au réveil, l'atonie des muscles squelettiques ne s'estompe pas. La personne se sent comme paralysée. Consciente, elle ne peut pas bouger pendant plusieurs minutes. C'est une expérience très angoissante (chapitre 6, page 166).

Sur le plan épidémiologique

La narcolepsie-cataplexie ne touche pas beaucoup de gens, mais elle les impressionne tellement qu'on en parle beaucoup. Par ailleurs, cette maladie constitue un modèle qui permet de réaliser des recherches sur le fonctionnement du cerveau. La maladie touche environ 2,6 personnes sur

10 000, que ce soit en Europe, au Japon ou en Chine. Ce chiffre est certes peu élevé, mais la maladie reste invalidante sur le plan social et professionnel, sans commune mesure avec sa gravité.

En Afrique, aucune statistique n'existe concernant la narcolepsie. On disait que la narcolepsie n'atteignait pas les Africains. Mais, c'est évidemment faux, si on se réfère aux travaux réalisés chez les Afro-Américains. Comme dans le reste du monde, l'Afrique compte vraisemblablement un nombre non négligeable de narcoleptiques, qui restent peu investigués et mal explorés. Je vais prendre un exemple que m'a communiqué personnellement le professeur Jacques Bert, qui fut un des pionniers de l'électroencéphalographie et un de mes maîtres. En 1947, il était médecin lieutenant et était affecté à Nguigmi, seul médecin à l'extrême sud-est du Niger. Il avait en particulier pour tâche de vacciner les populations de l'Agadem et, plus au nord, celles des oasis de Bilma et Dirkou, en lisière du désert du Ténéré. La ville se trouvait alors non loin du lac Tchad, aujourd'hui atteint par la sécheresse. Une villageoise avait consulté le médecin, car elle souffrait de telles attaques de sommeil. Lorsque le sommeil devenait impérieux, la vieille dame s'allongeait simplement sur le bord du sentier et dormait quelques minutes. Elle ne ressentait pas sa condition comme invalidante.

C'est tout le contraire de ce qui se passe dans les pays industrialisés ou les grandes villes modernes. Le fait de s'endormir n'importe où et n'importe quand constitue une véritable pathologie sociale et professionnelle. Imaginons un élève qui s'endort en classe. La réaction du professeur ne pourra pas manquer. Les attaques de sommeil représentent aussi un danger potentiel d'accident, notamment au volant d'une voiture ou lors de l'utilisation de machines-outils. En Europe, la conduite automobile reste incompatible avec la maladie narcoleptique, sauf si la condition du patient est maîtrisée. Dans ce cas, on révise chaque année l'aptitude du conducteur à conduire un véhicule.

Le laboratoire d'Emmanuel Mignot en Californie a montré que l'orexine ou hypocrétine est très diminuée, voire non dosable, dans le liquide céphalorachidien des patients narcoleptiques. Ce liquide baigne le cerveau et la moelle épinière, évitant, entre autres fonctions, les conséquences de chocs au niveau du cerveau[8]. Des neurones spécialisés, dits à orexine ou orexinergiques, produisent ce neurotransmetteur dans l'hypothalamus. Dans les quelques cerveaux humains de patients narcoleptiques examinés après leur décès, les neurones orexinergiques ont disparu. Cette découverte renforce l'hypothèse de maladie auto-immune avec destruction spécifique de ce petit groupe de neurones.

Chez les Blancs et les Asiatiques, la narcolepsie est liée à un groupe antigénique porté à la surface des leucocytes humains (« *Human Leukocyte Antigen* », le système HLA, qui réalise le complexe majeur d'histocompatibilité)[4]. Les leucocytes ou cellules blanches du sang possèdent des antigènes à leur surface. L'agencement de ces antigènes forme différents groupes tissulaires HLA, un peu comme les groupes sanguins. La narcolepsie touche des patients d'un groupe HLA très particulier (le groupe DQB1*6h2).

En Afrique, ce groupe HLA reste assez rare, mais on peut le rencontrer. Peut-être doit-on mieux chercher ? L'École de Stanford d'Emmanuel Mignot n'a montré aucune différence dans l'expression clinique de la maladie entre les Afro-Américains et les autres groupes ethniques étudiés [9]. Cependant, une analyse plus récente, ajustée notamment sur l'âge des patients, démontre que les symptômes débutent plus précocement chez les Afro-Américains. Par rapport aux autres groupes ethniques, le score de somnolence est plus élevé, la positivité DBQ1*6h2 du système HLA est plus importante. Le taux d'hypocrétine reste plus faible dans le liquide céphalorachidien chez les patients sans cataplexie [10].

La narcolepsie-cataplexie possède une composante génétique. Mais le lien génétique reste faible, car les cas familiaux se rencontrent rarement.

« Qu'est-ce qu'une réaction auto-immune ? »

Quand un agent pathogène (microbe ou virus) pénètre dans le corps, celui-ci se défend par la réaction du système immunitaire. Celle-ci produit des anticorps dirigés contre les antigènes de l'intrus, aux fins de détruire ce dernier. Or certains de ces anticorps s'attaquent également à des tissus de l'hôte, de structure voisine de celle d'antigènes de l'agent pathogène. Les anticorps fabriqués par l'hôte agissent aussi contre ses propres tissus en essayant de les détruire. Une hypothèse actuelle propose que la narcolepsie constitue une maladie auto-immune sur un terrain génétique particulier en réponse à une pathologie infectieuse dans l'enfance ou l'adolescence.

« Comment se passe la prise en charge de la narcolepsie ? »

La prise en charge de la narcolepsie passe d'abord par le diagnostic. Un groupage HLA sur un prélèvement sanguin complète l'examen clinique approfondi, en gardant à l'esprit que tous les narcoleptiques n'appartiennent pas au groupe HLA recherché. Aujourd'hui, le diagnostic de narcolepsie comprend également un prélèvement du liquide céphalorachidien pour y doser l'orexine ou hypocrétine. Ce prélèvement nécessite de pratiquer une ponction lombaire.

On doit également examiner le sommeil. L'interrogatoire, l'agenda de sommeil et les questionnaires permettent de recueillir les symptômes dont souffre le patient. On pratique un enregistrement polysomnographique de nuit, suivi ou précédé d'un test de latence multiple du sommeil. L'enregistrement de nuit révèle une anomalie de la structure du sommeil. Le sommeil paradoxal survient douze à quinze minutes après l'endormissement, avec une latence d'apparition raccourcie. Le sommeil paradoxal peut même apparaître avant le sommeil orthodoxe, ce qui ne respecte pas la séquence normale de la succession temporelle des états de sommeil : les stades du sommeil orthodoxe devraient amorcer l'épisode de sommeil. Le plus souvent, le sommeil du narcoleptique est entrecoupé de nombreux éveils. Il est instable, haché. Malgré tout, certains narcoleptiques dorment bien.

Le test de latence multiple du sommeil débute le matin à huit heures. Le patient reçoit la consigne de se laisser aller à dormir pendant 20 minutes. À dix heures est réalisé un nouveau test et ainsi de suite toutes les deux heures jusqu'à 18 heures. Au cours de ces épisodes de 20 minutes alloués au sommeil, le patient narcoleptique s'endormira moins de huit minutes après le début du test. Si l'endormissement survient avec une latence courte pour le sommeil paradoxal, on dit que c'est une « *SOREMP* », pour « *Sleep Onset Rapid-Eye-Movement Sleep (REM) Period* ». C'est un acronyme anglo-saxon sans correspondance en français. Il fut proposé en 1975 lors d'une étude sur un « jour de 90 minutes » (« *90-minute day* ») utilisé pour l'étude du sommeil dans la narcolepsie par Mary Carskadon et William Dement[11]. Si au moins deux SOREMPs surviennent au cours des cinq ou six tests réalisés pendant la journée, le diagnostic de narcolepsie est posé. Si le patient souffre également de cataplexie, on parle alors de narcolepsie-cataplexie.

« Quel principe général guide le traitement de la narcolepsie-cataplexie ? »

La maladie reste difficile à traiter lorsque les symptômes gênent le patient. On essaie de renforcer le sommeil de nuit par une hygiène de sommeil stricte. Le malade doit apprendre à bien connaître sa condition. J'ai eu parmi mes patients congolais le cas illustratif d'un entrepreneur. Je lui avais demandé de suivre son rythme veille-sommeil par un agenda rempli quotidiennement. Il avait ainsi appris à mieux appréhender son trouble. Je lui avais conseillé de prévoir ses réunions et de prendre une courte sieste prophylactique juste avant. Il arrivait ainsi à bien gérer sa journée de travail. Il renforçait aussi sa nuit de sommeil en prenant une tisane de feuilles de corossol le soir avant le coucher. Au bout de huit mois, sa condition ne représentait plus une gêne pour lui et son entourage. Il n'est plus venu en consultation. Un jour, je l'ai rencontré en ville. Je lui dis que je ne le voyais plus à ma consultation. Il me répondit que je l'avais guéri. Il connaissait bien son état, le gérait et ne se considérait plus comme malade.

Sur le plan pharmacologique, pour lutter contre l'hypersomnie, on dispose de médicaments anciens comme les amphétamines ou le méthylphénidate, dont les inconvénients sont surtout liés à la dépendance. On dispose depuis du modafinil, molécule éveillante psychoactive plus récente, mise au point en France par le Laboratoire Lafon il y a une trentaine d'années. Dans les pays industrialisés, le modafinil donne de très bons résultats chez de nombreux patients. D'autres n'en supportent pas les effets secondaires. Ce médicament n'est pas disponible au Congo. À Lyon, chez des narcoleptiques, le docteur Jacques Mouret administrait la L-tyrosine, acide aminé précurseur de la dopamine. Ses résultats furent controversés[12], notamment aux États-Unis[13]. Néanmoins, lors de sa présentation à Bordeaux en 1993, le professeur

Jacques Paty indiquait, avec un grand sens commun, que même si la L-tyrosine améliore seulement une minorité de patients, l'innocuité générale de ce complément alimentaire justifie à elle seule qu'on tente ce traitement. Avec un simple supplément alimentaire, il arrivait en effet à équilibrer près de 40 % des patients. Certains auteurs préconisent d'autres médicaments, comme le sodium oxybate. C'est un sel de sodium de l'acide gamma-hydroxybutyrique, produit bien connu également du public sous le nom de « drogue du violeur ». Mélangé à l'alcool, il induit rapidement un profond sommeil et une amnésie. La cataplexie peut aussi bénéficier du sodium oxybate.

Les hypersomnies idiopathiques [1,2,3]

Description de la condition

Les hypersomnies idiopathiques (dont on ne connaît pas la cause) sont très rares, dix fois plus rares que la narcolepsie. Néanmoins, elles sont dévastatrices sur le plan social et professionnel. Un sommeil trop long surtout la nuit les caractérise. Le sommeil s'étend jusqu'à douze heures. L'hypersomnie affecte aussi la journée. Les patients dorment trop. Cette condition entraîne des problèmes socioprofessionnels. Dans ce syndrome aussi, l'élève arrive en classe en retard, déjà fatigué. Il s'endort sur sa table de façon itérative au grand dam de l'instituteur !

L'hypersomnie idiopathique est divisée en deux catégories de syndromes. Le premier syndrome représente une hypersomnie diurne sans allongement excessif du sommeil nocturne. Cette ***hypersomnie sans sommeil trop long*** ne s'associe à aucun autre symptôme. Dans le deuxième type d'hypersomnie idiopathique, le ***sommeil est trop long***. La personne n'arrive pas à se réveiller le matin. Elle dort douze à quatorze heures la nuit. Elle éprouve aussi le besoin de dormir dans la journée. Au moment du réveil, elle souffre d'une inertie du sommeil ou d'ébriété du sommeil. L'inertie du sommeil consiste en une grande difficulté à sortir du sommeil, le cerveau demeurant comme englué dans le sommeil. Le patient est très fatigué, la pensée très ralentie. Au maximum, il ressent une sorte d'ébriété, comme après la consommation d'alcool en excès. Cette manifestation dure quelques minutes, voire quelques dizaines de minutes. Elle reste extrêmement gênante pour le patient.

« Qu'est-ce qui provoque l'hypersomnie idiopathique ? »

Je vais vous décevoir parce que, par définition, on ignore ce qui provoque l'hypersomnie idiopathique. Elle apparaît généralement vers l'âge de 30 ans. Les personnes viennent consulter, car elles sont très gênées socialement et professionnellement. Mais la condition peut également toucher les adolescents.

« Comment établit-on le diagnostic d'hypersomnie idiopathique ? »

L'interrogatoire dirigé est essentiel à l'établissement du diagnostic d'hypersomnie idiopathique. Mais l'examen qui pose réellement le diagnostic réside dans la polysomnographie nocturne complétée par les tests diurnes de latence multiple du sommeil. Le sommeil nocturne apparaît tout à fait normal, sans endormissement en sommeil paradoxal, sans interruption itérative du sommeil. Dans la forme avec sommeil trop long, le sommeil est en fait simplement prolongé de manière exagérée. Un enregistrement polysomnographique de 24 heures, voire de 48 heures, objective cette prolongation du sommeil nocturne. Elle se compose de sommeil lent profond. Au réveil, le patient se plaint d'inertie du sommeil.

Pendant le test de latence multiple du sommeil pratiqué à intervalles de deux heures entre 8 h et 18 h, le sujet s'endort rapidement, en huit à dix minutes. Il profite des 20 minutes qui lui sont octroyées pour dormir. Au cours des cinq à six périodes autorisées pour le sommeil, le patient s'endort moins de deux fois en sommeil paradoxal, avec moins de deux SOREMPs, contrairement à la narcolepsie.

Le diagnostic polysomnographique vise aussi à éliminer les autres causes d'hypersomnie. C'est le cas des mouvements des membres inférieurs pendant le sommeil, du syndrome des jambes sans repos et des apnées du sommeil.

« Quels conseils donner à ces hypersomniaques ? »

Le spécialiste est assez démuni pour conseiller les malades qui souffrent d'une hypersomnie idiopathique. On peut leur recommander de prendre des stimulants. Le café peut être consommé en restant en deçà des doses qui entraînent des effets indésirables d'ordre cardiovasculaire ; le Coca-Cola agit aussi par la caféine qu'il contient. Pour juguler l'hypersomnie diurne, l'utilisation du modafinil est appropriée et autorisée par les autorités sanitaires en Europe. Cependant, le patient continue à éprouver les symptômes associés à l'hypersomnie avec sommeil prolongé, en particulier l'inertie du sommeil avec ébriété du sommeil.

Les hypersomnies récurrentes [1,2,3]

Les hypersomnies récurrentes s'apparentent aux hypersomnies idiopathiques. Des épisodes d'un sommeil excessif durant 14 à 18 heures par jour alternent avec des périodes de sommeil normal. Les épisodes de sommeil excessif sont extrêmement invalidants pour le patient. Ce jeune adolescent reste au lit malgré les appels de ses parents. Il ne peut pas vaquer à d'autres occupations, comme aller à l'école. D'autres comportements anormaux se rencontrent fréquemment, tels que la boulimie ou consommation excessive et compulsive d'aliments. Dès qu'il se réveille, l'adolescent se précipite sur le réfrigérateur, sur la nourriture. La désinhibition sexuelle constitue un autre comportement anormal. Le patient se montre nu et peut avoir des comportements sexuels inhabituels, nymphomaniaques chez les filles et agressifs chez les garçons. Tous les types de perturbation mentale peuvent également se voir au réveil de ces longs sommeils.

La polysomnographie de 24 heures n'apporte pas grand-chose, sinon qu'elle montre que le patient dort d'un sommeil de structure normale, mais d'une durée particulièrement longue. Elle permet néanmoins d'éliminer les mouvements périodiques des membres inférieurs ou, plus rarement, un syndrome d'apnées du sommeil, une narcolepsie, voire une épilepsie.

La pathologie la plus connue est le syndrome de Kleine-Levin, caractérisé par sa triade d'hypersomnie, de boulimie et de comportement anormal fréquent (chapitre 6, pages 165-166). Le patient est un adolescent de douze à vingt ans. Le système HLA montre le profil BQB1*0201. On ignore pourquoi et comment les épisodes d'hypersomnie récurrente se déclenchent. Mais l'interrogatoire de l'adolescent et surtout de sa famille est nettement suffisant pour faire le diagnostic. Un psychiatre qui pratique des tests de personnalité devra éliminer une pathologie psychiatrique. Les stimulants restent peu actifs. Néanmoins, les médecins en prescrivent, car on est démuni sur le plan du traitement. Normalement, cette condition disparaît progressivement et le sommeil redevient totalement normal chez l'adulte d'âge moyen.

Chez les adolescentes, l'hypersomnie récurrente est fréquemment liée à la menstruation. L'épisode de sommeil excessif est moins long que chez les garçons. On peut traiter ces épisodes par des inhibiteurs œstroprogestatifs de l'ovulation, tels que les pilules anticonceptionnelles.

LES HYPERSOMNIES SECONDAIRES

Par définition, la cause des hypersomnies secondaires ne réside pas dans la perturbation de la régulation du sommeil elle-même. La cause extérieure au sommeil est identifiable.

Le sommeil nocturne insuffisant [1,2,3]

Le syndrome de sommeil nocturne insuffisant

Le syndrome du sommeil nocturne insuffisant s'apparente à la privation de sommeil. Est-ce nécessaire de rappeler qu'en 50 ans, les Français auraient perdu près de 90 minutes de sommeil ? Quand j'étais adolescent et jeune adulte, les films ou les émissions télévisées débutaient à 20 h 30. Aujourd'hui, ces émissions ludiques commencent à 21 h, voire plus tard.

Ça n'est pas étonnant que ce syndrome représente l'hypersomnie secondaire la plus fréquemment rencontrée. Le syndrome survient chez des personnes d'une quarantaine d'années, qui sont en général des cadres d'entreprise, de la santé ou encore de l'administration. Le sommeil nocturne insuffisant survient aussi à l'occasion du syndrome de fatigue chronique, qui affecte notamment chez les « jeunes loups » de la finance (les « *yuppies* » des Américains). Ces personnes ont l'impression de ne pas avoir assez de temps pour accomplir les tâches qui leur incombent. Le temps de travail déborde largement sur le temps de repos. Le patient considère que le sommeil n'est pas indispensable, que c'est un temps mort. Le sommeil des jours de semaine compte seulement cinq ou six heures la nuit. En revanche, le week-end et lors des congés, le temps de sommeil augmente jusqu'à neuf heures par nuit. Le sujet tente ainsi de récupérer le sommeil non pris dans la semaine.

Mais, quelques mois ou années plus tard, ces cadres devront payer leur dette de sommeil. Alors qu'ils auraient besoin de sept heures et demie à huit heures de sommeil, ils ont accumulé quotidiennement une dette de sommeil d'une à deux heures. Les problèmes commencent quand ils ont du mal à se réveiller le matin. Occasionnellement, ils souffrent d'inertie du sommeil, voire d'ébriété du sommeil au réveil. Leur performance au travail baisse progressivement. L'hypersomnie se manifeste tout d'abord par une hypersomnolence en début d'après-midi, qui survient bientôt au cours de toute la journée. Leur travail en souffre, ils développent une mauvaise estime d'eux-mêmes. La dépression se fait jour. Puis, vient la somatisation, l'apparition de symptômes corporels accompagnant l'anxiété et l'inquiétude. Ils ressentent une grande fatigue, des douleurs musculaires, ont mal à l'estomac, expriment des troubles intestinaux ou respiratoires. Leur humeur se détériore. Ils deviennent irritables, irascibles, intraitables, font souffrir leur famille. Ils sont devenus insupportables.

Le syndrome est lié à une privation partielle de sommeil qui évolue sur un mode chronique. Ces cadres doivent récupérer. Le médecin devra expliquer à leur patron la nécessité pour eux de dormir dans l'après-midi pour une sieste d'une demi-heure à une heure. Cette sieste va certes produire des effets bénéfiques. Mais, elle pourra s'accompagner d'effets délétères surtout liés à une inertie du sommeil au réveil de la sieste. Le patient sera alors obnubilé et ne pourra pas travailler correctement pendant une demi-heure à une heure. La solution, c'est de retrouver un sommeil, normal quantitativement, encadré par des horaires de sommeil stables. Le patient doit s'attribuer du temps de repos, se donner suffisamment d'heures pour son propre sommeil, prendre des congés, rester calme et décidé à respecter une hygiène de vie et de sommeil correcte. Si le patient suit les conseils qu'il reçoit, tout devrait rentrer dans l'ordre. On doit le prévenir qu'un rebond de sommeil surviendra au début du traitement. Il aura tendance à dormir plus longtemps. Le rebond de sommeil touchera surtout le sommeil paradoxal.

« Pourquoi le rebond de sommeil touche-t-il surtout le sommeil paradoxal ? »

Quand on se prive de sommeil, on retarde certes l'heure du coucher. Mais surtout, on règle le réveil pour qu'il sonne tôt. Or le réveil tôt prive le sujet d'une partie de son sommeil paradoxal, qui survient plutôt en fin de nuit.

Dans ma pratique médicale, lorsque je travaillais au Niger, j'ai eu à traiter des musulmans très pratiquants. Ces derniers prient plusieurs fois la nuit et le matin tôt, se privant ainsi de sommeil. C'était souvent des commerçants, qui ne prenaient pas le temps de récupérer par une sieste dans la journée. Ils consultaient pour une hypersomnie diurne avec perte des performances professionnelles. J'avais qualifié cette condition d'insomnie « islamique ». Mais, ce type de syndrome survient vraisemblablement aussi chez les moines, qui prient plusieurs fois dans la nuit. Chez mes patients, j'obtenais les meilleurs résultats compatibles avec la nécessité de prier par la réalisation d'une ou deux siestes dans le courant de la journée.

Le syndrome d'intolérance au travail en horaires alternants

Les patients souffrent d'un syndrome voisin du syndrome de sommeil nocturne insuffisant. Le mode de fonctionnement de l'industrie moderne impose une présence permanente de travailleurs au poste de travail. C'est aussi le cas des structures de santé, de surveillance et bien d'autres postes de travail, comme les activités opérationnelles militaires. On vulgarise le travail en horaires alternants par le vocable plus usité de 3x8 ou trois-huit. Dans ce modèle, schématiquement, le travailleur prend son poste de travail le matin pendant une semaine, l'après-midi et la soirée pendant la semaine suivante et la nuit lors de la troisième semaine. Il est de repos la quatrième semaine. Ce rythme de travail revient cycliquement toutes les quatre semaines. Le travailleur est sans cesse soumis au décalage de ses horaires de sommeil. En général, le travail de nuit est le plus mal supporté. La décompensation survient quand le travailleur commence à souffrir d'une baisse de la performance au travail ou d'une baisse de la vigilance. Elles peuvent entraîner la survenue d'accidents du travail ou des accidents du trajet. Mis à part les troubles du sommeil et de la performance, le travailleur posté souffre fréquemment de troubles somatiques. On peut observer des troubles métaboliques avec prise de poids. Les troubles gastrointestinaux sont deux à cinq fois plus fréquents chez les travailleurs postés. Le risque de maladie cardiovasculaire est également majoré, ainsi que celui de cancer du sein, de l'endomètre, de la prostate et du côlon. Chez la femme, le cycle menstruel peut se dérégler. Les troubles du comportement liés à la fatigue engendrent la mauvaise humeur et peuvent déclencher des difficultés relationnelles familiales ou avec les collègues de travail.

L'entreprise et les syndicats doivent prendre conscience de la possibilité d'une telle décompensation. La plupart des travailleurs supportent bien les horaires alternants. Mais on doit rester vigilant pour détecter les travailleurs à risque. Dès que les symptômes apparaissent, une consultation du travailleur chez un spécialiste du sommeil doit être programmée. Si l'employé ne surmonte pas les horaires alternants, il devra être retiré du travail en 3x8, ou à tout le moins des horaires de nuit.

La prévention des troubles du sommeil rencontrés chez les travailleurs en horaires alternants impose une formation basée sur l'information. Il convient d'éclairer les travailleurs, le personnel et les syndicats sur les risques du métier et les informer en détail de la nécessité de connaître et de respecter une bonne hygiène du sommeil. Le travail de nuit reste le plus fatigant, car le sommeil de jour repose moins que le sommeil de nuit. Il est aussi moins long et les activités diurnes dans l'environnement peuvent le perturber. Lorsque le travail doit être exécuté la nuit, une sieste dite prophylactique dans l'après-midi est tout à fait indiquée. Le travailleur prendra cette sieste vers 15 heures, en tout cas avant 17 heures. En effet, entre 17 et 20 heures, l'homme résiste au sommeil. C'est la « zone interdite au sommeil » de Peretz Lavie, chercheur israélien (chapitre 1, référence [49]). Lors du travail de nuit, la baisse de vigilance et les prises de décision inadéquates sont accrues entre deux et quatre heures du matin. Deux accidents graves connus de tous sont survenus entre trois et cinq heures du matin, au moment de la baisse de vigilance et d'attention la plus importante lors du travail de nuit. Je pense aux accidents des centrales nucléaires de Three-Mile Island aux États-Unis (survenu le 28 mars 1979, vers quatre heures) et de Tchernobyl en Ukraine (survenu le 26 avril 1986 à 1 h 23).

Dans le cas du travail de nuit, certains conseils ou comportements peuvent aider le travailleur. Il peut s'aider en prenant du café ou une autre boisson stimulante caféinée. Il devra cependant veiller à ne pas en consommer pendant les quatre heures qui précèdent la fin du travail nocturne afin de préserver le sommeil récupérateur du matin. De plus en plus, dans les pays industrialisés, le travailleur a la possibilité de s'exposer à une rampe lumineuse de plusieurs tubes au néon pendant quinze à 30 minutes afin de prévenir les épisodes de somnolence. Dans les pays nordiques, des aires de repos sont aménagées sur le lieu du travail. Elles donnent au travailleur la possibilité de pratiquer de courtes siestes, l'aidant ainsi à passer le cap de la somnolence. Le travail se termine le matin alors que le soleil brille. Le travailleur portera des lunettes à verres sombres pour limiter les effets stimulants de la lumière solaire. Rentré à son domicile, le travailleur se lave, prend une collation et se couche à l'abri de la lumière et du bruit. Il se réveille à la mi-journée. Il doit favoriser une activité qui le maintient en éveil, en s'exposant le plus possible à la lumière du jour. Si la nuit n'est pas travaillée, il devrait rester debout jusqu'à l'heure habituelle du coucher. Le respect de l'hygiène de sommeil est impératif pour que le travailleur en horaires alternants ne développe pas de trouble du sommeil et supporte bien ses horaires irréguliers. Cependant, le praticien rencontre fréquemment des incompréhensions tant de la part des travailleurs que de celle des gestionnaires de l'entreprise et des syndicats. J'ai pu le constater également au Congo au sein d'une grande entreprise qui, pourtant, était pourvoyeuse de patients à ma consultation.

Le syndrome du décalage horaire

C'est le « *jet lag* » des Anglo-Saxons. Il est dû au franchissement rapide de plusieurs fuseaux horaires lors de vols transméridiens d'au moins cinq heures d'est en ouest ou d'ouest en est. L'heure de destination est décalée par rapport à celle du point de départ. Le syndrome du décalage horaire résulte du changement rapide de la relation temporelle entre le système circadien et le temps local. L'organisme perd ses repères temporels. Le sommeil ne peut pas survenir au moment optimal de la phase circadienne. En résultent une fatigue accrue et une somnolence, qui sont fonction de la privation de sommeil résultant du désordre circadien. Ces perturbations peuvent encore s'accroître lors des vols de nuit. Les rythmes circadiens sont perturbés. C'est le cas des rythmes de la température corporelle, du cycle veille-sommeil, des performances mentales et même de l'heure préférentielle de la défécation [14]. Le syndrome du décalage horaire induit une hypersomnolence pendant quelques jours, le temps que l'organisme se recycle sur le nouveau fuseau horaire. On estime que pour un décalage horaire de huit à neuf heures, environ six jours seront requis pour la réadaptation.

Prenons un exemple de voyage est-ouest entre Paris et Toronto. Il y a six heures de décalage horaire en avance de phase. Votre vol quitte Paris à onze heures pour Toronto où vous arrivez à seize heures. Vous devrez attendre plusieurs heures pour que la nuit survienne, alors que votre corps vit déjà dans une nuit biologique. Le mieux est de rester éveillé jusqu'à l'heure habituelle de votre coucher en heure locale à destination. Si à Paris vous vous couchiez à 22 heures, vous vous coucherez à 22 heures en heure locale à Toronto. Un rebond de sommeil en liaison avec la longue période d'éveil continu marque la première nuit de sommeil. On peut ainsi récupérer plus rapidement.

Dans le sens ouest-est, le recyclage est plus laborieux, le retard de phase plus difficile à juguler. En général, c'est un vol de nuit. Vous pouvez prendre un inducteur de sommeil dès l'entrée dans l'avion [14]. Mais prévenez l'hôtesse que vous ne voulez pas être réveillé, que vous ne voulez pas manger, que vous voulez seulement dormir. Vous mettez les lunettes anti-lumière et vous vous laissez aller au sommeil. À l'arrivée, restez éveillé toute la journée. Couchez-vous à l'heure habituelle de sommeil, comme c'était le cas pour un voyage est-ouest. L'organisme se réadaptera plus rapidement.

Le concept de privation de sommeil et d'opération continue et soutenue

Les militaires, de tout temps, ont envisagé de guerroyer le jour et la nuit, afin de surprendre l'ennemi quand il est endormi ou en baisse de vigilance. On devrait donc priver ses propres soldats de sommeil. L'histoire, notamment récente, nous donne de nombreux exemples. Au Moyen Âge et jusqu'au 18ᵉ siècle, on ne combattait pas la nuit.

Depuis le siècle dernier surtout, l'évolution des techniques et des matériels permet de combattre jour et nuit. La doctrine tactique moderne implique de conduire des opérations militaires tout temps. On distingue deux sortes d'opérations « tout temps ». Les opérations continues consistent à conduire une activité de combat de haute intensité sur une période prolongée. Les personnels ne peuvent dormir qu'épisodiquement. Les opérations soutenues concernent des unités engagées en « opération continue » sans pouvoir « décrocher ». Les personnels n'ont quasiment pas la possibilité de dormir.

« Que se passe-t-il quand on prive quelqu'un de sommeil ? »

Je vais décrire brièvement le modèle de 64 heures d'éveil continu développé par mes amis canadiens à Toronto [15] (trois jours et deux nuits de travail continu, chapitre 3, référence [5]). Quand le sujet ne prend aucune aide pharmacologique et a finalement le droit de dormir après l'éveil continu, il dort treize à quatorze heures lors de la première nuit de récupération [16]. Un rebond de sommeil lent profond marque la première partie de la nuit. Le rebond de sommeil paradoxal survient dans la deuxième moitié (voir Figure 22). La dette de sommeil n'est pas tout à fait restaurée après la première nuit de récupération. La deuxième nuit de récupération y pourvoira.

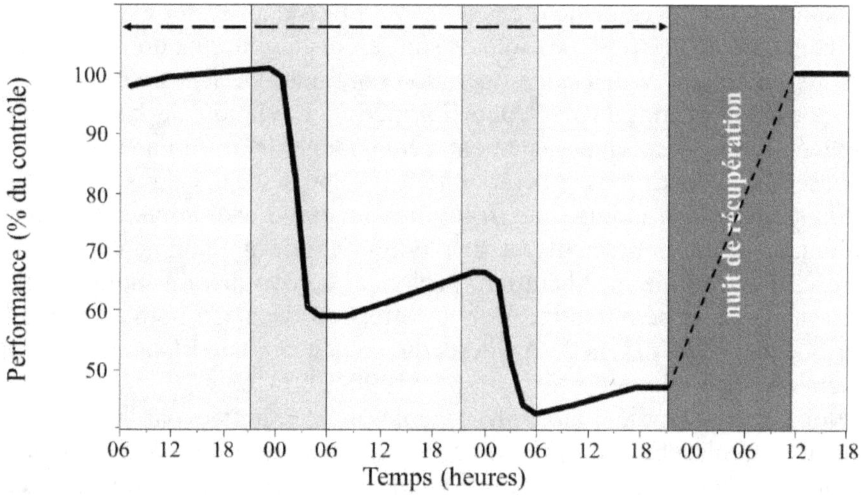

Figure 20 — Les effets de la privation de sommeil sur les performances cognitives. Le modèle de l'équipe de Toronto [15] comporte trois jours et deux nuits de travail continu (double flèche en pointillé). Il sert à étudier les effets d'une privation de sommeil par travail mental continu de 64 heures sur les performances mentales, l'humeur et la fatigue. La performance (courbe noire) chute vers minuit lors de la première nuit de privation de sommeil (gris clair), croît légèrement lors de la journée suivante et chute encore lors de la deuxième nuit de travail continu. Elle récupère entièrement après la nuit de récupération (gris foncé), qui dure environ treize à quatorze heures (voir Figure 22).

Tout comme l'humeur et la sensation de fatigue, la privation de sommeil dégrade les performances cognitives ou performances mentales (Figure 20). Elles s'effondrent lors de la première nuit de privation de sommeil jusqu'à environ 50 % de leur niveau initial. Elles chutent encore d'environ 20 % lors de la deuxième nuit d'éveil continu. Après la première nuit de récupération de sommeil, la remontée des performances se limite au niveau qu'elles avaient atteint à la fin de la première nuit de privation de sommeil. Cette remontée est presque totale après la première nuit de récupération de sommeil. Mais, ce n'est qu'après deux nuits de récupération que les performances sont complètement restaurées.

« Des aides pharmacologiques à la privation de sommeil existent-elles ? »

L'utilisation de produits psychoactifs éveillants fut très tôt envisagée pour aider le combattant à rester efficace en opération continue. L'utilisation de produits tels que la pervitine ou méthamphétamine [17] aurait facilité la percée des Ardennes (ou de Sedan) par les troupes allemandes en juin 1940. On a utilisé ce produit sur tous les fronts de la « *Blitzkrieg* », ainsi que plus tard au cours de toute la Deuxième Guerre mondiale. En mai 1941, les parachutistes allemands reçurent également des amphétamines pour rester éveillés lors de leur conquête de la Crète. Les soldats sous amphétamines ne dormaient pas la nuit. Ils pouvaient réaliser une opération continue. De leur côté, à partir de 1943, les Américains avaient doté l'armée et l'aviation de benzédrine ou amphétamine. La caféine également peut maintenir la vigilance et elle est proposée en conditions opérationnelles depuis des lustres. Mais son administration peut induire une irritabilité, un état d'excitation, un éréthisme cardiaque, des tremblements et une polyurie due à l'augmentation de la diurèse. La caféine à libération prolongée provoquerait moins d'effets indésirables. Elle peut contrecarrer les effets du décalage horaire. On aurait distribué le modafinil lors de la Guerre du Koweït pendant l'Opération Daguet au sein de l'opération « *Desert Storm* » (1990-1991) [16].

Nous avons étudié l'aide pharmacologique apportée par le modafinil, comparée au placebo et à l'amphétamine, sur le modèle torontois de privation de sommeil. Michel Jouvet, cité par Montastruc et Biboulet [18], qualifiait cette substance « d'eugrégorique » (*eu*, vrai ; « *gregor* », éveil ; qui produit un éveil normal). On estimait alors que le modafinil possède peu d'effets indésirables par rapport aux autres produits éveillants et n'induit pas de tolérance, de dépendance ou d'addiction.

Les investigations conduites par notre groupe avec le modafinil et l'amphétamine

Nous avons conduit une première investigation trilatérale à Toronto [15], dans le cadre de la coopération franco-canadienne et en liaison étroite avec Paul Naitoh du laboratoire de l'US Navy à San Diego. Nous avons comparé les effets du modafinil à ceux d'un placebo et de l'amphétamine sur le modèle d'éveil continu de 64 heures. L'investigation simulait une tâche de poste de commandement ou de surveillance (observateur radar, etc.) et se déroulait à la neutralité thermique et en condition sédentaire. Toutes les deux heures, une pause de quinze minutes était accordée pour satisfaire les besoins physiologiques des sujets des trois groupes.

Les objectifs étaient triples. Ils visaient à déterminer que le modafinil : 1) permet le maintien des performances cognitives pendant la première nuit de privation de sommeil ; 2) restaure ces performances après la deuxième nuit d'éveil continu ; et 3) autorise un bon sommeil de récupération. Pour répondre respectivement à ces trois questions, les sujets ont ingéré trois prises de modafinil (300 milligrammes par prise orale, contre placebo et amphétamine) : 1) à 23 h 30 lors de la première nuit de privation de sommeil ; 2) à 5 h 30 à la fin de la deuxième nuit de travail continu (privation de sommeil) ; 3) à 15 h 30, avant la première nuit de récupération.

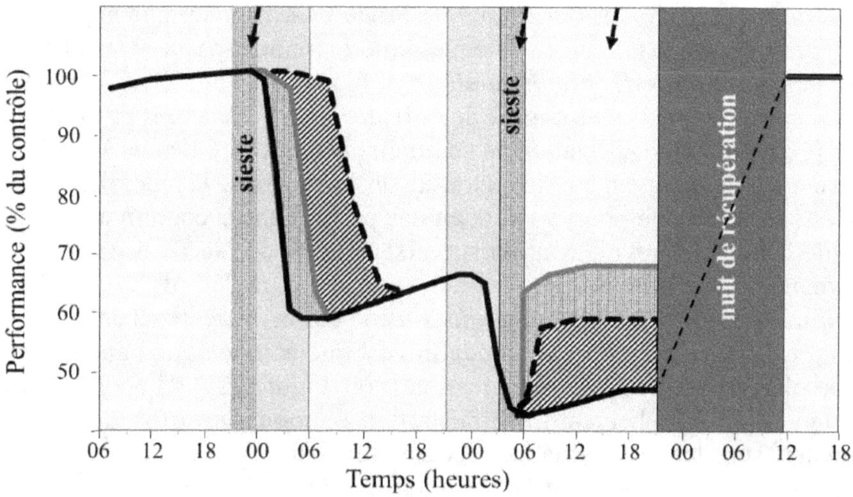

Figure 21 — Effets comparés de l'administration de modafinil (flèches en tirets) et du modèle de sieste prophylactique (barres en trame grise). Comparées au modèle de travail continu sans aide pharmacologique (courbe noire pleine), les performances cognitives se maintiennent après la prise de modafinil à 23 h 30 (courbe en tirets, trame hachurée) lors de la première nuit de privation de sommeil. Par rapport à la sieste prophylactique (courbe grise, aire en trame grise) pratiquée entre 22 h et 24 h, le maintien des performances est plus durable après modafinil. Après la deuxième nuit de travail continu, le modafinil (pris à 5 h 30) permet une récupération des performances par rapport au modèle de travail continu sans aide pharmacologique. Mais, il est moins efficace que la sieste prophylactique entre 4 h et 6 h. On devrait privilégier la prise de modafinil pour une mission de 36 à 40 heures. La sieste prophylactique serait préférée pour une mission égale à 48 heures ou plus.

Par rapport au placebo, le modafinil (Figure 21) : 1) permet le maintien de la performance mentale lors de la première nuit de privation de sommeil ; 2) favorise la remontée de la performance mentale à la fin de la deuxième nuit de travail continu, mais à un niveau inférieur à celui de la deuxième journée d'éveil continu [15] ; 3) n'entrave pas la survenue du sommeil et ne modifie pas la qualité de sa récupération (Figure 22) [16]. Le produit éveillant a raccourci la durée spontanée du sommeil de récupération à dix à douze heures. Le sommeil de récupération était plus « concentré » (voir Figure 22)[16]. Le rebond en sommeil lent profond de la première moitié de la nuit et le rebond en sommeil paradoxal de la deuxième moitié de la nuit ont payé la dette de sommeil. Après la première nuit de récupération, les performances mentales sont rétablies au niveau d'origine pour chaque individu. Néanmoins, au cours de la privation de sommeil, la confiance du sujet en ses propres performances tendait vers une surestimation[19].

Nous avons comparé l'efficacité de l'aide pharmacologique apportée par le modafinil avec les données obtenues antérieurement par les Canadiens sur leur ***modèle de sieste prophylactique*** (Figure 21 ; voir aussi chapitre 3, référence[5]). Le sujet peut dormir deux heures entre 22 heures et minuit lors de la première nuit de privation de sommeil et entre 6 et 8 heures à la fin de la deuxième nuit de travail continu. Nous avons montré que le modafinil dépasse la sieste en efficacité pour le maintien des performances cognitives lors de la première nuit de travail continu. Inversement, la sieste réalisée en fin de deuxième nuit de privation de sommeil surpasse le modafinil.

Nous avons tiré des ***recommandations*** de ces investigations dans le cadre d'un travail sédentaire[20] : 1) le modafinil est mieux toléré que l'amphétamine sur le plan du sommeil de récupération (voir Figure 22) ; 2) pour un travail continu de 24 à 36 heures, l'administration de modafinil offre de meilleurs résultats sur les performances cognitives que l'utilisation de siestes prophylactiques ; 3) lorsque la privation de sommeil dépasse 40 heures, la sieste prophylactique est plus efficace et devrait être préférée. Mais gardons à l'esprit que la sieste peut provoquer une « inertie du sommeil » (« *sleep inertia* »). Cette dernière s'accompagne d'une détérioration des performances mentales qui peut durer jusqu'à deux heures après le réveil. La conséquence peut être critique en condition opérationnelle pour la préservation des capacités de commandement et de contrôle, de prise de décision ou encore d'opération de systèmes d'armes complexes. Pour prévenir ces effets délétères, des auteurs américains ont administré avec succès de la caféine à la suite de la sieste prophylactique. Par ailleurs, sur le plan cognitif, l'évolution des performances sous amphétamine est restée voisine de celle du modafinil[15].

La polysomnographie était enregistrée en continu « en ambulatoire » (Oxford Medilog 9000 II, Oxford Instruments, Grande-Bretagne). Les effets de l'amphétamine sont délétères sur le sommeil de récupération[16] (Figure 22). Au cours des deux nuits de récupération, la latence d'endormissement s'allonge et les épisodes d'éveil intrasommeil augmentent en nombre. Le nombre de changements d'état croît, ce qui résulte en un raccourcissement du temps de sommeil total, en une moindre efficacité du sommeil. Le sommeil orthodoxe est plus instable. L'apparition du sommeil paradoxal est retardée et sa durée raccourcie. Surtout, le rebond de sommeil paradoxal n'est survenu que lors de la deuxième nuit de récupération.

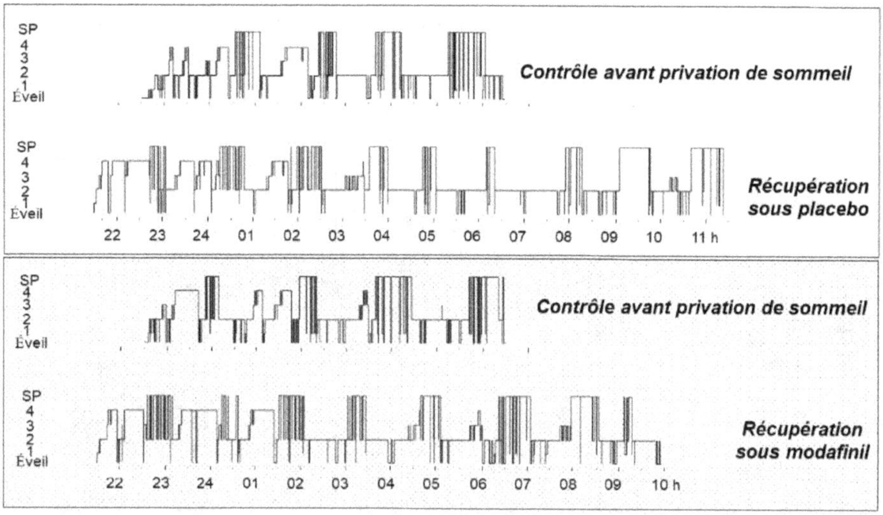

Figure 22 — Le sommeil de récupération après privation de sommeil avec et sans aide pharmacologique. Comparé au sommeil enregistré avant la privation de sommeil, le sommeil de récupération après privation de sommeil de 64 heures dure douze à quatorze heures sous placebo (cartouche supérieur). Il est peu fragmenté. Le sujet récupère d'abord le sommeil lent profond (stades 3 et 4, ou N3), puis le sommeil paradoxal (SP ou R) lors de la deuxième moitié de la nuit de récupération. Le modafinil (cartouche inférieur) n'empêche pas le sujet de s'endormir rapidement lors de la nuit de récupération après travail continu de 64 heures. La durée du sommeil raccourcit, comme si le sommeil était plus « concentré ». Le sommeil est également peu fragmenté. La récupération du sommeil est réalisée de la même manière que sous placebo, le sommeil N3 en premier, le sommeil paradoxal dans la deuxième partie de la nuit.

Les sujets sous modafinil ont ressenti un certain nombre d'***effets indésirables*** dans ces conditions de travail sédentaire. L'apparition d'une réaction hyperthermique modérée à l'administration du produit constitue l'effet le plus préoccupant en condition opérationnelle. La Figure 23 compare le cours de la température interne suivie chez un sujet sous placebo par rapport à la condition sous modafinil. L'hyperthermie est modérée. Mais nous avons jugé que nous devions contrôler le risque d'hyperthermie éventuelle lors d'un exercice physique. Néanmoins, par rapport à l'administration de l'amphétamine, la plupart des effets secondaires sont restés moindres sous modafinil.

Nous avons voulu vérifier si ces effets indésirables apparus sous modafinil étaient susceptibles de s'accroître en situation de terrain. Nous avons alors entrepris une ***seconde investigation en condition opérationnelle*** à Toronto.

Nous avons soumis les sujets à des conditions physiques plus contraignantes en chambre climatique, proches des conditions opérationnelles sur le terrain.

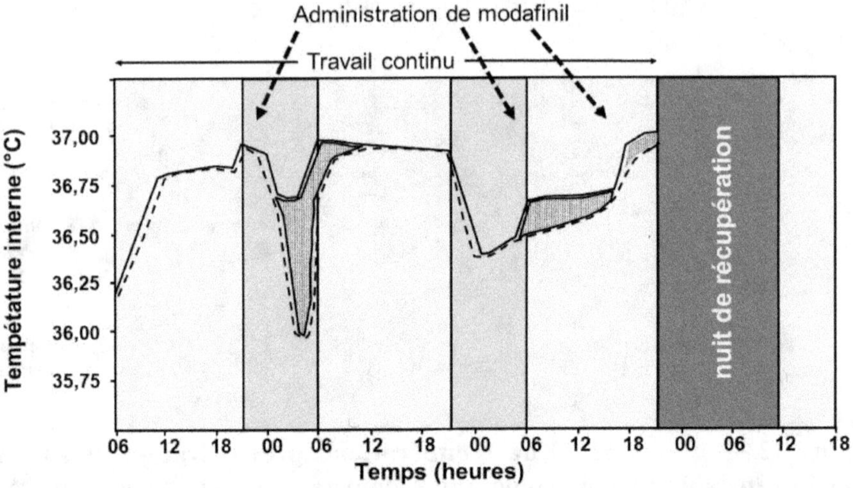

Figure 23 — Évolution de la température interne lors de la privation de sommeil sous placebo et sous modafinil. Un moniteur de surface (Deep Body Thermometers Limited, Murata Manufacturing Co., Kyoto, Japon) recueille la température interne en continu. Par rapport à la condition placebo (tirets), le modafinil (trait plein) induit une légère augmentation de la température interne (trame grise).

Les objectifs étaient en priorité de vérifier qu'en condition opérationnelle, le modafinil respecte la thermorégulation, notamment en cours d'exercice réalisé en ambiance chaude (température sèche de l'air, 30 °C ; humidité relative 50 ± 10 %). Le but était de se rapprocher des conditions de terrain eu égard à l'accroissement des activités opérationnelles en zone tropicale, avec en ligne de mire le risque d'hyperthermie, voire de coup de chaleur. Le deuxième objectif était de vérifier si le modafinil induit des effets secondaires délétères lors d'une opération continue à la chaleur, notamment sur le plan psychologique.

Au cours des ***40 heures de privation de sommeil***, les sujets ont exécuté des tâches cognitives et réalisé trois exercices de deux heures chacun. L'exercice physique consistait en une marche sur tapis roulant à 65 % de la consommation maximale d'oxygène, après 9, 21 et 33 heures d'éveil continu. Nous avons administré le modafinil contre placebo à la dose de 100 milligrammes par prise (dose administrée en général dans la narcolepsie-cataplexie) en trois prises lors des 24 premières heures d'éveil continu (à 7 h, 13 h et 1 h) et lors de la deuxième journée de privation de sommeil (à 7 h, 13 h et 19 h, juste avant le coucher de la nuit de récupération). Le modafinil a induit une légère hyperthermie, qui pourrait potentiellement conduire à un risque de coup de chaleur lors des deux dernières sessions d'exercice[21]. Par contre, l'exposition à la chaleur n'a pas affecté les performances cognitives. Dans ces conditions, le modafinil a, ici aussi, permis une bonne protection des performances. Nous avons retrouvé les effets du modafinil sur le sommeil de récupération. Néanmoins, le rebond de sommeil lent profond reste incomplet lors de la première nuit de récupération. Le modafinil a un peu retardé le processus de récupération du sommeil. Les effets indésirables de l'administration de modafinil (300 mg/24 h) ont légèrement dépassé la valeur obtenue en condition sédentaire. Cependant, un seul sujet a été atteint de vomissements après l'exercice à la chaleur.

Dans ces conditions d'exercice et de privation de sommeil en ambiance chaude, nous devons garder à l'esprit le risque d'intolérance à la chaleur, voire de coup de chaleur. On devrait tester la susceptibilité individuelle aux effets indésirables du modafinil avant une mission opérationnelle, en particulier chez les commandos et les forces spéciales[20].

« Peut-on priver quelqu'un de sommeil paradoxal spécifiquement ? »

Chez l'animal, on peut réaliser une privation spécifique de sommeil paradoxal. Chez le chat et le rat, on utilise la méthode dite « de la piscine ». L'animal se trouve sur un plot posé au centre d'une pièce d'eau entourée de parois élevées. Dès qu'il entre en sommeil paradoxal, la chute du tonus musculaire le fait tomber dans l'eau. L'animal se réveille brusquement et remonte sur le plot.

Chez l'homme, la privation spécifique de sommeil paradoxal est plus complexe à obtenir. Pour ce faire, l'observateur doit surveiller continuellement le déroulement de l'enregistrement polysomnographique afin de réveiller le sujet dès qu'il entre en sommeil paradoxal. C'est devenu impossible avec les enregistrements ambulatoires.

Que conseiller en prévision d'une privation de sommeil ?

Effectivement, des situations prévisibles existent, comme celle d'un long voyage nocturne, un travail de nuit, etc. Certains auteurs, parmi lesquels mes amis de Toronto, recommandent alors de pratiquer une sieste prophylactique, une à deux heures avant l'événement prévu (chapitre 3, référence[5]).

Quant aux aides pharmacologiques, il convient de rester prudent. Raisonnablement, un contrôle médical est souhaitable. On doit également considérer que toute prise de substance qui possède des propriétés pharmacologiques devrait être potentiellement regardée comme un dopage.

Les hypersomnies toxiques ou secondaires à la prise de médicaments

L'alcoolisme

Pendant longtemps, on a pensé que l'homme était le seul être à avoir la capacité de dégrader l'éthanol. On sait aujourd'hui que l'homme a de tout temps eu un penchant pour l'alcool en raison de sa capacité à métaboliser l'éthanol par l'intermédiaire d'une enzyme digestive, l'éthanol déshydrogénase classe IV. Récemment, des chercheurs ont découvert que les primates ont aussi cette capacité. Une mutation de l'enzyme serait intervenue depuis environ dix millions d'années[22]. Cette mutation aurait fait suite à l'apparition des fruits produits par les angiospermes depuis 80 millions d'années. Elle affecte des espèces de primates aussi distantes que les ancêtres des grands singes africains et l'aye-aye, un lémurien de Madagascar. De fait, les grands singes africains (les singes sans queue) ont coutume de manger les fruits fermentés tombés de l'arbre. Les chimpanzés, friands de la sève des palmiers à raphia, entrent en état d'ébriété. Mais les singes à queue ont eux aussi un penchant pour l'alcool, plus encore quand il est plus concentré, comme chez l'aye-aye et le loris lent pygmée de la péninsule indochinoise[23].

Au niveau mondial en 2016, la consommation d'alcool s'affichait comme la septième cause de mortalité et d'invalidité responsable de 2,2 % de mortalité chez la femme et de 6,8 % dans le sexe masculin[24]. L'alcoolisme est également impliqué dans l'accroissement du risque de mortalité toutes causes confondues, son impact croissant avec la quantité consommée.

Les troubles induits par la consommation d'alcool représentent l'exemple le plus caractéristique des hypersomnies toxiques. On décrit deux formes d'alcoolisme, l'alcoolisme aigu et l'alcoolisme chronique. Rappelons ici l'opinion d'Anthony Nicholson concernant l'effet bénéfique pour le sommeil de deux centilitres de scotch whisky pur malt germé. Au Dauphiné, on considère qu'un petit verre à liqueur de chartreuse verte facilite le sommeil.

Les effets de l'alcoolisme aigu[25,26] dépendent de facteurs individuels. Certains supportent bien la consommation aiguë d'alcool, d'autres non. D'aucuns auront une insomnie, d'autres une hypersomnie. La plupart du temps, le sommeil s'altère. Le tracé électroencéphalographique est de type toxique, comme si le sujet avait pris un médicament benzodiazépinique. Le sommeil paradoxal est retardé jusqu'en deuxième partie de nuit. Lors de la nuit suivante, un rebond compense la privation de sommeil paradoxal.

Le nourrisson[27] peut être soumis à l'ingestion d'alcool lors de la tétée au sein. Une étude a porté sur 24 heures. Dans les 3,5 premières heures suivant l'ingestion d'alcool par la mère, le sommeil agité du nourrisson (parallèle au sommeil paradoxal de l'adulte) est diminué. Un rebond s'observe lors des 20,5 heures suivantes. Mais, un mécanisme protecteur s'installe. La prise de lait par le nourrisson se réduit pendant les 3,5 premières heures qui suivent l'ingestion d'alcool par la mère. La réduction de l'exposition du nourrisson à l'alcool en résulte. Elle est due à une baisse de la production de lait par la mère après l'ingestion d'alcool. Le sein ne stocke pas l'alcool. Sa concentration dans le lait est parallèle à celle du plasma maternel. Elle culmine une demi-heure à une heure après la fin de l'ingestion d'alcool, puis diminue.

L'alcoolisme chronique[25,26] est tout à fait différent. L'alcoolique, qui boit tous les jours sa dose d'alcool et en dépend, dort mal. Son sommeil est entrecoupé de nombreux éveils. Le sommeil paradoxal, instable, avorte très vite. Le sommeil se compose essentiellement de sommeil orthodoxe léger (stades 1 et 2, N1 et N2). Il est de très mauvaise qualité.

L'arrêt de la consommation d'alcool chez l'alcoolique chronique entraîne un ***syndrome de sevrage*** trois à dix jours après la dernière consommation d'alcool. Il se manifeste par une décompensation psychique qui peut aboutir au *delirium tremens*. C'est un délire associé à des cauchemars, à une extrême anxiété avec sentiment de mort imminente. Des hallucinations évoquent des animaux fantastiques, des « éléphants roses », des araignées géantes ou des rats agressifs. Une agitation extrême avec confusion et désorientation l'accompagne. Les signes physiques sont une hypertension, une fièvre, une tachycardie ou des tremblements des extrémités. Les symptômes s'aggravent la nuit. La mort survient dans 15 % des cas traités.

L'analyse du sommeil montre alors deux types de tracés polysomnographiques. En général, le sommeil retrouve une structure normale, avec une proportion normale de sommeil paradoxal. On peut alors prédire presque sans se tromper que le sevrage sera un succès. En revanche, lorsque des modifications du sommeil paradoxal suivent le sevrage, le pronostic est défavorable. Ces altérations concernent le raccourcissement de la latence du sommeil paradoxal et la réduction dans la durée des cycles de sommeil. Une rechute surviendra sans doute à plus ou moins brève échéance. L'enregistrement de sommeil représente un bon moyen pour établir un pronostic qui concerne l'évolution de la condition du patient.

Le traitement du *delirium tremens* est complexe, à base de benzodiazépines. Dans les cas graves, on associe les neuroleptiques antipsychotiques. On doit placer le patient dans un environnement calme, relaxant et bien éclairé.

Depuis quelques années, des espoirs se sont fait jour concernant l'aide au sevrage que pourrait apporter le baclofène. Il est utile dans le traitement des contractures musculaires involontaires. Le baclofène est un agoniste spécifique du récepteur $GABA_B$ (récepteur de l'acide gamma-hydroxybutyrique, « *gamma-hydroxybutyric acid* » en anglais). Le GABA, que le cerveau humain produit également, est un inducteur du sommeil. Il est aussi promoteur du gamma-hydroxybutyrate ou GHB. Le GHB est prescrit officiellement aux États-Unis et en Europe pour diminuer les attaques de sommeil diurne et les épisodes de cataplexie chez le narcoleptique. Connu du grand public, des journalistes et des cinéastes, le GHB l'est aussi en tant que « drogue des violeurs », ce qui rend les autorités de santé précautionneuses. Dans son indication pour aider l'alcoolique au sevrage, le baclofène est autorisé en Italie et en Autriche. En France, les associations de patients et leurs familles sont généralement favorables à son introduction dans cette indication. Mais, les pouvoirs publics restent prudents, dans l'attente d'éléments indiscutables. Malgré un rapport assez modéré émis par la Société française d'alcoologie[28], l'ANSM s'est prononcée récemment pour une autorisation de mise sur le marché du baclofène dans cette indication.

Autres hypersomnies toxiques [1,2]

Tous les médicaments tranquillisants sont susceptibles de provoquer des hypersomnies. C'est le cas des ***hypnotiques***, notamment des benzodiazépines. Dans ce cas, un délirium peut suivre le sevrage, toujours difficile à obtenir. Les ***anxiolytiques***, les ***antidépresseurs***, les ***neuroleptiques***, les ***antihistaminiques***, les ***antiépileptiques*** et les ***antiparkinsoniens*** peuvent induire une hypersomnie. L'interrogatoire du patient devra impérativement porter sur les médicaments qu'il consomme.

Au sevrage, les ***produits stimulants***, comme le café par exemple, peuvent provoquer une hypersomnie quand on arrête leur consommation. Ceci n'est cependant pas vrai pour les amphétamines. Leur sevrage n'induit pas d'hypersomnie. Au contraire, au cours des premières nuits suivant le sevrage des amphétamines, une déstructuration du sommeil apparaît.

Le ***sevrage du tabac*** peut induire une hypersomnie importante. J'ai moi-même suivi un fumeur qui, au sevrage du tabac, a déclenché une hypersomnie sévère. Traité par modafinil pendant une quinzaine de jours, son hypersomnie s'est résolue et il a pu arrêter durablement de fumer [29].

Les hypersomnies associées à des troubles psychiatriques

Les hypersomnies restent rares dans les troubles psychiatriques. Elles sont observées dans les troubles de l'humeur et dépressifs majeurs. Mais, la déstructuration du sommeil et les insomnies les surpassent. Le patient souffre plutôt d'une grande fatigue que d'une hypersomnie.

Je dirai quelques mots de l'hypersomnie particulière liée à la **dépression saisonnière**, traitée au chapitre 3 (pages 60-61). Au nord du cercle polaire arctique, la nuit devient permanente au cœur de l'hiver. Au contraire en été, le soleil ne se couche pas. Les gens affectés par l'obscurité hivernale quasi permanente développent une dépression saisonnière. Lorsqu'elle se manifeste, la dépression saisonnière dure pendant toute la nuit polaire. L'hypersomnie saisonnière se traite par la lumière. C'est la photothérapie ou luminothérapie. Elle consiste à exposer le patient à une lumière à large spectre proche de la lumière solaire. La luminothérapie s'étend aujourd'hui au traitement de plusieurs autres syndromes, notamment les troubles des rythmes circadiens. Une telle technique était connue depuis le 19e siècle, par exemple pour les patients atteints de tuberculose pulmonaire, qui accomplissaient des séjours en des lieux ensoleillés (Côte d'Azur, Madère, etc.).

Les hypersomnies associées à des troubles neurologiques

Dans ce cadre aussi, la précision est compliquée, puisque chaque malade reste quelque peu unique, différent du malade voisin. Les hypersomnies avec un sommeil diurne excessif sont observées dans certaines ***tumeurs du cerveau***, dans certains accidents vasculaires cérébraux. Les lésions le plus fréquemment en cause portent sur le thalamus, l'hypothalamus ou le tronc cérébral. Ces régions du cerveau sont impliquées dans les réseaux de régulation du sommeil et de l'éveil. On a observé des syndromes de type narcoleptique à la suite de telles lésions.

Dans la ***maladie d'Alzheimer***, ce n'est vraisemblablement pas une véritable hypersomnie. Dans le Service de gérontologie du CHU de Grenoble, nous avons pratiqué des enregistrements actimétriques chez des patients alités chroniques [30]. Nous avons trouvé un trouble de la structure circadienne de l'alternance veille-sommeil, joint à un désintérêt du patient pour l'environnement. La personne dort n'importe quand. Elle est réveillée n'importe quand.

Dans la ***maladie de Parkinson*** [31], la somnolence diurne excessive constitue un symptôme fréquent. Elle se voit dans les atteintes les plus graves, les plus handicapantes, souvent accompagnées de troubles cognitifs. La somnolence diurne excessive peut suivre un mauvais sommeil nocturne dont on doit rechercher la cause. Elle peut être de nature iatrogène (du grec, induit par le médecin), provoquée par le traitement par agonistes de la dopamine. Les hallucinations leur sont souvent attribuées. La maladie elle-même peut rendre compte de la somnolence diurne par une atteinte des réseaux de la veille et du sommeil. L'augmentation de la latence du sommeil et la fragmentation du sommeil affectent une majorité de patients. La fragmentation liée aux récurrences de mouvements anormaux touche tous les stades du sommeil. Les éveils intrasommeil peuvent se prolonger et résulter en une diminution du temps de sommeil total.

La survenue d'autres pathologies du sommeil peut aggraver les troubles observés. Le syndrome d'apnées du sommeil semble impliqué plus fréquemment qu'on ne le pensait initialement. Les troubles du mouvement pendant le sommeil (syndrome des jambes sans repos, mouvements périodiques des membres inférieurs) aggravent la fragmentation du sommeil du malade parkinsonien. Au cours du sommeil paradoxal, peuvent survenir des troubles du comportement liés à une atonie musculaire incomplète. Ils seraient présents dans 25 à 50 % des cas. Ils précèdent parfois le début de la maladie. Ils sont également fréquemment associés à des hallucinations, souvent liées à l'intrusion du sommeil paradoxal pendant la journée. De fait, chez ces patients, le sommeil paradoxal peut survenir au cours de tests itératifs diurnes de latence du sommeil.

La ***dystrophie myotonique de Steinert*** [32], classée comme dystrophie myotonique de type 1, est une pathologie invalidante d'origine génétique. Elle est souvent associée à une hypersomnie avec une somnolence diurne excessive. Celle-ci représente alors le symptôme non musculaire le plus commun et apparaît parfois plusieurs années avant le déclenchement de la maladie. Les siestes, non rafraîchissantes, ne l'améliorent pas. La latence d'endormissement est courte lors de tous les épisodes de sommeil. Le sommeil nocturne est peu reposant, fréquemment fragmenté par des apnées centrales et des apnées obstructives, des douleurs, des crampes, des mouvements anormaux des membres inférieurs. Les études avec enregistrement polysomnographiques donnent des résultats souvent contradictoires. Le temps de sommeil total et l'efficacité du sommeil sont souvent diminués. Lors du test de latence multiple du sommeil chez les patients atteints d'hypersomnolence diurne, le sommeil paradoxal pourrait augmenter, avec un raccourcissement de la latence du sommeil paradoxal et la survenue de SOREMPs. Cet aspect suggère un phénotype voisin de la narcolepsie. Cette hypothèse est supportée par une diminution de la concentration en hypocrétine du liquide céphalorachidien.

La dystrophie myotonique de type 2 semble être moins prononcée que la maladie de Steinert[33]. Les symptômes principaux rappellent ceux d'un syndrome des jambes sans repos, de troubles respiratoires pendant le sommeil et des épisodes de sommeil paradoxal sans atonie musculaire. Ces derniers seraient à rapprocher des troubles du comportement en sommeil paradoxal (chapitre 6, pages 170-171). L'hypersomnolence diurne serait due à ces perturbations et à la fragmentation induite du sommeil. Mais les études polysomnographiques manquent.

Les hypersomnies post-traumatiques

Les hypersomnies post-traumatiques font suite à un trauma crânien[34]. Pendant les six à dix-huit mois qui suivent le traumatisme, la prévalence des troubles du sommeil avoisine 46 %, avec une somnolence diurne excessive. Elle est associée à des céphalées, une perte de mémoire et une difficulté de concentration. Fréquemment, un syndrome d'apnées obstructives du sommeil ou un syndrome de mouvements périodiques des membres inférieurs l'accompagnent. Dans 6 % des cas, on observe des troubles de type narcoleptique, justifiant l'utilisation de la polysomnographie et des tests itératifs de latence du sommeil. L'hypersomnie du trauma crânien disparaît spontanément. Mais son pronostic dépend à l'évidence de la région crânienne traumatisée et de la magnitude de la lésion initiale.

Les hypersomnies associées aux maladies métaboliques

Le syndrome métabolique ne constitue pas une maladie en soi[35]. Ce terme souligne les facteurs qui interviennent dans le risque de développer des maladies cardiovasculaires ou un diabète. La définition du syndrome métabolique est basée sur l'obésité. S'y ajoutent plusieurs composantes telles que l'hypertension artérielle, une dyslipidémie et l'hyperglycémie. Ce groupe de symptômes peut conduire au diabète, à des pathologies cardiovasculaires et éventuellement au décès.

Dans les maladies métaboliques[1,2,3], comme le diabète de type 2 (hyperglycémie chez un obèse) et l'encéphalopathie hépatique de l'alcoolique chronique au stade de cirrhose hépatique, la somnolence diurne excessive résulte des troubles qui fragilisent le sommeil nocturne. L'hypersomnie est surtout réactionnelle à la fragmentation et au raccourcissement du temps de sommeil au cours de la nuit. On retrouve l'hypersomnie dans les troubles endocriniens comme l'encéphalopathie hépatique proprement dite, l'hypothyroïdie liée à un dysfonctionnement de la glande thyroïde, ou encore l'acromégalie, gigantisme non harmonieux lié au développement continu des os chez des patients qui souffrent d'une production d'hormone de croissance en excès. L'hypersomnie peut être due à la maladie elle-même ou à un syndrome d'apnées du sommeil associé ou encore à des mouvements périodiques des membres inférieurs. Les apnées du sommeil accompagnent souvent l'acromégalie ; les mouvements périodiques des membres inférieurs se retrouvent fréquemment dans l'alcoolisme chronique.

L'étude des symptômes liés au sommeil peut aider à prédire le syndrome métabolique. Ainsi, des difficultés d'endormissement, un sommeil peu réparateur, le fait de ronfler pendant le sommeil représentent des facteurs prédictifs du risque de voir un syndrome métabolique apparaître [36].

Mais la réciproque est vraie. Les perturbations du sommeil produisent des effets délétères sur la maladie métabolique et les deux pathologies interagissent l'une sur l'autre [37]. Les processus qui coordonnent le cycle veille-sommeil et la prise de nourriture sont actuellement à l'étude. La privation de nourriture induit la fragmentation du sommeil et la réduction du sommeil orthodoxe et du sommeil paradoxal. En retour, la réduction du sommeil et sa fragmentation augmentent le risque de survenue du diabète de type 2 [38], mais aussi de ses complications, comme en témoigne le risque accru de déclencher une rétinopathie diabétique proliférative [39]. Récemment, on a montré que la liaison réciproque entre le syndrome d'apnées obstructives du sommeil et le diabète de type 2 s'appuie sur des bases génétiques. L'étude a porté sur 600 patients apnéiques. Elle indique que le polymorphisme du gène *APOA5* pourrait bien intervenir dans leur susceptibilité au diabète de type 2 [40].

L'hypersomnie dans les mouvements anormaux des membres inférieurs pendant le sommeil [1,2,3]

L'hypersomnolence diurne motive la consultation. Elle résulte en fait de la fragmentation du sommeil liée aux microéveils qui accompagnent les mouvements des membres inférieurs. Pendant son sommeil, le dormeur n'a pas conscience de bouger. Cependant, chez environ 5 % à 10 % de la population générale, des mouvements périodiques animent les membres inférieurs pendant le sommeil. Les mouvements anormaux du sommeil peuvent survenir à n'importe quel âge. Le syndrome survient dans l'enfance et augmente en fréquence avec l'âge. C'est vraisemblablement le trouble du sommeil le plus répandu. Mais c'est aussi le plus méconnu des patients eux-mêmes. Lors d'une étude réalisée pendant la campagne d'été 1997-1998 en Antarctique par un de mes collaborateurs, le docteur Alain Queyroy, nous avons découvert fortuitement de tels mouvements anormaux chez un des sujets volontaires. L'Institut polaire (aujourd'hui Institut polaire Paul-Émile Victor) nous avait en effet attribué un crédit de recherche pour analyser le sommeil d'hivernants de la base Dumont d'Urville en terre Adélie avec le surmatelas actimétrique que j'avais développé à Grenoble.

Souvent, c'est le compagnon de lit du patient qui provoque la consultation. Il ou elle se plaint des mouvements de l'autre partenaire : il « remue les jambes », il « a des mouvements brusques pendant le sommeil », il « me cogne ». Bien que généralement le patient ne les perçoive pas consciemment, les mouvements des membres inférieurs ont un impact sur son sommeil. Le fait de remuer les jambes induit une réaction d'éveil. La réaction d'éveil ne dure que quelques secondes. Elle ne laisse aucune trace mémorielle. Ces microéveils réalisent cependant une fragmentation du sommeil. Leur addition conduit à une véritable privation de sommeil nocturne. Au fil des ans, cette privation de sommeil devient chronique et prend des proportions importantes. À terme, une hypersomnolence voire une hypersomnie diurne tente de compenser la privation de sommeil. Celle-ci exerce des conséquences sur la vie quotidienne.

Les mouvements anormaux des membres inférieurs pendant le sommeil sont de deux sortes : le syndrome des jambes sans repos et les mouvements périodiques des membres inférieurs[41]. Les deux syndromes peuvent être associés. Ils accompagnent souvent d'autres troubles du sommeil, comme l'insomnie, la narcolepsie, le syndrome d'apnées du sommeil et le vieillissement.

Le syndrome des jambes sans repos

Le syndrome des jambes sans repos représente une plainte du patient. Dès qu'il s'allonge pour dormir, il souffre d'une impatience « des jambes »[42]. Le patient éprouve un besoin impérieux de remuer les membres inférieurs. Il s'accompagne de sensations déplaisantes ou d'inconfort des membres inférieurs, de « fourmillements dans les jambes », de « picotements », de sensations « rampantes », de « tension », « d'électricité », de « démangeaisons », de « brûlure » ou de « piqûres d'épines ». Ces sensations désagréables s'aggravent dans la soirée et après le coucher. Le syndrome des jambes sans repos commence toujours au repos, quand la personne est assise ou allongée sans bouger. Puis, le besoin de bouger, de se lever et de marcher devient pressant. En effet, la marche le supprime ou le calme. Mais la raison la plus courante de la consultation réside dans l'apparition d'une somnolence diurne excessive.

Ce syndrome, très fréquent dans les pays industrialisés, touche en France 8,5 % de la population. Il est méconnu en Afrique subsaharienne.

J'en profite pour faire un aparté pour souligner que l'Afrique subsaharienne reste extrêmement pauvre en laboratoires de sommeil, qui se sont au contraire multipliés dans les pays industrialisés. Certes, on trouve des laboratoires de sommeil en Afrique du Sud, mais depuis bien longtemps maintenant la qualité des travaux scientifiques fondamentaux réalisés sur le sommeil dans ce pays ne fait plus autorité. Ce n'était pas le cas il y a 20 ou

30 ans quand les travaux de certains chercheurs sud-africains étaient reconnus sur le plan international. Je pense notamment, entre autres médecins scientifiques, à Colin Shapiro qui fait toujours autorité aujourd'hui dans le domaine du sommeil, mais c'est à Toronto au Canada. Je dois dire aussi que les travaux conduits par mon équipe ou mes élèves sont pour une bonne part passés sous silence. C'est sans doute en raison des difficultés auxquelles les laboratoires africains font face pour publier dans des journaux internationaux des recherches difficiles à conduire. On a souvent la tentation de baisser les bras. L'Afrique subsaharienne a certes enfanté des chercheurs sur le sommeil. J'en connais plusieurs. Pour la plupart, ils font « tourner » avec succès des laboratoires de sommeil dans les « pays du Nord ». Je ressens aujourd'hui une grande amertume quand je constate que, si la médecine du sommeil fait vivre convenablement les praticiens qui l'exercent ailleurs dans le monde, cette discipline demeure ignorée, voire méprisée sur ce vaste continent. Je peux témoigner cependant que les malades sont bien au rendez-vous.

Revenant sur la rareté du syndrome des jambes sans repos en Afrique, je dois parler ici de la géophagie. Lorsque j'enseignais à l'Université de Niamey au Niger, le professeur Arnaud Cénac avait remarqué que les femmes qui pratiquaient la géophagie, pratique courante au Sahel, développaient une anémie macrocytaire, c'est-à-dire à gros globules rouges. Certaines souffraient aussi d'un syndrome des jambes sans repos. Or l'argile n'est pas absorbée, mais elle tapisse la paroi intestinale et empêche l'absorption de nombreux nutriments parmi lesquels la vitamine B12 et l'acide folique. L'absorption intestinale du fer est considérablement altérée, pouvant induire une anémie ferriprive. Les femmes enceintes ont besoin de fer. Si elles bloquent son absorption, elles risquent de se retrouver avec un déficit voire une carence en fer. L'administration d'acide folique améliorait l'anémie et allégeait aussi le syndrome des jambes sans repos.

L'interrogatoire du patient demeure essentiel pour le diagnostic. On le complète par un test d'immobilisation suggérée. Le sujet est assis sur un fauteuil confortable pendant une heure, avec la consigne absolue de ne pas bouger. Dans le syndrome des jambes sans repos, des sensations d'inconfort désagréables, de besoin de bouger les jambes, ou encore de mouvements involontaires, surviennent pendant le test.

On décrit deux formes de syndrome des jambes sans repos. La forme précoce ou primaire atteint les jeunes avec un pic de prévalence autour de 20 ans. Cette forme familiale met vraisemblablement en jeu des facteurs génétiques, qui ne sont encore pas formellement identifiés. La forme tardive a un pic de fréquence vers l'âge de 40 ans. Dans la plupart des cas, on retrouve un trouble du métabolisme du fer, notamment au niveau du système nerveux central démontré dans le liquide céphalorachidien. La ferritine, protéine de transport du fer, peut être déficiente. On décrit aussi un dysfonctionnement du système qui fabrique la dopamine cérébrale. Des études post-mortem ont montré que cette monoamine est en déplétion au niveau des structures cérébrales dopaminergiques, c'est-à-dire des structures qui la synthétisent. Les médicaments actifs sur ce syndrome touchent le métabolisme du fer et celui de la dopamine.

Pour affirmer le diagnostic de syndrome des jambes sans repos, une polysomnographie peut être indiquée. Outre la technique conventionnelle, elle comprend aussi l'enregistrement des muscles tibiaux antérieurs, qui se situent à l'extérieur de la crête tibiale. Cet enregistrement montre l'augmentation périodique de l'activité électromyographique tibiale antérieure ainsi que la survenue des mouvements des jambes, qui saturent le signal électrique recueilli. La polysomnographie montre un allongement de la latence du sommeil et une augmentation de l'éveil intrasommeil. Le nombre de changements d'état est accru, confirmant la fragmentation du sommeil par les microéveils. Le sommeil lent profond diminue au profit du sommeil lent léger, voire du sommeil le plus léger, le stade 1. Le résultat des interruptions du sommeil conduit à une dette de sommeil et, à terme, à une somnolence diurne excessive, qui provoque la consultation.

Le syndrome des mouvements périodiques des membres inférieurs

Les mouvements périodiques des membres inférieurs, les myoclonies des auteurs anglo-saxons (« *myoclonic jerks* »), sont des mouvements brusques des jambes. Ces mouvements périodiques anormaux touchent aussi beaucoup plus rarement les membres supérieurs, voire le reste du corps. Ils surviennent chez 90 % des patients porteurs d'un syndrome des jambes sans repos [42]. Ils débutent par une flexion du gros orteil sur le pied, suivie d'une flexion du pied sur la jambe, voire d'une flexion du genou et de la hanche. L'enregistrement au moyen d'électrodes placées sur le revêtement cutané des jambes révèle ces mouvements. Les électrodes se placent conventionnellement en regard des muscles jambiers antérieurs sur la face antéro-externe de la jambe. Les mouvements périodiques se caractérisent par des bouffées d'activité électrique des muscles (bouffées électromyographiques) qui se produisent parfois plusieurs fois par minute. Ils durent entre une demi-seconde et cinq secondes. Ils surviennent en salves de trois à quatre mouvements séparées par des intervalles de cinq à 90 secondes. Le syndrome est considéré comme modéré lorsqu'on détecte 25 à 50 mouvements par heure. On le dit sévère lorsque le nombre de mouvements observés dépasse 50 par heure. La forme sévère est aggravée en raison de ses répercussions importantes sur le sommeil. C'est une privation de sommeil nocturne liée aux nombreux microéveils, suivie d'une somnolence diurne excessive compensatoire. L'électroencéphalogramme révèle une activation de l'activité électrique du cortex cérébral, qui traduit une réaction d'éveil. À la fin de la nuit de sommeil, ces microéveils mis bout à bout vont constituer une privation de sommeil inconsciente. Dans la journée, le risque d'hypersomnolence est alors à craindre. Parfois, l'électroencéphalogramme reste inchangé, le sommeil poursuit son chemin. Le mouvement s'exécute alors comme par automatisme, sans conséquence sur la qualité du sommeil. La survenue des mouvements périodiques des membres inférieurs représente un signe de gravité du syndrome des jambes sans repos [42].

Le syndrome des mouvements anormaux pendant le sommeil serait lié à un déficit en fer, qui traduit une perturbation du système dopaminergique. La dopamine est liée au contrôle du mouvement. Chacun connaît la maladie de Parkinson, traitée par un précurseur de la dopamine, la L-dopa (3,4-dihydroxyphénylalanine). Les agonistes de la dopamine donnent souvent de bons résultats. Cependant, à mesure que le patient les utilise, la dose de médicament peut devoir être augmentée pour contrôler l'aggravation des symptômes. On parle alors du phénomène d'augmentation. Progressivement, les symptômes surviennent plus tôt dans l'après-midi, s'étendent à d'autres parties du corps, augmentent en intensité. Le traitement contrôle les symptômes pendant des périodes de plus en plus brèves. Actuellement, les progrès de la thérapeutique se font attendre.

Les troubles de la respiration pendant le sommeil : le syndrome d'apnées du sommeil

Les troubles respiratoires pendant le sommeil regroupent une grande variété de pathologies, depuis le simple ronflement jusqu'au syndrome d'apnées obstructives du sommeil, en passant par le syndrome de résistance des voies aériennes supérieures. Les manifestations cliniques vont de simples céphalées au réveil du patient à la fatigue, à la somnolence diurne excessive et aux pertes de performances cognitives ou sexuelles. Les répercussions sociales et dans le cadre du travail sont majeures. Le ronflement peut aussi induire des perturbations d'ordre familial.

L'apnée, c'est l'arrêt de la respiration. L'apnée du sommeil, c'est l'arrêt de la respiration pendant le sommeil. Dans les pays où les laboratoires de sommeil existent, les apnées du sommeil représentent la pathologie la plus fréquente dans la population générale, touchant vraisemblablement plus de 1 % à 4 % des adultes [43]. L'apnée du sommeil induit des coûts considérables tant sur le plan de la santé que sur celui du travail, ou encore de l'Assurance maladie.

On distingue deux types d'apnées du sommeil. Les apnées centrales prennent leur origine au niveau des centres nerveux de la commande respiratoire. Les apnées obstructives, les plus fréquentes, sont périphériques et dues au blocage du flux d'air au niveau du carrefour pharyngo-laryngé.

Le syndrome d'apnées du sommeil centrales

Dans l'apnée centrale, la commande des muscles respiratoires à partir des centres nerveux respiratoires est interrompue. Le cerveau ne commande plus aux neurones moteurs des muscles respiratoires de la corne antérieure de la moelle épinière. Cette absence de commande nerveuse provoque un arrêt respiratoire.

C'est ce mécanisme qui est rencontré dans le ***syndrome de mort subite du nourrisson***. Il est dû à un échec des mécanismes de contrôle cardiorespiratoires au cours de la première année de vie. Il représente la troisième ou quatrième cause principale de mortalité aux États-Unis[44]. Une enquête de l'Institut de veille sanitaire conduite entre 2007 et 2009 donne des chiffres similaires en France[45]. Ce syndrome survient entre la naissance et huit mois d'âge, voire plus. L'inquiétude frappe les parents du nourrisson. Ils ont remarqué des arrêts respiratoires pendant le sommeil chez leur enfant. Pour faire repartir la respiration, on doit le réveiller. Dans les pays du Nord, des enregistrements de la respiration des nourrissons à risque permettent de les éveiller et, en conséquence, de limiter l'impact de ce syndrome. L'enregistrement est réalisé au moyen d'une jauge de contrainte placée autour du thorax. L'arrêt respiratoire déclenche une alarme qui réveille le bébé ou les parents, qui alors réveillent leur enfant. En l'absence d'enregistrement respiratoire, l'enfant peut mourir, car il est incapable de redémarrer seul sa commande respiratoire centrale.

Les nombreuses tentatives d'utilisation des enregistrements polysomnographiques pour prédire la survenue d'événements qui menacent la vie (« *Apparent Life Threatening Events* ») ont échoué. C'est pourquoi ces enregistrements complexes ne sont pas actuellement indiqués en routine, sauf si on suspecte des problèmes respiratoires pendant le sommeil[44].

La mort subite du nourrisson touche entre deux et trois pour mille naissances vivantes dans les pays développés[44,45]. En Afrique, le syndrome de mort subite du nourrisson est mal connu. Lorsque je travaillais à Niamey, j'avais engagé une enquête rétrospective dans 400 familles de la Garde républicaine du Niger[46]. Cette population était privilégiée. Elle avait accès au logement, aux approvisionnements et aux soins gratuits. Sur le plan de la vie sociale et économique, les familles pouvaient se comparer aux populations des pays développés. Elles bénéficiaient d'un soutien médical apporté par deux médecins militaires français en coopération, les docteurs Jérôme Vix et Sophie Lagneau-Straboni. Chez les sujets sains, l'hémoglobine est en grande majorité du type A. C'est une molécule contenue dans les hématies ou globules rouges. Elle est responsable du transport de l'oxygène vers les tissus corporels. Les homozygotes portent les allèles A de chacun de leurs deux parents : on dit qu'ils sont AA. La drépanocytose représente une anomalie génétique héréditaire de l'hémoglobine mutée en hémoglobine S. Elle survient dans les populations noires africaines ou originaires d'Afrique noire. La polymérisation de l'hémoglobine S déforme les hématies sous la forme de faucilles, « *sickle* » en anglais. L'appellation d'anémie falciforme en français, « *sickle cell anemia* » en anglais, en dérive. Elle serait apparue dans la région du Bornou aux environs du lac Tchad. Elle limiterait l'impact du paludisme. Cependant, chez l'homozygote (SS), la maladie est très invalidante et limite l'espérance de vie. Les crises drépanocytaires sont dues à la déformation des hématies sous l'effet de la polymérisation de l'hémoglobine. La cause peut en être une acidification du sang ou une augmentation de la température corporelle. Les hématies déformées perdent leur plasticité et ne peuvent plus passer par les petits capillaires. Elles s'empilent comme des assiettes et provoquent des obstructions des vaisseaux sanguins, entraînant notamment la nécrose des têtes des os longs. Les globules rouges déformés sont reconnus comme étrangers et détruits par la rate. C'est la raison de l'anémie et de l'hémoglobinurie. Les hétérozygotes (AS) sont porteurs d'un allèle sain (A) d'un parent et d'un allèle pathologique (S) de l'autre parent. Ils sont dits porteurs du trait drépanocytaire ou encore « porteurs sains ». Dans les 400 familles étudiées, la plupart des parents étaient sains, du type AA. Certains étaient hétérozygotes et en bonne santé apparente. Notre enquête rétrospective a cependant révélé que le port du trait drépanocytaire par un des deux parents accroissait le risque de mort subite du nourrisson, multiplié alors par onze par rapport aux familles sans anomalie de l'hémoglobine. Dans ces familles porteuses du gène altéré, les soignants peuvent conseiller de bien observer l'enfant endormi. Si des apnées sont observées, on doit organiser une surveillance de l'enfant pendant son sommeil.

À Niamey, j'ai eu l'occasion d'enregistrer le sommeil de quelques patients drépanocytaires (homozygotes). J'ai détecté des apnées centrales pendant le sommeil chez les adolescents homozygotes, malades de la drépanocytose. Ces apnées survenaient surtout au cours du sommeil paradoxal. Elles portaient sur un nombre limité de patients. Je n'ai pas publié cette étude, si ce n'est dans un congrès. En 2010, une étude chez l'enfant et l'adolescent hétérozygotes a montré l'existence d'apnées obstructives du sommeil, associées à des mouvements périodiques des membres inférieurs, persistant après amygdalectomie[47]. En 2015, une autre étude qui porte sur 44 adultes drépanocytaires montrait que le syndrome d'apnées du sommeil reste modéré[48].

Le syndrome d'apnées centrales peut également survenir chez l'adulte à la suite d'un accident vasculaire cérébral, d'une tumeur ou d'une infection virale du cerveau, d'autres maladies neurologiques ou de troubles respiratoires chroniques. Il peut aussi être lié à des analgésiques (morphine, codéine, par exemple). Par ailleurs, l'apnée centrale de l'adulte pourrait expliquer en partie certaines morts subites sans agonie au cours du sommeil, devant la télévision ou au lit.

Le syndrome d'apnées obstructives du sommeil

Les apnées obstructives du sommeil touchent environ 4 % de la population masculine et 2 % de la population féminine aux États-Unis[43]. Les chiffres sont similaires dans les autres pays industrialisés, tournant autour de 2 % à 4 % chez les hommes et 1 % à 2 % dans le sexe féminin. Mais, on estime qu'on ne diagnostique pas la grande majorité des apnées obstructives du sommeil. Les adultes de sexe masculin, gros ronfleurs de plus de 40 ans, en embonpoint ou obèses, atteints du syndrome de Pickwick, constituent la population-cible. Dès

1965 et 1966, le professeur Henri Gastaut et ses collaborateurs à Marseille furent les premiers à décrire des arrêts respiratoires pendant le sommeil chez ces patients obèses. Ils les ont nommés « apnées » et ont distingué les apnées centrales et les syndromes obstructifs[49]. L'étude décrivait amplement les altérations du sommeil liées aux épisodes apnéiques. Elle soulignait également la désaturation du sang en oxygène lors des arrêts respiratoires. Cependant, le « syndrome d'apnées du sommeil » devait réellement prendre son essor en 1976 grâce au travail de Christian Guilleminault[50], neurologue français et professeur de l'Université de Californie à Stanford. Son livre « *Sleep Apnea Syndromes* » (édité avec William Dement en 1978[51]) a beaucoup contribué à populariser ce syndrome. Cependant, les obèses ne sont pas les seuls à être touchés par le syndrome d'apnées obstructives du sommeil. Il affecte aussi des personnes jeunes et minces. Le syndrome est alors plus grave. L'apnée obstructive est liée à la conformation du carrefour pharyngo-laryngé, c'est-à-dire du carrefour entre les voies aériennes supérieures, qui descendent aux poumons par la trachée, et le tube digestif. Les tissus mous qui constituent l'oropharynx tendent à s'affaisser et à obturer la lumière des voies aériennes.

Les patients viennent en général consulter pour une somnolence diurne excessive. Dès qu'ils se trouvent dans un environnement monotone, peu stimulant, ils s'endorment. C'est le cas devant la télévision, sur leur livre ou encore au volant. Le matin, ils se réveillent avec des céphalées et une fatigue persistante. Les performances mentales s'affaiblissent. Les patients perdent le goût pour accomplir des tâches simples, même celles qu'ils aimaient auparavant. Certaines personnes consultent pour une impuissance ou une frigidité. D'autres sont victimes d'un accident du travail ou de la circulation. Les patients souffrent de polyurie nocturne. Ils peuvent développer une hypertension artérielle sans cause apparente. Une autre complication est l'angine de poitrine ou angor, qui traduit l'aggravation des problèmes cardiovasculaires et peut conduire à une insuffisance cardiaque. Ces patients peuvent aussi développer une insuffisance respiratoire ou déclencher un accident vasculaire cérébral. L'hypersomnolence majeure se développe au fil des ans. Elle résulte tout simplement des éveils provoqués par la reprise ventilatoire qui fait suite aux apnées pendant le sommeil, comme le montre l'examen polysomnographique.

Le diagnostic d'apnée et la différenciation entre apnée centrale et apnée obstructive

L'enregistrement respiratoire permet le diagnostic d'apnée et de sa catégorie centrale ou obstructive. L'examen est réalisé soit sur la nuit complète, soit pendant une sieste d'après-midi. Divers capteurs sont mis en place. Des thermistances ou des thermocouples recueillent le flux d'air naso-buccal au niveau des narines et devant la bouche. Ces capteurs mesurent la variation de la température de l'air qui se réchauffe à l'expiration et se refroidit à l'inspiration. L'oscillation respiratoire ainsi obtenue permet de détecter l'arrêt de la respiration. Pour diagnostiquer le type d'apnée, centrale ou obstructive, on place des jauges de contrainte au niveau du thorax et de l'abdomen. Une méthode plus agressive consistait à placer une sonde à ballonnet dans l'œsophage, en la faisant déglutir par le patient. Quand la pression appliquée sur le ballonnet augmente, elle traduit la présence d'un effort respiratoire. On n'utilise presque plus cette technique complexe à mettre en œuvre et peu agréable pour le patient. La ventilation se mesure plus fréquemment par un système de pneumotachographie. Cet appareil détermine le débit ventilatoire en opposant une résistance au flux d'air. Le capteur consiste en des lunettes nasales dites à oxygène. La perte de charge due à cette résistance varie en fonction de la vitesse de l'air, c'est-à-dire de son débit volumique. La dernière technique, développée en particulier par l'école de Grenoble, consiste dans le calcul du temps de transit du pouls, mesuré entre l'onde R de l'électrocardiogramme et l'onde du pouls au niveau d'un doigt. La contraction du ventricule gauche, elle-même influencée par la pression intrathoracique, influence le temps de transit du pouls. On utilise ses variations pour évaluer indirectement les efforts respiratoires pendant le sommeil. Cette méthode non invasive nécessite l'enregistrement de l'électrocardiogramme et de l'onde de pouls grâce à un capteur photopléthysmographique placé au niveau d'un doigt. Il réalise une mesure optique des variations de volume liées notamment au pouls, qui correspond à l'éjection du sang par la pompe cardiaque. Un oxymètre est intégré à l'appareil. Il mesure l'absorption de la lumière infrarouge par l'hémoglobine des globules rouges. Cette mesure détermine la saturation du sang en oxygène exprimée en pourcentage. Le niveau de saturation de l'hémoglobine en oxygène est normalement compris entre 95 et 100 %. La mesure indique si l'apnée est ou non « désaturante » en oxygène. La désaturation du sang en oxygène aggrave la désoxygénation du cerveau. En cas d'apnée « désaturante », qui induit la désaturation de l'hémoglobine en oxygène, on doit traiter le patient.

Lorsque j'officiais au Niger, mes moyens techniques étaient limités. J'utilisais des électrodes d'argent collées sur les espaces intercostaux pour recueillir l'activité électrique des muscles intercostaux inspiratoires. On utilise aujourd'hui des jauges de contrainte thoracique et abdominale. Quand l'apnée s'accompagne d'un arrêt de l'effort inspiratoire thoracoabdominal, on parle d'une apnée centrale. Si au contraire elle s'accompagne d'efforts respiratoires, le diagnostic se porte sur une apnée périphérique par obstruction des voies aériennes supérieures.

Une apnée correspond à un arrêt respiratoire qui dure plus de dix secondes. Un patient peut faire 500 apnées par nuit, soit environ une apnée par minute sur une nuit de huit heures. Les apnées peuvent durer jusqu'à 30 à 40 secondes. Pour sortir de l'apnée, le patient doit fournir un effort inspiratoire important. La reprise ventilatoire est bruyante et audible par le voisin de lit.

Le sommeil dans le syndrome d'apnées obstructives

Le sommeil est désorganisé, haché par les éveils et les microéveils, selon la description faite à Marseille [49]. Le patient ne peut pas atteindre le sommeil lent profond. Il s'endort en stade 1, passe peut-être par quelques fuseaux du stade 2, qui est vite interrompu par la survenue de l'apnée. Les apnées peuvent durer jusqu'à une minute. Le nombre d'apnées peut être très élevé. Pour sortir de l'apnée, le dormeur doit se réveiller dans une reprise inspiratoire bruyante. Le patient se rendort rapidement en sommeil léger. Les microéveils, additionnés les uns aux autres, produisent une privation de sommeil qui devient de plus en plus invalidante. La privation de sommeil provoque un mécanisme compensatoire, la somnolence diurne excessive. La gravité du syndrome se juge par le comptage du nombre d'apnées et d'hypopnées (diminution de l'amplitude de la respiration) par heure. Chez le jeune adulte, on reste dans le domaine physiologique jusqu'à cinq apnées par heure ; au-delà, c'est pathologique. Chez le sujet âgé, la norme physiologique s'étend jusqu'à dix apnées par heure ; au-delà, on entre dans le domaine de la pathologie.

Le syndrome de résistance des voies aériennes supérieures

Ce syndrome s'apparente au syndrome d'apnées obstructives du sommeil. C'est un syndrome *a minima*. Au lieu d'apnées franches, le patient réalise des hypopnées. Elles surviennent chez des hommes minces, voire des jeunes femmes. Sur le plan morphologique, ces personnes montrent une face qu'on dit triangulaire, avec un petit menton effacé. Ce patient rétrognathe possède un palais arqué ou une rétroposition de la mandibule ou mâchoire inférieure.

La polysomnographie met en évidence les hypopnées. La pose d'une sonde de pression œsophagienne peut démontrer l'existence d'efforts inspiratoires thoraciques. La révision de 2014 de l'« *American Academy of Sleep Medicine* » (chapitre 1, référence [9]) complète les critères diagnostiques publiés en 2012 [52]. Elle définit l'hypopnée comme une diminution de la ventilation supérieure ou égale à 30 %, associée à une désaturation du sang en oxygène de 3 % à 4 %.

Les conséquences de l'hypopnée sur la santé du patient sont voisines de celles de l'apnée obstructive. Les hypopnées peuvent entraîner des complications similaires. Les malades consultent en raison d'une grande fatigue matinale, d'une somnolence diurne excessive ou encore d'une baisse des performances mentales ou sexuelles. Le sommeil est désorganisé, fréquemment interrompu par des microéveils encadrés par du sommeil lent léger (stade 1 ou stade 2).

Sur un plan plus anecdotique, j'ai eu l'occasion de travailler sur le port prolongé d'un masque à gaz. Chez certaines personnes, le masque provoque des hypopnées, voire des apnées angoissantes. Le sujet retire alors son masque précipitamment. S'il se trouvait en atmosphère toxique, il serait en grand danger. La pression négative à l'intérieur du masque induit des efforts inspiratoires et expiratoires plus importants que lors de la respiration à l'air libre. Le port de masque à gaz pourrait représenter un modèle pour étudier le syndrome de résistance des voies aériennes supérieures.

Le traitement du syndrome d'apnées obstructives du sommeil

Le groupe de Christian Guilleminault a révolutionné le traitement des apnées du sommeil. À la fin des années 1970 [53], il préconisait la ***trachéotomie*** chez les patients apnéiques très gravement atteints avec décompensation cardiovasculaire. On peut aisément imaginer que respirer à partir d'un trou pratiqué dans la trachée pourrait ouvrir la voie à des complications pulmonaires. L'air entre directement dans les poumons en évitant les filtres représentés par les fosses nasales et la cavité buccale. Bien sûr, on bouchait l'ouverture trachéale pendant la journée. La dépression sévère et de longue durée constituait une complication non pulmonaire. Puis en 1981, Colin Sullivan de Sydney en Australie eut l'idée de vaincre l'obstruction à l'écoulement de l'air en appliquant une pression positive continue par un masque placé au niveau des narines. L'air provient d'un compresseur [54]. La fameuse CPAP était née (pour « *Continuous Positive Airway Pressure* » ; ***pression positive continue***, PPC en français). Elle se perfectionnera jusqu'à nos jours. La pression positive est réglée selon le patient entre cinq et quinze centimètres d'eau, valeur suffisante pour vaincre 95 % des obstructions des voies aériennes supérieures. Le patient positionne son masque sur le nez et la bouche et allume le compresseur. Ce dernier est devenu presque entièrement silencieux. Le plus souvent, tous les troubles exprimés par le patient disparaissent, que ce soit la somnolence, la baisse des performances ou les troubles sexuels. La rythmicité circadienne de la température interne se rétablit. Nous avons en effet constaté une amplitude du rythme de la température rectale recueillie en continu amoindrie chez ces patients. Elle revient à la normale sous PPC. La pression positive continue représente le traitement par excellence des apnées obstructives du sommeil, malgré de fréquentes difficultés de réglage ou de tolérance. En France, plus de 800 000 patients sont équipés de PPC. La Sécurité sociale les prend partiellement en charge, avec une proportionnalité liée à l'observance du patient, que le télésuivi automatique permet de juger. Plus le patient utilise sa machine, plus le prestataire de services et de matériels à domicile en est informé et plus le forfait journalier touché par le prestataire est élevé. Un autre intérêt du télésuivi réside en une meilleure télésurveillance du traitement par le contrôle des paramètres de l'appareillage et de l'efficacité du traitement grâce à la mesure de l'indice d'apnées-hypopnées résiduel. L'information de la part du malade lui-même et de celle de son médecin vient en complément. Notons que le télésuivi fait appel au volontariat du patient et que, depuis mai 2018, les données transmises sont soumises au règlement général de protection des données. Colin Sullivan a récemment publié ses réflexions sur cette technique expérimentale devenue une méthode thérapeutique. Il conclut qu'après 38 ans de service, elle a tenu le test du temps [55].

Des traitements plus légers, comme le simple ***changement de position du dormeur*** aidé par des détecteurs de position, sont proposés. Certaines personnes font des apnées quand elles dorment sur le dos (décubitus dorsal) et n'en font pas ou peu quand elles dorment sur le côté, en décubitus latéral. Les dispositifs Pasuldo (www.pasuldo.fr/) ou Ronfless® (http://ronfless.com/) représentent un système très simple. Ces dispositifs comportent un harnais qui maintient un cylindre ou une boule en mousse dense sur le dos du dormeur. La gêne provoquée lorsque le sujet se positionne sur le dos le force à se mettre sur le côté. D'autres dispositifs déclenchent un léger bruit ou une décharge électrique de faible intensité lorsque le patient se met sur le dos. En Afrique, je proposais tout simplement à mes patients de placer une simple balle de tennis cousue dans le pyjama ou le tricot de corps ou encore plaquée au dos par un bandage.

Les ***orthèses d'avancement mandibulaire*** prennent rapidement de l'importance [43]. Elles sont réalisées sur mesure à partir des empreintes dentaires du patient. L'avancement de la mâchoire inférieure ouvre le passage de l'air au niveau du carrefour pharyngo-laryngé. Les plus sophistiquées permettent une « titration » avec contrôle d'efficacité par polysomnographie. En France, la Sécurité sociale prend en charge les orthèses après demande d'entente préalable. L'évaluation de leur efficacité basée sur une amélioration d'au moins 50 % de l'index d'apnée-hypopnée conditionne le renouvellement de la prise en charge après deux ans d'utilisation.

Les ***traitements chirurgicaux*** sont à réserver aux patients chez qui la cause du syndrome d'apnées du sommeil est évidente et chirurgicalement accessible. Par exemple, le patient sera porteur d'une déviation importante de la cloison nasale, ou la morphologie de sa mâchoire inférieure comportera un effacement du menton ou une rétroposition de la mandibule. Ce pourra être aussi un patient porteur de très grosses végétations des fosses nasales ou de très grosses amygdales, ou encore d'une très grosse langue qui tombe en arrière quand il dort sur le dos. Ce sera enfin un patient qui présente une anomalie du palais membraneux et de la luette. Le chirurgien ORL (oto-rhino-laryngologiste) confirmera ces anomalies et proposera un traitement chirurgical. Le chirurgien ORL doit cependant posséder une très bonne culture dans le domaine de la médecine du sommeil. Plusieurs opérations peuvent être proposées. La réfection de la cloison nasale constitue un acte chirurgical relativement simple. L'adénoïdectomie est l'ablation des végétations, l'amygdalectomie celle des amygdales et la glossectomie partielle correspond à l'exérèse d'une partie de la langue. La reconstruction de la mandibule est indiquée chez les patients agnathes ou rétrognathes. L'uvulopalatopharyngoplastie représente la technique de réfection du palais membraneux et de la luette, avec ou sans excision de celle-ci. On a trop souvent proposé cette opération. Son indication doit être très précautionneuse, car elle génère souvent des syndromes douloureux invalidants alors que le gain constaté quant à l'apnée du sommeil est limité.

En matière de décision thérapeutique, ***l'endoscopie sous sommeil*** induit, ou la fibroscopie des voies aériennes supérieures sous anesthésie générale sont déterminantes, quelle que soit l'option envisagée ensuite. Elle permet de visualiser le siège de l'obstacle à l'origine de l'événement respiratoire. De ce fait, l'uvulopalatopharyngoplastie connaît un regain d'intérêt. La suspension-antériorisation du voile du palais remplace les interventions de raccourcissement du voile. Elles étaient d'ailleurs à l'origine de la disparition de ce geste chirurgical.

Le syndrome d'apnées obstructives du sommeil touchant fréquemment les obèses, on peut se poser la question de l'efficacité d'un ***régime amaigrissant***. Un certain nombre de patients retrouvent une respiration normale pendant le sommeil après avoir beaucoup maigri. Le fait d'être devenu obèse change l'imprégnation graisseuse des tissus mous du fond de la gorge, c'est-à-dire du larynx, du pharynx et du voile du palais. Le changement de consistance du palais membraneux dont les tissus mous vibrent différemment peut aggraver le ronflement. Certes, les bons résultats sont rares. Mais l'amaigrissement ne peut qu'être bénéfique pour le patient sur le long terme, même s'il n'a pas d'effet notable sur l'apnée du sommeil.

Dans les cas d'obésité importante, on peut envisager la ***chirurgie bariatrique*** (la bariatrie est une branche de la médecine qui s'intéresse aux obèses). Le geste chirurgical consiste à diminuer le contenu gastrique et l'absorption digestive des aliments. Cet acte chirurgical doit s'appuyer sur une évaluation préliminaire du syndrome d'apnées du sommeil par polygraphie respiratoire nocturne ou mieux par polysomnographie.

Autres troubles respiratoires pendant le sommeil

Les troubles obstructifs chroniques des voies aériennes sont rencontrés chez les patients affectés par la silicose. Cette maladie atteint les mineurs qui, comme en Afrique du Sud, mais aussi partout dans le monde, respirent des cristaux de silice naissants libérés par l'extraction du charbon ou du minerai. Ces cristaux de silice aux arêtes acérées pénètrent jusqu'aux alvéoles pulmonaires. Elles induisent des réactions inflammatoires et cicatricielles de la paroi alvéolaire. Celle-ci évolue vers la fibrose. Au fil des années, le silicotique développe une insuffisance respiratoire et n'arrive plus à respirer correctement. Par rapport à la population générale qui présente des troubles pulmonaires, les patients atteints de silicose ont 30 fois plus de risque de contracter une tuberculose. Ils sont également plus sujets à développer un cancer du poumon. Le traitement de la silicose est évidemment différent de celui des apnées et hypopnées. Il utilise des méthodes empiriques, telles que l'usage des bronchodilatateurs avec ou sans corticothérapie ou oxygénothérapie. Il peut aussi conduire au lavage du poumon entier. Il inclut aussi le traitement des complications.

La pollution de l'air est également un problème émergent et en croissance rapide. Elle donne lieu chaque année à un congrès international (« Les rencontres internationales & citoyennes santé et environnement, ou RISE », en anglais « *International Meeting on Environmental Health* ») qu'organise depuis 2016 le docteur Jacques Reis. Le congrès se tient habituellement au Conseil de l'Europe à Strasbourg. L'exposition chronique à des matières particulaires ou des solvants peut occasionner des dégâts au niveau pulmonaire, sans compter ceux qui surviennent au niveau du cerveau. L'utilisation grandissante des nanoparticules et des nanotubes, par exemple, commence à intéresser les chercheurs et les pouvoirs publics. Plus les éléments particulaires ont une petite taille, plus leur pouvoir couvrant est important. On peut s'attendre au développement de pathologies pulmonaires et respiratoires nouvelles.

Le mal des montagnes et les troubles respiratoires pendant le sommeil en altitude. Le mal des montagnes survient à partir de 2 000 mètres d'altitude. La cause en est la baisse de la pression partielle d'oxygène dans l'atmosphère, l'air étant plus dense au niveau de la mer et se raréfiant avec l'altitude. Au cours du sommeil, on peut observer une respiration périodique de Cheyne-Stokes. Elle se caractérise par l'alternance de périodes ventilatoires normales et de périodes avec apnées ou hypopnées. Ces perturbations surviennent lors d'un séjour en haute altitude, en général au-dessus de 4 000 mètres, ou dans des conditions de pression atmosphérique faible. Dans les années 1970, des Américains qui séjournaient sur la base polaire d'Amundsen-Scott South Pole Station, qui est située à 2 835 mètres d'altitude, étaient atteints de respiration périodique au cours du sommeil [56]. Or au pôle Sud, la pression atmosphérique est plus faible qu'ailleurs. Ceci est dû à une moindre épaisseur de l'atmosphère, car l'air froid est plus dense et plus lourd que l'air chaud, qui au contraire, se dilate et s'élève.

En conclusion : hypersomnie et insomnie, une relation complexe

Les hypersomnies, notamment les hypersomnies secondaires, sont quasiment indissociables de l'insomnie ou du moins du déficit en sommeil. Une altération du sommeil, provoquée ou non par une cause intercurrente, peut induire une hypersomnolence réactionnelle. Ces deux groupes de pathologies du sommeil sont intimement liés.

CHAPITRE 5
LES INSOMNIES

INTRODUCTION

Dans le chapitre 4 sur les hypersomnies, nous avons déjà largement abordé ce sujet. En effet, la perte de sommeil par fragmentation du sommeil, par privation de sommeil ou encore par insomnie d'autres origines est responsable de la somnolence diurne excessive. C'est elle qui conduit le patient à consulter un spécialiste. Séparer les hypersomnies secondaires des insomnies peut paraître inadéquat, mais cette séparation est nécessaire dans un esprit de simplification didactique.

Les insomnies sont un sujet extrêmement vaste, peu facile à résumer clairement. Je renverrai aux excellents livres édités par Michel Billiard et son équipe (chapitre 4, références [1,2]), et commencerai par la définition de ce trouble du sommeil. Littéralement, l'insomnie c'est la perte de sommeil ou du moins le manque de sommeil ressenti. La caractéristique essentielle de l'insomnie est qu'elle représente une plainte. Le patient se plaint de ne pas dormir : « docteur, je ne dors pas ». C'est (heureusement) faux dans plus de 99 % des cas. Mais, cette plainte exprime souvent une difficulté à amorcer le sommeil, à le maintenir dans la nuit ou le matin (éveil matinal précoce). La perte totale de sommeil n'existe que dans des cas réellement exceptionnels. Je ne connais personnellement que deux maladies qui peuvent la provoquer : la chorée fibrillaire de Morvan[1] et la maladie de Whipple[2]. Les enregistrements polysomnographiques objectivent alors l'insomnie totale, ou agrypnie, et l'insomnie partielle.

Rares sont ceux qui ne se sont jamais plaints d'insomnie. Chacun a expérimenté une fatigue matinale à la suite « d'un mauvais sommeil » nocturne ou « d'être resté éveillé toute la nuit », ou encore « de s'être réveillé toute la nuit ». En 2018, une étude australienne qui utilise les critères modernes d'évaluation rapporte une prévalence de 11,3 % pour l'insomnie seule[3]. En 2012, en France, la prévalence des symptômes d'insomnie chronique accompagnés de perturbations diurnes est égale à 19 % sur un échantillon de 12 636 personnes de plus de seize ans. Elle prédomine chez les femmes (22,2 % contre 15,4 % chez les hommes)[4]. Elle augmente aussi avec l'âge, avec un retentissement diurne maximal entre 25 et 55 ans. Mais, cette plaie moderne n'a pas toujours existé. Dans les rares sociétés préindustrielles équatoriales qui persistent aujourd'hui, la prévalence de l'insomnie chronique ne serait que de 1 % à 2 %[5]. Avant l'ère préindustrielle dans les pays du Nord, la période de sommeil était privilégiée. Les horaires de sommeil étaient réguliers et l'environnement du dormeur protégé. De nos jours, la technologie envahit cet environnement 24 heures sur 24 et 7 jours sur 7 (télévision, smartphones, tablettes, etc.). Déjà en 1887 [6], un éditorial de « *The Hospital* » à Londres accusait « *This is an age of hurry and bustle* » ; c'était maintenant le temps des gens pressés. Le combat de la vie était devenu plus dur. Les causes de cette insomnie étaient attribuées à la charge de travail, à un régime alimentaire excédent, au tabac, à l'alcool, à la mauvaise hygiène de vie. En 1951, on considérait l'insomnie comme causée par des facteurs liés à la santé de l'individu (douleur, dyspnée, toux, fièvre, infections), à des substances chimiques ou toxiques (caféine, tabac, amphétamines) et à des facteurs psychiques (soucis, suractivité, agrypnie-phobie ou peur de ne pas dormir) [7]. La différence entre les sociétés préindustrielles et les sociétés équatoriales, d'une part, et la société « moderne » et électrifiée, d'autre part, n'est cependant pas aussi simple. Nous avons en effet constaté en Côte d'Ivoire que le sommeil d'Africains qui vivent sans électricité dans les villages de brousse est légèrement plus fragmenté que celui d'Ivoiriens qui habitent la cité d'Abidjan. Nous avons attribué ce fait au sentiment d'insécurité chez les villageois plutôt qu'à des conditions physiques telles que l'électricité ou l'électromagnétisme [8].

L'insomnie est devenue un problème de santé publique, qui, à l'évidence, existe partout dans le monde, y compris en Afrique, dans cette Afrique qui devient chaque jour plus citadine. C'est aussi un problème économique et social. Si on en croit les chiffres de prévalence de l'insomnie donnés par les différentes enquêtes, sur sept milliards de Terriens, entre un et deux milliards seraient insomniaques aujourd'hui. L'insomnie peut induire une baisse du fonctionnement diurne de l'individu, une diminution de la performance au travail, voire une altération de la productivité et de la sécurité au travail, qui sont toutes deux objectivables.

Les experts estiment que ces altérations augmentent considérablement le coût de l'insomnie. En France, sous l'impulsion de la Société française de recherche et médecine du sommeil et de l'Institut national du sommeil et de la vigilance, les pouvoirs publics se sont récemment emparés des problèmes liés aux troubles du sommeil. C'est le moment, car on doit savoir ce qui se passe ! En Australie, une étude publiée en août 2018 dans la revue « *Sleep* » donne des chiffres alarmants [3]. Un fait important à considérer est que cette enquête a pris en compte d'autres aspects plus difficilement chiffrables, tels que le bien-être personnel (quand on se sent mal, on fonctionne mal, on n'est pas de bonne humeur), les interrelations dans le tissu familial et l'environnement professionnel (agressivité, disputes, absentéisme), la comorbidité liée aux maladies induites ou aggravées (obésité, dépression, infections liées à la baisse de l'immunité, maladies cardiovasculaires, etc.), ainsi que la sécurité (accidents de la circulation, accidents du travail). Pour les 24,6 millions d'Australiens, le coût total du sommeil « inadéquat » se montait en 2016-2017 à 45,21 milliards de dollars US, représentant 1,55 % du produit national brut. La composante financière directe des troubles du sommeil était de 17,88 milliards (coûts de santé directs et associés ; perte de productivité liée à l'emploi, la mort prématurée, l'absentéisme) ; coûts non médicaux des accidents ; coûts informels des soins, etc.). La composante non financière liée à la réduction du bien-être était évaluée à 27,33 milliards. Elle représentait près de 5 % des charges totales liées à la maladie en Australie.

On considère deux grands types d'insomnie : l'insomnie primaire, sans cause apparente, et l'insomnie secondaire, associée à des causes identifiables. La polysomnographie donne des résultats extrêmement variables. La plupart du temps, la personne qui dit ne pas dormir dort néanmoins. Souvent, quand un malade vient se faire enregistrer au laboratoire de sommeil, il dort bien. C'est alors la preuve que la cause de l'insomnie est ailleurs, qu'elle n'est pas interne au malade.

On doit impérativement établir un diagnostic précis. Le diagnostic de l'insomnie fait appel à un interrogatoire dirigé. C'est une « enquête policière » pas à pas qui vise à trouver la cause de l'insomnie. Avant d'affirmer une insomnie primaire, on doit démontrer qu'aucune autre cause n'est présente, comme c'est le cas le plus souvent, d'où la nécessité de dérouler tout le protocole d'enquête. Je me suis toujours inspiré de l'arbre de décision présenté dans le livre de Michel Billiard [9]. L'auteur va au fond des choses et la consultation de sommeil va prendre du temps, durant jusqu'à deux heures, voire plus. Le médecin dispose aussi d'autres outils, tels que les questionnaires et l'agenda de sommeil. Le patient doit impérativement participer à la démarche diagnostique. Le diagnostic de l'insomnie peut nécessiter plusieurs consultations.

La panoplie thérapeutique contre l'insomnie n'est pas très efficace. Le traitement de l'insomnie est difficile. Aucun médicament n'est propre à l'insomnie. Les médicaments réputés somnifères ou hypnotiques aggravent souvent l'insomnie. De plus, on ne doit administrer aucun hypnotique au long cours, sous peine d'aggraver le trouble ou de provoquer des désordres encore plus grands. L'administration d'un hypnotique ne doit durer que quelques jours. Les approches dites comportementales sont efficaces, mais lentes à agir. De surcroît, on ne connaît pas de modèle animal de l'insomnie. Toutes les méthodes utilisées sont génératrices de stress pour l'animal, induisant des réactions d'anxiété, voire d'angoisse. Quand on change un rat de cage, un à deux jours sont indispensables pour qu'il s'adapte à son nouvel environnement. L'homme est plus adaptable. Cependant, quand on change ses conditions de couchage, une nuit d'adaptation est nécessaire : c'est l'effet « première nuit » ou « *first night effect* » des auteurs anglo-saxons [10].

LE DIAGNOSTIC DE L'INSOMNIE

On doit aller au bout du processus de diagnostic et établir de façon certaine la plainte d'insomnie. On doit dérouler l'écheveau de l'interrogatoire pour aboutir à la cause de l'insomnie. À chaque étape de l'arbre de décision[9], le praticien devra juger s'il doit poursuivre ou non l'interrogatoire, ainsi que décider si la démarche diagnostique doit s'aider de tests et d'examens plus approfondis. La démarche pourra être arrêtée si le praticien estime avoir trouvé la cause de l'insomnie.

L'insomnie idiopathique (ou primaire)

Le praticien commencera logiquement par demander au patient s'il souffrait déjà d'insomnie dans l'enfance, cette insomnie se perpétue à l'âge adulte [11]. Il essaiera de dater le début de l'insomnie et les circonstances de la manifestation initiale. Il enquêtera sur une possible transmission familiale, assez fréquente dans cette condition. Il devra préciser si l'insomnie survient toujours en liaison avec des périodes d'adaptation émotionnelle. Si c'est le cas, on pourra évoquer le diagnostic d'insomnie idiopathique, c'est-à-dire sans cause extérieure décelable. Mais, ce diagnostic ne pourra être posé définitivement qu'à la toute fin de l'interrogatoire, quand on aura écarté toutes les autres causes. La polysomnographie aurait montré une difficulté à l'endormissement, une réduction du temps de sommeil et une augmentation de la durée de sommeil paradoxal, qui ne comporte pas de mouvements oculaires rapides [12]. Actuellement, on ne recommande pas de pratiquer un examen polysomnographique de confirmation. On propose au patient de contrôler les stimuli liés au couchage : restreindre les comportements à ceux du sommeil et de l'activité de couple ; éviter de rester au lit en étant éveillé ; coupler étroitement le lit et la chambre à la somnolence et au sommeil. Le patient doit ajuster le temps passé au lit à la durée moyenne de son temps de sommeil total. Dès que le sommeil commence à devenir meilleur, le patient peut augmenter son temps de sommeil total progressivement. On lui recommande de bien respecter les règles de bonne hygiène de sommeil.

L'insomnie associée à des facteurs environnementaux

L'enquête sur les conditions d'environnement du dormeur cherchera en particulier à préciser le ***niveau de bruit*** autour du dormeur. Le bruit peut causer des troubles chroniques. Les études réalisées en Europe sur les personnes qui habitent non loin d'un axe routier très passant ont montré l'incidence du bruit sur l'insomnie chronique. L'école de Harvey Moldofsky à Toronto a démontré l'existence d'autres troubles associés au bruit, tels que la fibromyalgie et le syndrome de fatigue chronique [13].

Les conditions de ***température ambiante*** sont importantes pour un bon sommeil. Nos travaux ont montré que lors d'une exposition aiguë, soudaine à la chaleur, survient une instabilité du sommeil avec une augmentation des éveils au cours du sommeil [14]. Elle s'accompagne d'une diminution du sommeil lent profond et du sommeil paradoxal. Le dormeur a le sentiment d'avoir mal dormi. Cependant, si le sujet est soumis de façon progressive à une température ambiante chaude, l'adaptation à la chaleur détermine une augmentation du sommeil lent profond [15]. C'est le cas par exemple lors de l'installation de la saison chaude du climat sahélien. L'exposition au froid s'accompagne d'un sommeil agité, souvent interrompu par des éveils, et une diminution du sommeil paradoxal. Le sommeil paradoxal survient bien au bon moment dans la nuit, mais il se maintient mal. En résulte une privation partielle de sommeil paradoxal et des déficits de performance mentale et mémorielle lors de la journée qui suit cette nuit agitée [15].

La ***lumière*** est un facteur perturbateur du sommeil. La chambre à coucher doit être sombre, voire obscure, pour favoriser la sécrétion de mélatonine. La lumière, même une lumière faible, inhibe la sécrétion de mélatonine. Elle favorise le déclenchement et le maintien du sommeil. Elle est aussi considérée comme l'hormone de l'horloge circadienne, c'est-à-dire de l'alternance jour-nuit des rythmes biologiques. On doit veiller à ce que la lumière n'interdise pas la sécrétion de la mélatonine. Les parents éviteront de placer une source de lumière pour « prémunir » le sommeil des enfants. Ils les protégeront ainsi d'un sommeil perturbé et de la création de peurs, notamment « la peur du noir ».

*L'**altitude*** peut aussi causer des problèmes de sommeil dans le cadre du mal des montagnes. Les nouveaux venus vont mal dormir, en raison d'éveils plus nombreux, mais aussi de problèmes respiratoires. Les personnes acclimatées à l'altitude souffriront moins de ces problèmes. On recommande une acclimatation préalable, qui n'est pas toujours aisément réalisable. J'ai participé à l'étude polysomnographique pendant neuf jours et nuits lors de la tentative d'ascension du mont Everest sans oxygène par Annie Pivot, médecin et alpiniste [16]. Elle avait rejoint le Camp de base situé à 5 350 mètres après une marche de sept jours à partir de Luka (2 600 mètres). Elle avait perfectionné son acclimatation en montant quotidiennement à 6 400 mètres pendant les quatorze jours qui précédaient la tentative. Elle collait et recollait ses électrodes elle-même. Elle avait souffert de troubles du sommeil uniquement la nuit où elle avait décidé d'interrompre sa tentative. Elle était arrivée à 300 mètres du sommet. Là, elle avait décidé qu'elle ne pourrait pas l'atteindre. Ses pensées se tournaient vers la petite fille qu'elle venait d'adopter. Elle était également perturbée par la blessure de son mari, qui avait fait une chute dans la cascade de glace de Khumbu.

La chambre à coucher est un « sanctuaire », comme je l'ai déjà souligné : elle ne doit servir qu'au sommeil et aux activités du couple [11]. Les écrans en sont bannis, d'autant qu'ils peuvent dégager des rayonnements qui ne sont certainement pas indemnes de nocivité. Même lire au lit peut nuire aux rites de préparation au sommeil. Pour lire, un fauteuil confortable est préférable. Le « sanctuaire » du sommeil s'impose quand pointe le besoin de dormir.

L'enquête environnementale terminée, il conviendra alors de proposer au patient d'améliorer son environnement. Le retrait de la condition mise en cause devrait permettre de restaurer un sommeil reposant. Lorsque j'étais à Pointe-Noire, un ministre m'appela pour me demander de consulter sa grand-mère, qui souffrait d'une insomnie chronique. L'interrogatoire m'apprit que la vieille dame vivait seule dans une maison en terre très inconfortable. En fait, son environnement (lumière, bruit, chaleur ou froid) était la cause de ses troubles du sommeil. Je lui donnai une prescription qui portait sur l'amélioration de son habitat et de ses conditions de couchage. Le ministre m'appela, me reprochant de ne pas lui prescrire de médicament pour la faire dormir. Je lui répondis de ne pas s'inquiéter, car ma prescription allait lui coûter beaucoup plus cher que des comprimés inefficaces.

L'insomnie associée à des difficultés d'adaptation

Elle est voisine de la précédente, le stresseur pouvant être également psychologique ou mental. Ici aussi, la quête du stresseur peut être longue et laborieuse. Ici encore, on jugera si la réduction du stresseur identifié, voire l'augmentation du niveau d'adaptation du patient, est capable de rétablir un sommeil normal.

L'insomnie associée à des horaires de sommeil inadéquats

La question qui doit être posée maintenant est la suivante : si le patient éprouve le besoin de dormir, ce besoin de dormir survient-il à un certain moment de la période de 24 heures ? À ce moment-là, les difficultés rencontrées par le patient pour s'endormir ou maintenir son sommeil concordent-elles avec son cycle veille-sommeil habituel ? Ou bien les facteurs environnementaux obligent-ils le patient à dormir à un moment où il n'a pas l'habitude de le faire ? En quelque sorte, on cherchera à savoir si des horaires qui ne correspondent pas au cycle de sommeil désiré par le patient perturbent ou non son sommeil.

Les troubles du sommeil qui en découlent sont caricaturaux dans le ***syndrome du décalage horaire*** (chapitre 4, pages 107-108). Classé comme un désordre circadien par le DSM-5 (« *Diagnostic and Statistical Manual of Mental Disorders, Fifth Edition* »)[17], le syndrome du décalage horaire survient lorsqu'on franchit rapidement des fuseaux horaires. C'est le cas quand on se déplace par avion d'est en ouest ou inversement d'ouest en est, mais pas du nord au sud ou du sud au nord. Lorsqu'il arrive à la nouvelle destination, le voyageur rencontre des difficultés à s'endormir, à maintenir son sommeil ou à rester éveillé. J'ai conduit une recherche sur le recyclage des rythmes biologiques (cycle veille-sommeil, température interne, horaires de défécation, par exemple) par un médicament inducteur du sommeil[18]. Trente-trois hommes et femmes volontaires se sont soumis à trois phases expérimentales durant au total près de cinq semaines : 1) en Métropole (à Grenoble, enregistrements de contrôle) avant le voyage pour la Martinique (franchissement de cinq fuseaux horaires) ; 2) sur place en Martinique pendant deux semaines pour étudier les effets du franchissement de cinq fuseaux horaires vers l'ouest ; 3) de retour en France métropolitaine (effets du franchissement des cinq fuseaux horaires vers l'est). Au cours de chaque phase expérimentale, nous avons recueilli plusieurs sessions d'enregistrement de la température interne (24 heures par session) et du cycle veille-sommeil (par actimétrie nocturne). L'administration du placebo ou du produit actif (hypnotique de nouvelle génération) était réalisée en double aveugle. Le sujet et l'observateur ne savaient pas quel produit recevait le sujet. Dans le déplacement vers l'ouest, nous avons administré l'hypnotique et le placebo le soir de l'arrivée en Martinique, ainsi que le lendemain soir. Au retour vers l'est, les sujets ont pris leur « médicament » (placebo ou produit actif) à 21 heures au début du vol, puis le lendemain soir après l'arrivée à Grenoble. Chez les sujets sous placebo, les rythmes de température interne, de veille et de sommeil et d'exonération des selles étaient perturbés pendant quatre à cinq jours. Les performances cognitives étaient également altérées. Au contraire, la prise de l'hypnotique a rétabli dès le lendemain le rythme de température interne, l'horaire d'exonération des selles, un sommeil de bonne qualité et des performances mentales correctes. L'administration de l'hypnotique, la zopiclone, a facilité l'induction du sommeil et a permis une adaptation rapide au nouveau fuseau horaire.

Les hypnotiques de nouvelle génération utilisés dans différentes études sur le décalage horaire sont la zopiclone ou le zolpidem [18,19]. D'aucuns préconisent l'utilisation de la mélatonine. Cependant, comme nous l'avons vu, ce produit hormonal est difficile d'emploi.

L'exposition à la lumière du jour ou à une rampe de néons qui délivre une lumière brillante (« *bright light* ») pendant une demi-heure à une heure peut aussi corriger les symptômes du décalage horaire [20]. Elle agirait auprès de la glande pinéale en tant que « donneuse de temps » (le « *Zeitgeber* » de Jürgen Aschoff [21]). Pour un voyage vers l'est d'au moins six fuseaux horaires, on recommande de s'exposer à la lumière du jour dans l'après-midi. Si le décalage horaire est moins important, l'exposition à la lumière aura lieu le matin. Lors d'un voyage vers l'ouest de plus de six fuseaux horaires, l'exposition aura lieu le matin ; ou l'après-midi si le décalage horaire est inférieur à six fuseaux horaires. L'utilisation de la lumière induit un effet d'entraînement et d'amélioration de l'efficacité du sommeil. Mais, elle n'aurait aucun effet ou des effets limités sur les symptômes subjectifs et les performances mentales du syndrome du décalage horaire [22]. Une équipe finlandaise a récemment utilisé une technique originale d'illumination transcrâniale pour lutter contre les symptômes du décalage horaire (vol entre la Finlande et les États-Unis). Pendant le vol transatlantique et au cours des six jours après l'arrivée en Amérique, les sujets portaient un casque qui diffuse par intermittence une lumière de 9 100 lux dans les conduits auditifs externes [22]. La technique a permis une réduction de l'ensemble des symptômes du décalage horaire, diminuant la somnolence subjective, la fatigue, l'inertie et contrebalançant la perte de mémoire.

Dans toute l'Europe occidentale, deux fois par an, un décalage horaire d'une heure permet le ***passage de l'heure d'hiver à l'heure d'été*** et inversement. L'avancée d'une heure (heure d'été) raccourcit la nuit de sommeil de toute la population (humaine et animale) ; le retard d'une heure (heure d'hiver) allonge au contraire la durée de la nuit. Les élèves des écoles observent une légère baisse de leurs performances liée à des troubles du sommeil et de l'attention pendant quelques jours. La productivité des vaches à lait elles-mêmes serait perturbée. Le changement d'heure de la traite induit une baisse de la production de lait et un stress surajouté, qui énerverait les vaches et altérerait la qualité du lait [23]. La Commission européenne a lancé en 2018 une consultation auprès des Européens. La majorité des réponses exprimées a demandé l'arrêt de ce changement d'heure.

Nous avons abordé le ***travail en horaires alternants***, « les 3x8 » ou « *shiftwork* » des Anglo-Saxons, au chapitre 4 (pages 106-107).

Une autre façon d'avoir des horaires irréguliers du sommeil est liée aux ***activités ludiques***. C'est le cas des gens qui regardent la télévision tard le soir ou de ceux qui vont en boîte de nuit. On doit penser à interroger le patient sur cet aspect.

Indépendamment de tout facteur extérieur, les ***syndromes d'avance et de retard de phase*** provoquent des horaires de sommeil irréguliers [24]. Le syndrome d'avance de phase correspond à des horaires précoces d'endormissement. Il est observé couramment chez les patients dépressifs et les personnes âgées. Il s'accompagne d'une altération de la vie sociale et familiale. Au contraire, le syndrome de retard de phase simule une insomnie de l'endormissement. Le sujet se couche tard, mais a de grandes difficultés à se lever le matin. Le sommeil est bon, mais il survient à un moment inhabituel. Chez le sujet qui travaille, peut se développer une privation chronique de sommeil, puisqu'il doit écourter son sommeil pour se lever le matin afin de se rendre au travail. On devra certainement faire remplir un agenda de sommeil au sujet, voire réaliser une polysomnographie pour mettre en évidence ce syndrome d'avance ou de retard de phase.

L'insomnie associée à la dépendance à des drogues

La quête de l'origine de l'insomnie se poursuit par la recherche de causes liées à l'absorption de produits susceptibles d'avoir un impact sur le sommeil. La substance ingérée est un médicament, des hypnotiques, de l'alcool ou au contraire des produits stimulants tels que certains aliments, certaines boissons comme le café, le thé ou le Coca-Cola.

Les boissons stimulantes et les produits psychotropes éveillants

J'en ai parlé au chapitre 3. Certains breuvages sont stimulants en raison surtout de la caféine qu'ils contiennent. Une bouteille de 33 centilitres de Coca-Cola est aussi riche en caféine qu'une tasse de café (33 à 42 milligrammes). La caféine provient alors de la noix de cola. Contrairement à ce qu'on croit communément, une tasse de thé est aussi riche en caféine qu'une tasse de café. Chez l'animal, on peut voir ce qui se passe au niveau du cerveau après administration de caféine, en analysant, par exemple, la fluorescence c-Fos, qui indique le niveau d'activité des cellules. L'observateur voit alors que la caféine « allume » tout le cerveau. La caféine ne stimule pas un endroit particulier du cerveau, mais la plupart des cellules de cet organe. Par ailleurs, la caféine stimule l'éveil, mais aussi retarde l'horloge circadienne. Elle provoque un retard de la sécrétion de mélatonine et de l'induction du sommeil[25].

Quant aux psychotropes éveillants, j'ai déjà parlé du modafinil lorsque j'ai traité de la narcolepsie. Contrairement à l'amphétamine et au méthylphénidate, cette substance n'« allume » qu'une petite région du cerveau dans l'hypothalamus. Elle est voisine du noyau qui gouverne l'érection pénienne, des structures qui régulent la faim et la satiété et des réseaux qui interviennent dans la régulation du sommeil[26]. Ces substances éveillantes peuvent conduire à des problèmes de sommeil, surtout quand elles sont consommées le soir. Elles ne sont pas exemptes d'effets indésirables dans certaines conditions. Les amphétamines aussi ont des effets indésirables tels que ces produits sont d'une utilisation difficile.

L'alcool

L'alcool peut être aussi considéré comme une drogue. L'appétence pour l'alcool a certainement commencé dans les âges anciens. Rappelons celle des chimpanzés pour les fruits tombés de l'arbre. La fermentation alcoolique a déjà commencé. Consommé en petite quantité, l'alcool ne crée pas de problème majeur. Consommé de manière irraisonnée, il est délétère, voire toxique. L'alcoolique consomme quotidiennement une quantité d'alcool importante pour lui. Par exemple, une bière par jour chez une femme qui pèse 50 kilogrammes n'aura pas le même effet que la même quantité chez un homme de 90 kilogrammes. Or en Afrique noire, les bouteilles les plus consommées ont une capacité de 650 millilitres. La dépendance à l'alcool est liée au goût. Mais le cerveau lui-même est dépendant : plus on boit, plus on ressent le besoin de boire ; on ne peut plus s'en passer. Sevrer un alcoolique est complexe.

Le chapitre 4 décrit le sommeil de l'alcoolique (pages 115-117). Malgré certaines allégations qui affirment que l'alcool fait dormir, le sommeil n'est jamais normal après consommation de boisson alcoolisée.

Les hypnotiques et assimilés

Le terme d'hypnotique vient du grec « *hypnos* », qui se traduit par sommeil. Contrairement à leur nom, les hypnotiques ne donnent cependant pas un vrai sommeil. D'ailleurs, aucun médicament hypnotique ou supposé tel ne donne un sommeil normal.

Les benzodiazépines constituent la classe d'hypnotiques qui a longtemps été la plus courante. Tout le monde connaît le Valium. Quel est le Congolais qui n'a pas consommé « du Roche » ? Les effets secondaires les plus fréquents et les plus pénalisants consistent en une somnolence matinale le lendemain de la prise. L'indifférence, l'inattention et la somnolence sont susceptibles de produire une baisse de la vigilance et des performances mentales et psychomotrices[27]. Il convient de prévenir le patient du danger potentiel représenté par ces effets secondaires afin d'éviter les accidents. Très tôt, dès la fin des années 1970 et pendant de nombreuses années, Ian Hindmarch a alerté les pouvoirs publics sur la chute résiduelle des performances psychomotrices et sur la somnolence induite par les benzodiazépines. Il a beaucoup insisté sur le risque d'accident de la circulation induit par ces hypnotiques[28].

La France est en Europe le plus gros consommateur d'hypnotiques derrière l'Espagne. On croise fréquemment des gens sous hypnotiques depuis dix, vingt, voire trente ans. Nombreux sont ceux qui « ne peuvent pas dormir sans leur pilule ». L'accoutumance, voire la dépendance, représente un réel handicap. À la longue, le sevrage devient très difficile, voire impossible. C'est alors bien une « drogue » puisque le patient est dépendant vis-à-vis de l'hypnotique. Ces effets sont exacerbés chez les gens âgés. Ils peuvent être obnubilés, avoir des hallucinations, des troubles moteurs susceptibles d'occasionner une chute et, de façon plus grave, une dépression respiratoire qui peut conduire à une issue fatale.

Néanmoins, une lueur d'espoir se fait jour. Grâce à l'action entreprise depuis des années par l'ANSM (l'Agence nationale de sécurité du médicament et des produits de santé), la consommation d'hypnotiques a commencé à diminuer rapidement en France. D'après le rapport 2017 de l'agence, la proportion d'utilisateurs de benzodiazépines est en baisse de 5,7 % en 2015 par rapport à 2012[29]. Cette baisse est plus prononcée pour les hypnotiques (-12,8 %) que pour les anxiolytiques (-3,8 %). La consommation concomitante d'anxiolytique et d'hypnotique a également diminué, passant de 3,1 % en 2012 à 2,7 % en 2015. Il n'en reste pas moins vrai que la France continue à consommer beaucoup trop d'hypnotiques et d'anxiolytiques.

Cependant, si la dépendance peut se voir au cours d'un traitement anxiolytique à faible dose, elle se manifeste surtout lors du sevrage du médicament[30]. Cet incident survient en général après l'arrêt brutal du traitement. On doit impérativement pratiquer le sevrage en diminuant progressivement les doses ou en remplaçant la benzodiazépine par un autre médicament. Cependant, en raison de la nature chronique de l'anxiété, le traitement à long terme sera peut-être nécessaire chez certains patients. Il conviendra alors de dédramatiser l'usage prolongé de benzodiazépine et de ne pas le considérer comme une addiction.

On ne devrait administrer un hypnotique que pour briser le cercle vicieux de l'insomnie. Casser un cercle vicieux est une action aiguë, qui doit rester de courte durée. Le médecin choisira entre les différents produits en fonction de la plainte du patient et, bien entendu, de la durée d'action courte ou prolongée du produit, ainsi que de ses effets indésirables. Dans tous les cas, la prescription ne doit couvrir que quelques jours, le sevrage devant être progressif. On diminuera les doses progressivement pendant plusieurs jours. Si l'hypnotique est prescrit pour une quinzaine de jours, les doses seront progressivement réduites pendant une dizaine de jours jusqu'à la dose zéro, jusqu'au sevrage complet. Le médecin doit informer le malade et son entourage, notamment chez le vieillard, de son souci de détecter des troubles éventuels liés aux effets indésirables du médicament.

Une étude récente montre que, dans l'insomnie chronique, l'administration à doses élevées et sur le long terme de benzodiazépines ne modifie pas l'architecture générale du sommeil [31]. C'est différent pour sa microstructure. L'activité à ondes lentes de la bande delta est déprimée pendant le sommeil orthodoxe. Les motifs cycliques alternants (« *cyclic alternating patterns* ») disparaissent. L'administration de fortes doses de benzodiazépines à long terme a induit une importante altération de la microstructure du sommeil, notamment de sa variabilité physiologique.

Lors du traitement aux benzodiazépines, on ne doit pas oublier de rechercher l'usage éventuel d'autres substances psychoactives. La prise d'alcool ou de drogues telles que les cannabinoïdes et *a fortiori* d'autres drogues plus « dures » potentialisent les effets indésirables des hypnotiques. Cette potentialisation est le plus souvent délétère. C'est le cas pour les effets sur les performances provoqués par la consommation simultanée d'alcool.

Les hypnotiques non-benzodiazépines, zopiclone, zolpidem et zaléplon, sont apparus dans les années 1980 [32]. Ce sont des hypnotiques. La zopiclone est une cyclopyrrolone. Elle a une demi-vie de 3,5 à 6,5 heures. Le zolpidem est une imidazopyridine. Il agit sur le déclenchement du sommeil. Le zaléplon est une pyrazolopyrimidine. Il est éliminé en une demi-heure à une heure, ce qui réduit les effets secondaires au réveil. On la réserve pour l'insomnie d'endormissement. Tout comme les benzodiazépines, ces trois composés, y compris leurs formes modifiées récemment pour faciliter leur absorption, potentialisent l'activité du GABA. Ces « Z-drogues » (« *Z-drugs* » [32]) sont en effet des agonistes du récepteur $GABA_A$. Par rapport au sommeil, ils sont plus actifs que les benzodiazépines. Ces produits ont également moins d'effets secondaires que les benzodiazépines, notamment sur la mémoire, sans doute par une atteinte moindre de la microstructure du sommeil. C'est également le cas pour la somnolence matinale ou encore les effets psychomoteurs et cognitifs au réveil. Ils n'induisent pas de fatigue au réveil ou de modification de l'indice d'apnée et d'hypopnée chez les patients apnéiques [33]. Mais, comme les benzodiazépines, les Z-drogues sont mises en cause dans des accidents de la route [34]. Une certaine dépendance augmente avec la dose et la durée d'administration [32]. Un syndrome de sevrage existe pour la zopiclone et le zolpidem, mais pas pour le zaléplon. Il se caractérise par un rebond transitoire d'insomnie, des céphalées, des myalgies, un état confusionnel, une anxiété importante, une agitation et une irritabilité. Pour ces raisons, la durée de prescription recommandée est réduite à un mois pour la zopiclone et le zolpidem et à quinze jours pour le zaléplon.

Citons à nouveau le traitement préventif du décalage horaire que nous avions entrepris lors de l'investigation dont nous avons déjà parlé auparavant.

L'hypnotique administré pour recycler les rythmes circadiens fonctionnait très bien le premier jour d'arrivée dans la nouvelle zone horaire du voyage vers l'ouest, dans le cas présent en Martinique en provenance de France métropolitaine. Mais quand nous avons administré un deuxième comprimé le deuxième soir, selon les demandes du laboratoire pharmaceutique, une insomnie rebond est survenue lors de la quatrième nuit en Martinique. Les sujets volontaires de l'étude avaient réagi comme en présence d'une drogue. On se doit d'être très précautionneux dans l'administration d'un hypnotique.

En somme, le traitement par les hypnotiques, benzodiazépines et Z-drogues, doit répondre à un certain nombre de règles. L'indication doit être claire. La posologie doit débuter par une dose adaptée au cas du patient. Le traitement doit être le plus court possible et, en règle générale, ne pas excéder quatre semaines sans compter le sevrage, le sevrage du médicament doit être progressif et on doit veiller à la survenue d'éventuels effets indésirables. D'autres protocoles de traitement peuvent être proposés au patient sous le contrôle strict du médecin et en collaboration très étroite avec le patient. Le traitement au long cours doit être évité à tout prix, sauf si le patient ne peut plus se passer de « sa » benzodiazépine ou de « sa » Z-drogue. C'est fréquemment le cas chez les gens du troisième âge en Europe. Ces règles doivent également être appliquées aux molécules voisines des benzodiazépines nouvellement développées.

D'autres produits que les benzodiazépines possèdent un effet hypnotique. C'est le cas des ***antidépresseurs***. L'action hypnotique s'accompagne d'un effet sédatif. Ils sont indiqués dans certaines insomnies chroniques, notamment celles qui sont rebelles aux benzodiazépines et aux autres méthodes thérapeutiques. Ils sont prescrits sous contrôle médical strict.

Les ***neuroleptiques*** sont réservés aux insomnies associées à un syndrome psychotique ou à une démence, ainsi qu'aux insomnies des grands vieillards. La thérapeutique doit être conduite sous surveillance étroite pas un spécialiste du sommeil ou un psychiatre.

Les ***antihistaminiques***, dont la prométhazine (Phénergan®) et l'hydroxyzine (Atarax®), bien connues du grand public, ont une action hypnotique. Mais leurs effets secondaires peuvent être très gênants. Ils sont susceptibles d'induire une baisse importante des performances cognitives, certainement en raison de l'atteinte pharmacologique du système d'éveil de l'hypothalamus postérieur, qui contient de l'histamine. Les neuroleptiques doivent aussi être soumis à un contrôle médical strict. Malgré les habitudes entretenues par certains parents, on déconseille de les administrer aux enfants.

La ***mélatonine*** fascine le grand public. En Amérique, on la trouve « *over the counter* » (littéralement par-dessus le comptoir), en vente libre ; le contrôle de la dose de produit est souvent aléatoire. En France, depuis février 2014, elle est interdite à la vente sans ordonnance médicale. Quand on est sûr du produit, on peut l'administrer comme inducteur du sommeil ou pour recycler les rythmes circadiens. Mais je rappellerai que la mélatonine a des effets indésirables, notamment dans les sphères neurologique, digestive et sexuelle (chapitre 3, page 92). En France, les indications délivrées par les autorités sanitaires sont le syndrome de retard de phase du sommeil, les troubles du sommeil et de l'éveil dus au décalage horaire, ou encore l'insomnie primaire de la personne âgée.

De toute façon, le contrôle médical est absolument impératif dans l'insomnie du vieillard ou celle de l'enfant. Même les tisanes peuvent avoir des effets néfastes chez l'enfant.

Cas particulier des drogues « douces » et « dures »

Avec l'autorisation récente du ***cannabis*** médical en France, l'usage du cannabis, considéré comme une drogue « douce », est en voie de légalisation dans les pays industrialisés. C'est le cas au Canada depuis 2018. Une revue récente de la littérature présente les effets du cannabis sur le sommeil[35]. Les effets sur le sommeil des cannabinoïdes passent par l'intermédiaire d'un « système endocannabinoïde » composé de lipides neuromodulateurs qui agissent sur des récepteurs situés sur le système nerveux central et périphérique. Ce système serait impliqué dans la liaison entre les structures de la régulation circadienne et les processus comportementaux et physiologiques tels que le sommeil. Les études polysomnographiques conduites dans les années 1970 ont donné des résultats variables. En fait, à court terme, le cannabis réduirait la latence d'endormissement. Mais, son usage prolongé pourrait avoir un impact négatif sur le sommeil. Le sujet s'habitue aux effets de la drogue et doit augmenter sa consommation pour obtenir l'effet sédatif désiré. À l'arrêt de la consommation de cannabis, le syndrome de sevrage est le plus long qu'on ait rapporté. Il peut durer jusqu'à 45 jours. Les sujets se plaignent de troubles du sommeil importants, avec une diminution du temps de sommeil total et de l'efficacité du sommeil. Ces troubles résultent de l'allongement de la latence d'endormissement et de la fragmentation du sommeil liée à l'apparition de mouvements périodiques des membres inférieurs. La proportion de sommeil paradoxal est également diminuée.

Le cannabis réduit l'aptitude à conduire correctement un véhicule (franchissement de lignes, déficit cognitif). Il induit un risque accru d'accident avec responsabilité du conducteur[36]. La combinaison de la consommation d'alcool et de cannabis exacerbe les risques. En 2011 en France[37], la proportion de conducteurs sous l'influence de l'alcool était de 2,1 %. Celle des conducteurs sous l'emprise du cannabis était de 3,4 % avec un risque d'accident multiplié par 1,65.

Les effets du cannabis sur le cycle veille-sommeil de 24 heures sont méconnus dans la littérature. Cependant, au cours de mes recherches conduites sur la maladie du sommeil au Congo, j'ai eu l'occasion d'enregistrer le sommeil de « chanvreurs » sans savoir initialement qu'ils fumaient « le chanvre » local. Ces deux patients étaient au stade 1 lymphaticosanguin de la trypanosomose humaine africaine et n'avaient aucun signe neurologique d'une éventuelle atteinte cérébrale due à la maladie du sommeil. Leur sommeil était complètement déstructuré. Les épisodes de sommeil se répartissaient sur le jour et la nuit. Ils ne comprenaient pas de SOREMPs. Les mécanismes de survenue du sommeil paradoxal n'étaient pas altérés [38].

Les ***opiacés*** sont prescrits contre les douleurs chroniques chez des patients cancéreux ou non. Ils induisent un sommeil perturbé [39]. Par rapport à des patients non douloureux du même groupe d'âge, les scores qui soulignent des perturbations du sommeil s'élèvent et ceux qui correspondent à un sommeil adéquat diminuent. Les opiacés n'ont cependant pas modifié la qualité du sommeil. Néanmoins, je dois revenir sur la notion de dépendance. Elle est majeure avec les opiacés. Aux États-Unis, on voit aujourd'hui de nombreuses personnes qui, dans la rue ou au volant de leur véhicule, s'écroulent par overdose d'opioïdes pris contre la douleur physique et psychique. On en parle même à la télévision française (« Le 1245 » sur « M6.Info » le 21 février 2019).

Dans sa thèse soutenue en 2007 à Freiburg [40], Thomas Schierenbeck décrit les effets d'***autres drogues « dures »*** sur le sommeil humain. Ce travail publié en partie en 2008 [41] consiste en une revue approfondie de la littérature. Les effets sur le sommeil peuvent être résumés comme suit. L'administration de ***cocaïne*** induit un raccourcissement du temps de sommeil total et du sommeil paradoxal. Celui-ci est réduit en nombre de phases et en durée. La diminution du sommeil paradoxal dépend de la dose de cocaïne. Au sevrage survient un rebond de sommeil paradoxal.

L'extasie (« *ecstasy* » en anglais) induit un réveil qui survient deux heures après le coucher. Cet éveil dure plus de deux heures. L'éveil intrasommeil est également accru, provoquant une chute du temps de sommeil total et de l'efficacité du sommeil, avec un effet prédominant dans la première moitié de la nuit. Le sommeil lent profond revient dans la deuxième moitié. Le sommeil paradoxal est supprimé ou fortement limité au cours de toute la nuit. Lors de la première nuit de récupération, les deux premières phases de sommeil paradoxal sont allongées. Elles s'accompagnent parfois de phénomènes hallucinatoires. Les phases suivantes raccourcissent. L'effet rebond n'apparaît pas.

Le ***LSD*** ou ***acide lysergique*** augmente la durée des deux premières phases de sommeil paradoxal. Mais les phases suivantes sont plus courtes. La durée totale du sommeil paradoxal ne varie pas par rapport au placebo. Une autre étude décrit une augmentation du sommeil paradoxal après l'administration de LSD et lors de la première nuit de récupération. L'administration de LSD à long terme produit des effets similaires.

En somme, de ces études parcellaires, on peut difficilement tirer des conclusions indiscutables sur les effets des drogues dures sur le sommeil de l'homme. Néanmoins, les effets décrits démontrent la présence d'altérations des fonctions cérébrales.

L'insomnie liée à une condition médicale ou chirurgicale

Pour que l'insomnie puisse être attribuée à une condition médicale ou chirurgicale, on doit constater la concomitance entre l'apparition de l'insomnie et celle de la condition considérée. On doit également vérifier la possibilité de l'intervention de l'inconfort lié à cette condition et déterminer si cette dernière entraîne un trouble du sommeil.

L'insomnie liée aux conditions médicales neurologiques

Parmi les conditions médicales en cause, on compte tout d'abord le groupe des maladies neurologiques. La plus spectaculaire est ***l'insomnie fatale familiale*** identifiée dans une même famille à la fin des années 1980 en Italie[42]. C'est une maladie congénitale à prions révélée par une insomnie mortelle qui survient entre 18 et 50 ans. Dès que l'insomnie se déclare, le patient meurt en quelques mois. La maladie touche une centaine de personnes dans le monde. On se rappelle l'épidémie de maladies à prions qui est notamment survenue en Europe à cette époque. La maladie de la vache folle en est un exemple frappant avec la transmission de la maladie bovine à l'homme, qui développe la maladie de Creutzfeld-Jacob. Ces maladies produisent une encéphalopathie dite spongiforme, le tissu cérébral ressemblant à l'examen microscopique à une éponge pleine de trous. Le professeur Stanley Benjamin Prusiner (prix Nobel de médecine 1997) a nommé «*prion*» l'agent causal de ces maladies. C'est une protéine « autorépliquante », la PrP ou «*Prion protein*». On connaissait la réplication des acides nucléiques de l'ADN ou de l'ARN (acide ribonucléique), les molécules de la vie. Mais une protéine qui induisait la transformation d'une autre protéine restait difficile à imaginer[43].

La cause la plus répandue des insomnies d'origine neurologique est la ***maladie d'Alzheimer***. Cette maladie d'évolution progressive aboutit à une dégradation totale des fonctions cérébrales et mentales. Peu d'études du sommeil par polysomnographie existent dans la maladie d'Alzheimer. C'est bien compréhensible eu égard à l'état mental dégradé de ces patients souvent agités. Parallèlement aux altérations comportementales, le cycle veille-sommeil du malade se dégrade progressivement. Il dort n'importe quand dans le nycthémère, d'un sommeil agité[44]. Nous l'avons constaté à la Clinique universitaire de médecine gériatrique du CHU de Grenoble. Nous avions utilisé un matelas actimétrique développé par notre équipe. Ce surmatelas comptait 504 capteurs de contact et permettait de mesurer les mouvements d'un sujet alité et de déterminer le risque d'escarre (chapitre 4, référence[30]). L'absence de mouvement correspondait au sommeil. On pouvait analyser le cycle activité-repos et les mouvements du sommeil des patients.

Des états de démence accompagnent d'autres pathologies. La dégénérescence des neurones de la base du cerveau provoque la ***maladie de Parkinson*** (chapitre 4, pages 119). Ces neurones appartiennent au système extrapyramidal et interviennent dans le contrôle de la motricité. Ils synthétisent la dopamine. Les neurones dopaminergiques sont souvent également cholinergiques (produisant de l'acétylcholine). Le précurseur immédiat de la dopamine, la L-dopa, constitue en général le traitement de la maladie de Parkinson. À un stade avancé, la maladie de Parkinson peut s'accompagner d'un état démentiel. On trouve aussi des troubles du sommeil avec en particulier une insomnie. Le sommeil est très peu réparateur et conduit à une fatigue matinale. Brièvement, je rappellerai les symptômes concernant le sommeil dans la maladie de Parkinson (chapitre 4, référence [31]). Le premier symptôme concerne la fragmentation du sommeil qui accroît l'éveil nocturne. Cette fragmentation est due à la recrudescence des mouvements anormaux qui caractérisent la maladie. La survenue d'un syndrome d'apnées obstructives du sommeil chez 20 à 50 % des patients accroît la fragmentation du sommeil. C'est aussi le cas quand le parkinsonisme se complique d'un syndrome des jambes sans repos ou des mouvements périodiques des membres inférieurs. Le trouble du comportement en sommeil paradoxal se retrouve chez 25 à 50 % des patients. Le traitement par les médicaments dopaminergiques induit des hallucinations. Elles sont souvent en rapport avec les troubles du sommeil paradoxal. Tous ces symptômes concourent à accroître l'insomnie, qui, comme nous l'avons vu, est responsable de la somnolence diurne excessive.

L'insomnie accompagne souvent ***l'épilepsie*** qui survient au cours du sommeil. Un enregistrement électroencéphalographique de nuit confirme le diagnostic. Les décharges de pointes-ondes sont la marque de l'épilepsie. Elles sont très énergivores. Le cerveau n'a plus assez d'énergie pour enclencher le sommeil paradoxal. Le patient souffre d'insomnie au long cours. Dans les années 1980, le docteur Jacques Reis, mon ami, fut associé au développement du modèle épileptique du rat GAERS (« *Genetic Absence Epilepsy Rat from Strasbourg* »). Raymond Cespuglio, à Lyon, a utilisé ce modèle pour analyser son sommeil. L'énergie à la disposition du fonctionnement cérébral ne permet pas à l'animal de déclencher ensemble l'épilepsie et le sommeil paradoxal. Après administration d'un substrat énergétique, le rat devient de nouveau capable de déclencher à la fois du sommeil paradoxal et de l'épilepsie [45].

L'insomnie liée aux conditions médicales non neurologiques

Chez la femme en bonne santé, la qualité subjective du sommeil diminue pendant les règles, mais la composition du sommeil reste stable [46]. Au cours de la phase lutéale du cycle menstruel, le sommeil orthodoxe reste inchangé. On note seulement une augmentation des fuseaux de sommeil du stade 2 et une décroissance minime du sommeil paradoxal. Mais chez 3 % à 8 % des femmes en âge de reproduction, notamment chez les femmes en travail posté, le ***syndrome prémenstruel*** peut survenir au cours de la phase lutéale. Il se caractérise par des troubles de l'humeur (dysphoriques) de type dépressif, avec une anxiété, une labilité émotionnelle, une irritabilité voire des accès de colère. S'y associent la fatigue, une altération de l'appétit et un météorisme abdominal. Des perturbations du sommeil sont incluses dans les critères de diagnostic. Ce sont une hypersomnie ou une insomnie associées à des mouvements corporels, des éveils intrasommeil et des rêves perturbants. Chez des femmes qui présentent le syndrome prémenstruel[47], une légère insomnie s'accompagne paradoxalement d'une augmentation du sommeil lent profond aux dépens du stade 2. Le sommeil paradoxal diminue.

Le traitement est celui des éventuelles perturbations gynécologiques. Les troubles des règles qui les accompagnent se traitent par l'utilisation d'hormones en général contenues dans les pilules anticonceptionnelles. Les perturbations de l'humeur peuvent justifier des traitements de type antidépressif.

La femme en gestation souffre de perturbations du sommeil caractérisées par un sommeil nocturne insuffisant en raison d'une fragmentation du sommeil, qui conduit à une somnolence diurne excessive[48]. Au sixième mois de gestation, peut survenir une recrudescence des mouvements anormaux des membres inférieurs, à type de syndrome des jambes sans repos. Les soignants sont démunis. Les études polysomnographiques restent rares[49]. Au cours des derniers mois de gestation, la polysomnographie confirme l'augmentation de l'éveil intrasommeil et du stade 1 et la diminution de l'efficacité du sommeil. Le sommeil paradoxal est également diminué. On déconseille l'administration d'hypnotiques pour protéger le développement du fœtus, bien qu'une femme sur 25 ait pris des hypnotiques trois fois par semaine au cours de l'étude.

Le ***reflux gastro-œsophagien*** consiste en des brûlures dites « brûlures d'estomac ». Elles traduisent en fait des brûlures de l'œsophage[50]. Le reflux du contenu acide de l'estomac qui remonte dans l'œsophage est dû à un mauvais fonctionnement du cardia, le sphincter qui sépare l'œsophage de l'estomac. Le contexte est souvent celui d'une hernie hiatale. Le reflux gastro-œsophagien survient de façon occasionnelle dans 30 % d'une population « normale » pour des raisons circonstancielles (repas copieux, aliments irritants ou acides). Les brûlures acides surviennent pendant le sommeil orthodoxe, rarement au cours du sommeil paradoxal. Elles réveillent le patient et induisent une fragmentation du sommeil et une insomnie. Celle-ci, bien sûr, induira bientôt une hypersomnolence diurne réactionnelle et affectera la performance au travail, voire les activités ludiques. Le reflux gastro-œsophagien se complique parfois de reflux massifs nocturnes qui déclenchent des épisodes de dyspnée paroxystique nocturne avec dysphonie. Survient alors un réveil en sursaut avec impression d'étouffer. Il dure une dizaine de minutes. D'après un dicton, le larynx est le chien de garde des voies aériennes inférieures. Le patient se présente parfois aux urgences le lendemain.

Le fait que le reflux gastro-œsophagien survienne pendant le sommeil peut favoriser la prolongation du contact du contenu acide avec la muqueuse œsophagienne, surtout si la réaction d'éveil tarde à survenir. Le risque consiste alors dans la survenue d'une pathologie peptique et son évolution potentielle vers la cancérisation. L'inhalation de liquide gastrique dans la trachée représente un autre risque. Aucune relation avec le syndrome d'apnées obstructives du sommeil ne semble exister. Les troubles du sommeil cèdent sous traitement antiacide.

La plainte d'insomnie est également retrouvée dans les troubles cardiovasculaires, les rhumatismes ou encore dans les ***syndromes douloureux*** aigus ou chroniques. Ici aussi, il conviendra de traiter la cause de la condition médicale. La « *National Sleep Foundation* » note la comorbidité de la douleur et des troubles du sommeil[51]. La douleur induit certes une altération du sommeil, mais aussi une hypersensibilité du sommeil aux facteurs extérieurs, tels que le bruit, la lumière, la température ou encore l'inconfort lié aux conditions de couchage. Les gens qui ont mal et qui dorment mal voient aussi leur humeur affectée. De manière intéressante, ceux qui priorisent le sommeil malgré la douleur arrivent à dormir plus longtemps. Dormir plus longtemps aiderait aussi à mieux tolérer la douleur.

L'insomnie liée aux troubles respiratoires au cours du sommeil

Les troubles respiratoires au cours du sommeil représentent la plus fréquente des anomalies de la polysomnographie. Nous les avons largement abordés au chapitre 4 qui traite des hypersomnies (pages 97-134), notamment le syndrome d'apnées du sommeil. Toujours est-il que les nombreux microéveils provoqués par la reprise ventilatoire finissent par induire une privation chronique de sommeil. Elle se révèle par la somnolence diurne excessive et les troubles qui l'accompagnent.

L'insomnie liée aux troubles du mouvement pendant le sommeil

Les insomnies associées aux troubles du mouvement pendant le sommeil comprennent quatre syndromes : le syndrome des jambes sans repos, les mouvements périodiques des membres inférieurs, les myoclonies d'endormissement et les myoclonies propriospinales.

Le syndrome des jambes sans repos correspond à des impatiences des membres inférieures très désagréables. Elles obligent le patient à bouger, à se lever, parfois à déambuler. Pendant ce temps, il ne peut pas dormir. Il souffre d'insomnie, notamment à l'endormissement. Au bout du compte, la dette de sommeil croît. Elle conduit à une hypersomnolence diurne, qui motive souvent la consultation. Le traitement est basé sur le précurseur de la dopamine, la L-dopa. L'administration de ce produit augmente la disponibilité en dopamine pour les neurones.

Les mouvements périodiques des membres inférieurs intéressent par définition les membres inférieurs. L'insomnie résulte des microéveils engendrés par le mouvement. Le traitement reste mal défini, sauf si l'insomnie coexiste avec un syndrome d'apnées du sommeil.

Chacun de nous a ressenti des ***myoclonies d'endormissement***. Étymologiquement mouvement musculaire, elles représentent des mouvements brusques des membres. Elles surviennent à l'endormissement et s'accompagnent alors de l'impression de tomber dans un gouffre. Elles sont dues à une chute brutale du tonus musculaire au moment où le sommeil apparaît. Elles s'accompagnent d'une réaction d'éveil. Les myoclonies d'endormissement ne sont pas pathologiques, sauf si elles sont fréquentes. On ne sait pas non plus très bien comment les contrôler.

Les myoclonies propriospinales pendant le sommeil se définissent comme étant « propres à la moelle épinière ». Elles surgissent sur un mode autonome sans contrôle cérébral. C'est un syndrome assez rare découvert en 2001 [52]. Le mouvement suit un stimulus qui part d'un segment de la moelle épinière. Le diagnostic positif de la condition nécessite un enregistrement polysomnographique avec électromyographie de groupes musculaires étagés. L'activité débute pendant l'éveil calme qui précède le sommeil et se poursuit pendant le sommeil, s'étendant parfois pendant la première partie de la nuit. Les myoclonies induisent un sommeil très fragmenté et une insomnie. Les myoclonies propriospinales intéressent le tronc, les muscles abdominaux et les membres inférieurs, mais parfois aussi les muscles du cou. Ce syndrome est rare et a pu être classé dans les parasomnies [52].

Le myoclonus cervical fut observé pour la première fois au cours d'un enregistrement électromyographique du cou [53]. Les artéfacts musculaires sur l'électroencéphalogramme surviennent en ruban au niveau du cou, par périodes brèves de deux secondes au cours du sommeil paradoxal. Ils se manifestent à raison d'un épisode pour deux heures de sommeil paradoxal. Ils peuvent présenter un aspect périodique. C'est un phénomène physiologique, prédominant dans le sexe masculin. Il peut précéder la phase prodromique du trouble du comportement en sommeil paradoxal.

L'insomnie associée à une parasomnie

Elle représente la dernière cause objectivable d'insomnie. Les parasomnies forment une des classes nosologiques de la pathologie du sommeil. Le chapitre 6 leur est réservé.

Le cas extrême de l'insomnie totale ou agrypnie

Nous prendrons l'exemple de l'agrypnie décrite dans le service de Michel Jouvet en 1974 chez un patient de 27 ans atteint d'une ***chorée fibrillaire de Morvan*** et hospitalisé pendant onze mois jusqu'à son décès [1]. Des fibrillations incessantes intéressaient tous ses muscles. S'y associaient des algies des extrémités à type de brûlure et de picotements qui conduisent à un prurit généralisé. Les autres symptômes étaient représentés par un acroérythème (rougeur des extrémités) avec œdème, des crises sudorales nocturnes, une tachycardie permanente et une fièvre modérée. Pendant 4 mois, les enregistrements polysomnographiques permirent de vérifier la réalité de l'absence totale ou presque de sommeil. L'administration de 5-hydroxy-tryptophane, précurseur immédiat de la sérotonine, fut le seul traitement à produire un effet sur l'insomnie. Cette insomnie est longtemps restée sans effet sur les performances cognitives.

L'insomnie liée à une altération de l'hygiène du sommeil

Qu'entend-on par mauvaise hygiène du sommeil ? Certaines personnes se couchent trop tard, d'autres se lèvent trop tôt ou d'une manière générale ne respectent pas des ***horaires du sommeil*** réguliers. Certains se relèvent la nuit pour regarder la télévision. Quand on lit un livre, le sommeil vient plus aisément que lorsqu'on regarde la télévision ou un écran d'ordinateur ou de tablette. Les images, la lumière diffusée par l'écran ou encore les sons stimulent le cerveau. Certaines personnes se lèvent la nuit pour manger ou boire, ou encore uriner. L'interrogatoire du patient et de son partenaire de lit précise ces aspects chronologiques.

La ***pratique religieuse*** peut induire des troubles du sommeil, notamment lorsqu'elle s'accompagne de jeûne. Le jeûne accompagne le mois de ramadan chez les musulmans, précède la Pâque chez les chrétiens ou se retrouve lors des sept jours de jeûne des israélites. Un des buts du jeûne est d'intensifier l'expérience religieuse de l'adepte.

Certes, si l'on excepte bien entendu les religieux et autres moines, qui prient fréquemment, notamment la nuit, ***les religions chrétiennes*** sont moins pratiquées assidûment par leurs adeptes. En Afrique et au Brésil, certaines églises issues du pentecôtisme, comme les églises de réveil, dites évangéliques, préconisent des prières nocturnes, voire des nuits de prière. Ces dernières par définition s'accompagnent d'une privation totale de sommeil. Lors de mes investigations sur la maladie du sommeil au Congo, je dormais dans les villages ou les campements. Les chants et les tambours des églises de réveil me tenaient souvent en éveil toute la nuit. Environ une fois par semaine, ces réunions se terminaient juste avant le lever du soleil. Après une nuit de privation de sommeil, les fidèles recevaient l'enseignement et les conclusions de leur pasteur. D'autres fois, les mêmes tambours me tenaient éveillé toute la nuit en raison d'une veillée pour un villageois décédé dans la journée. Ces veillées sont souvent répétées pendant plusieurs jours. Chaque membre de la famille a ainsi le temps d'arriver, souvent de très loin, pour honorer le défunt, participer aux frais d'obsèques par une « cotisation », assister à l'enterrement et faire valoir ses droits lors des tractations pour le partage des biens du parent décédé.

Dans ***la religion musulmane***, le fidèle doit prier cinq fois quotidiennement, surtout au cours du mois de ramadan. À l'évidence, la prière du soir et la prière de l'aube écourtent le sommeil. Le jeûne de ramadan porte sur l'interdiction de manger et de boire pendant la journée. Les fidèles mangent alors en début de nuit. Ils prennent également un déjeuner en fin de nuit. En Afrique de l'Ouest, au Niger par exemple, on brise le jeûne avec une bouillie de mil ou de sorgho. Ensuite, tardivement dans la soirée, on prend son repas. Le simple fait de changer les horaires de repas et de manger tardivement dans la soirée entraîne des modifications très importantes du sommeil et des rythmes circadiens. Nous l'avons confirmé au Maroc avec le professeur

Rachida Roky (chapitre 1, pages 37-40). Ce n'est pas anodin de changer les horaires de prise de nourriture. Le sommeil s'en trouve toujours écourté.

On pourrait aussi se demander si ***le jeûne prolongé ou chronique***, provoqué par la grève de la faim ou l'anorexie mentale (*anorexia nervosa* des Anglo-Saxons), induit lui aussi des troubles du sommeil[54]. Les sujets atteints d'anorexie mentale rapportent un sommeil de mauvaise qualité avec une difficulté à l'endormissement, un sommeil fréquemment interrompu et un éveil matinal précoce, résultant en une réduction du temps de sommeil total. La polysomnographie confirme le raccourcissement du temps de sommeil total et la baisse de l'efficacité du sommeil. Ils s'accompagnent ou non d'une diminution du sommeil lent profond et de l'activité à ondes lentes. Le sommeil paradoxal et sa latence ne changent pas. Mais, les résultats des études polysomnographiques demeurent fréquemment contradictoires[54]. Dans tous les cas, la normalisation du sommeil suit la reprise nutritive. Cependant, certains pensent que la privation de sommeil pourrait contribuer à l'apparition de comorbidités, telles que la dépression et l'anxiété. Elles signent un pronostic réservé dans l'évolution de l'anorexie mentale.

L'insomnie liée aux conditions psychiatriques

Les soignants constatent la présence de perturbations du sommeil chez les patients psychotiques. Mais, la recherche piétine depuis des années.

L'insomnie psychophysiologique

En psychiatrie, on rencontre souvent l'insomnie. Les spécialistes ont fait évoluer graduellement l'ancienne dénomination d'insomnie psychophysiologique. Depuis 2014, on parle de « trouble insomniaque » dans le DSM-5 (« *Insomnia disorder* » du « *Diagnostic and Statistical Manual of Mental Disorders, fifth Edition* » de l'« *American Psychiatric Association* ») ou encore « insomnie primaire » (« *Primary Insomnia* ») du DSM-4. Cette insomnie est observée chez un patient psychiatrique. Le patient est anxieux d'entrer dans la chambre, anxieux d'aller au lit. Il invente des rituels pour s'endormir, lit, dit une prière, marche de long en large, etc. Le médecin vérifie l'existence ou non d'une participation somatique. Ce peut être, par exemple, une augmentation de la fréquence cardiaque, une vasoconstriction marquée par une pâleur, une agitation, une tension musculaire ou encore une tension psychique associée à de l'agressivité, avec rumination des pensées.

La dépression

Le syndrome dépressif est associé à des troubles du sommeil. Le sommeil est très peu reposant avec de nombreux éveils au cours du sommeil et des troubles de la structure du sommeil. L'éveil matinal est précoce. Depuis le travail princeps de Kupfer et Foster en 1972[55], on sait que la latence du sommeil paradoxal est très courte. Cette SOREMP signe une avance de phase du sommeil paradoxal. La première phase de sommeil paradoxal survient dans les douze minutes suivant l'endormissement, au lieu de 60 à 90 minutes chez le sujet sain. L'insomnie de fin de nuit est de règle. Au petit matin, le patient ne peut plus dormir. Il se réveille tôt et pourtant il est fatigué, asthénique et arrive difficilement à fonctionner.

Le sommeil est également perturbé chez les personnes atteintes d'***anxiété***, voire d'***angoisse***. Les manifestations de type névrotique peuvent conduire à la panique avec peur irraisonnée. Les ***terreurs nocturnes*** se voient fréquemment chez l'enfant. Il hurle pendant la nuit, ce qui effraie les parents. Les terreurs nocturnes ne sont pas graves chez l'enfant. Mais, leur persistance chez l'adulte doit faire craindre un trouble psychotique (chapitre 6, pages 161-162).

Les syndromes bipolaires maniaco-dépressifs

Les troubles du sommeil et des rythmes circadiens sont au centre de la maladie bipolaire. Les épisodes maniaques ou hypomaniaques se caractérisent par une réduction du besoin de sommeil ou l'inaptitude à dormir de façon adéquate accompagnée d'une avance de phase circadienne du cycle veille-sommeil. Les épisodes dépressifs sont associés à l'insomnie ou l'hypersomnie et à un retard de phase circadien avec une propension à la vespéralité (« être du soir ») [56]. Les perturbations du sommeil et des rythmes circadiens persistent en dehors des épisodes aigus de troubles de l'humeur. Mais, les études longitudinales pour mieux comprendre les interactions avec la bipolarité restent rares et peu concluantes. Elles indiquent seulement que le sommeil et les rythmes circadiens peuvent prédire à court et à long terme les modifications de l'humeur dans la psychose maniaco-dépressive. L'augmentation de l'éveil au cours du week-end pourrait représenter un moyen de réduire la dépression dans les syndromes bipolaires.

La schizophrénie

Les enregistrements polysomnographiques réalisés chez les patients schizophrènes montrent des résultats variables [57]. Les patients présentent une baisse du temps de sommeil total et de l'efficacité du sommeil, un allongement de la latence du sommeil et une fragmentation du sommeil avec augmentation de l'éveil intrasommeil. L'architecture du sommeil est également perturbée avec une diminution du sommeil lent profond. Pour le sommeil paradoxal, on note un allongement de la latence et une diminution de la durée. La microstructure du sommeil peut aussi être affectée avec parfois une diminution voire une disparition des ondes de la bande delta et des fuseaux de sommeil. Ces troubles varient aussi avec la durée du traitement antipsychotique. Par ailleurs, on observe des perturbations importantes des rythmes circadiens [58]. Elles sont à type d'avance ou de retard de phase du cycle veille-sommeil. D'autres patients montrent une alternance de périodes de sommeil excessif avec des périodes où les épisodes de sommeil sont irréguliers et fragmentés. Une quantité et une qualité adéquates de sommeil couronnent la thérapie cognitive comportementale, entreprise avec succès pour traiter l'insomnie[59]. Un patient ainsi traité a pu arrêter le traitement neuroleptique et hypnotique. Ses hallucinations ont diminué avec l'amélioration du sommeil. La somnolence diurne excessive a disparu. Le patient a regagné l'estime de soi.

La paranoïa

L'insomnie est associée à la paranoïa[60]. Plus le niveau de délire de persécution est élevé, plus l'insomnie est importante. Mais aucune étude polysomnographique n'a rapporté des signes caractéristiques.

À ce stade de l'enquête médicale

Il convient de déterminer si un enregistrement polysomnographique doit ou non être pratiqué pour aider au diagnostic de l'insomnie. Le médecin convoque l'entourage. Il demande si le patient ronfle, si ses ronflements s'interrompent, si une reprise respiratoire bruyante les suit, s'il présente des mouvements des membres inférieurs pendant le sommeil, ou encore s'il souffre de parasomnies telles que le somnambulisme ou l'énurésie. L'interrogatoire va guider le praticien. Si un de ces troubles est observé, l'enregistrement polysomnographique pourra être prescrit. La polysomnographie peut bien entendu être normale. Mais elle peut surtout révéler ou confirmer un trouble du sommeil, un trouble respiratoire ou des troubles du mouvement.

Retour au diagnostic d'insomnie idiopathique

Quand l'enquête reste négative, on ne sait pas à quoi rapporter l'insomnie. On se retrouve alors au début de la recherche étiologique. Le diagnostic d'insomnie idiopathique s'imposera.

Pour conclure sur les insomnies

La détermination de la cause de l'insomnie nécessite de pousser très loin l'interrogatoire dirigé par le praticien. L'interrogatoire dirigé se doit d'être extrêmement précis. Il tente d'éliminer les causes potentielles les unes après les autres. Nécessairement, cet interrogatoire demande une coopération totale du patient. C'est un processus long et minutieux. L'examen polysomnographique ne constitue pas un examen de première intention. C'est un examen coûteux, quelque peu invasif, qui doit être réservé pour préciser l'existence d'un syndrome d'apnées du sommeil ou de mouvements périodiques des membres inférieurs. La polysomnographie dans l'insomnie doit être indiquée, rarement et avec circonspection.

CHAPITRE 6
LES PARASOMNIES

Introduction

Les parasomnies (*para* = voisin ; *somnus* = sommeil) sont des phénomènes anormaux observés au cours du sommeil. Ils pourraient traduire un état de conscience intermédiaire entre le sommeil et l'éveil. Ces manifestations se greffent sur le sommeil, mais elles n'en font pas partie à proprement parler. Les parasomnies se distinguent des dyssomnies représentées par les hypersomnies et les insomnies, qui impliquent une modification de la quantité et de la qualité du sommeil.

On distingue deux sortes de parasomnies : les parasomnies qui surviennent pendant le sommeil orthodoxe et les parasomnies du sommeil paradoxal [1,2]. Certaines parasomnies surviennent au cours des deux types de sommeil, comme les catathrénies et les sexsomnies.

Les parasomnies du sommeil orthodoxe ne laissent pas de souvenir, aucune trace mémorielle. Les parasomnies du sommeil paradoxal s'accompagnent souvent de perturbations qui évoquent un phénomène de stress. C'est en effet ce que laissent supposer les réactions psychologiques telles que peur, angoisse ou contenu imaginaire, ainsi que les réactions somatiques avec sueurs, accélération de la fréquence cardiaque et variations de la pression artérielle.

On décrit une prédisposition familiale à présenter des parasomnies. Mais tous les membres de la famille n'en sont pas affectés. Leur apparition répond à des facteurs déclenchants, prédisposants ou encore adjuvants. Le plus fréquemment, on invoque un stress lié à un drame familial, un deuil, un conflit, un déménagement. L'activité physique joue également un rôle, que ce soit l'excès de sport, le sport de compétition, ou au contraire l'absence totale de sport ou d'activité physique. L'alitement de longue durée est utilisé dans la recherche spatiale et l'entraînement des astronautes. Il sert à simuler les effets de l'apesanteur. Il est la cause du déclenchement de parasomnies dans ce modèle expérimental. Le sujet d'expérience s'allonge sur un lit légèrement en déclivité, les pieds surélevés et la tête en bas. La privation de sommeil ou le déficit en sommeil peuvent également entraîner des parasomnies. C'est le cas par exemple du travail à horaires alternants, le travail de nuit et le décalage horaire avec un horaire de sommeil brutalement modifié par le déplacement d'est en ouest ou inversement. Les stupéfiants, un très grand nombre de médicaments, en particulier les somnifères, ou encore l'alcool peuvent modifier la qualité du sommeil et provoquer des parasomnies chez des individus prédisposés. C'est aussi le cas de la fièvre et de maladies accompagnées de troubles de la qualité du sommeil.

La survenue des parasomnies dépend en somme, d'une part, du terrain et du caractère familial prédisposant l'individu, et d'autre part, du milieu environnant psychologique ou physique. La prise en charge des parasomnies est aussi complexe que celle des dyssomnies. L'interrogatoire long et pertinent vise à définir le choix thérapeutique. Le traitement des parasomnies peut impliquer des médicaments. On peut aussi privilégier des techniques comportementales avec une adaptation de l'hygiène du sommeil ou des techniques de relaxation telles que l'introspection.

Les parasomnies du sommeil orthodoxe

Les parasomnies du sommeil orthodoxe intéressent surtout les manifestations qui surviennent au cours du sommeil lent profond[3]. Elles comptent le somnambulisme, le bruxisme, la somniloquie, les terreurs nocturnes des enfants, l'énurésie ou miction nocturne au lit, le syndrome d'Elpénor et le syndrome de Kleine-Levin, plus complexes.

Le somnambulisme

Le somnambulisme (*somnus* = sommeil ; *ambulator* = marcheur) représente le déplacement d'une personne qui marche au cours de son sommeil. Cette activité peut durer quinze à trente minutes. Elle touche 10 % à 20 % des enfants et 1 % à 4 % des adultes. Le sujet peut tout simplement s'asseoir au bord du lit ou déambuler plus ou moins longtemps. Nous avons tous vu des films d'une personne qui marche sur le faîte d'un toit en dormant. Personnellement, quand j'avais dix ans, ma mère m'avait raconté un matin que dans la nuit, elle m'avait trouvé en haut de mon armoire. Personne n'a compris comment j'étais monté là-haut, arguant que je cherchais un endroit pour uriner. J'avais de surcroît présenté un épisode de somniloquie. Quand ma mère m'a réveillé en douceur. Je n'avais eu aucun souvenir explicatif. Heureusement, je n'ai plus jamais présenté d'épisode similaire. Si on réveille brutalement le sujet, il peut ne pas comprendre la situation, devenir confus ou encore avoir peur. On doit agir avec douceur ou laisser le sujet se réveiller seul. D'ailleurs, c'est ce que recommande la sagesse populaire. Le dormeur est en général docile et ne fait aucune difficulté pour qu'on le raccompagne jusqu'à son lit. Néanmoins, le somnambule adulte peut devenir agressif.

Le somnambulisme est un trouble de la transition entre le sommeil profond et l'éveil. L'enregistrement polysomnographique permet de différencier le somnambule d'un épileptique. Il démontre l'absence de pointes-ondes sur l'électroencéphalogramme et montre que le sujet est alors dans un état de sommeil lent profond : les grandes ondes lentes de la bande de fréquence delta envahissent le tracé.

Depuis peu, on sait que les somnambules possèdent un gène voisin de celui qu'on rencontre dans la narcolepsie. On peut tenter d'intervenir sur les facteurs favorisants du somnambulisme dès qu'ils sont identifiés[4].

La somniloquie

La somniloquie est le fait de parler pendant le sommeil (du latin *somnus* ; *loquere* = parler). C'est une sorte de somnambulisme vocal. Comme si elle parlait avec une personne imaginaire, la personne prononce un mot ou quelques mots, voire une phrase parfois intelligible. Le plus souvent, ce sont des marmonnements, des chuchotements, des sifflements, des grognements, des rires voire des cris. À son réveil, le somniloque ne se rappelle pas avoir parlé dans son sommeil. Cette parasomnie touche 84 % des enfants âgés de deux à six ans. Elle diminue à 30 % autour de la puberté et tombe à 20 % chez les adultes. On n'en connaît pas la cause. La polysomnographie n'est pas nécessaire au diagnostic. Elle montre néanmoins que le trouble survient essentiellement pendant le sommeil orthodoxe, avec peut-être une prédominance au cours du sommeil lent profond. Elle peut aussi survenir pendant le sommeil paradoxal, ce qui est en soi paradoxal en raison de l'atonie musculaire qui règne dans cet état de sommeil. En fait, la somniloquie s'associe aux microéveils qui émaillent parfois le sommeil paradoxal. On ne connaît aucun traitement.

Le groupe d'Isabelle Arnulf à l'hôpital de la Pitié-Salpétrière à Paris a récemment étudié le langage utilisé par les somnambules et les somniloques [5]. Ce langage diffère du langage utilisé par les personnes pendant leur éveil. Cependant, lorsque des phrases sont prononcées, le plus souvent au présent, elles sont grammaticalement correctes. Dans la majorité des cas, c'est un dialogue. Le dormeur s'adresse à une tierce personne invisible, au pluriel (« vous », « nous ») ou au singulier (« je », « tu »). Des silences sont employés surtout après une question, comme en attente de réponse de l'interlocuteur invisible. La fréquence des négations surpasse celle du langage de l'individu éveillé. Les agressions verbales sont plus fréquentes quand elles surviennent dans les troubles du sommeil paradoxal.

Les terreurs nocturnes

Les terreurs nocturnes affolent les parents surpris par le cri strident poussé par l'enfant. Ce phénomène se produit dans les 90 premières minutes de sommeil, au décours du stade 4 essentiellement, lors d'un éveil à ondes lentes (éveil confusionnel), comme l'ont montré les enregistrements polysomnographiques. Ceux-ci ne sont néanmoins pas nécessaires au diagnostic [1,2]. Le professeur Jacques Bert, dont je suis fier d'avoir été un des collaborateurs lors de nos études sur le sommeil des patients atteints de maladie du sommeil, appelait ces événements des « éveils lents ». L'éveil prend du temps à se compléter, jusqu'à plusieurs dizaines de secondes. Le sujet a les yeux ouverts, le regard hébété, mais l'activité musculaire liée à l'éveil est accompagnée d'ondes lentes très amples au niveau de l'électroencéphalogramme. Certains rapportent une imagerie effrayante. Tous les signes d'une grande frayeur accompagnent cet éveil. C'est par exemple une augmentation de l'activité du système nerveux autonome, avec des sueurs et une rougeur liée à la vasodilatation cutanée. C'est une accélération de la fréquence cardiaque et respiratoire. C'est aussi une augmentation de la pression artérielle. C'est encore une mydriase (pupille très dilatée). L'enfant n'a aucun souvenir lorsqu'il se réveille. On ne doit pas le réveiller, d'autant plus qu'il est alors paradoxalement inconsolable. Tenter de le consoler ne sert à rien. L'enfant qui crie, laissez-le crier.

La prévalence des terreurs nocturnes est de 37 % à 18 mois, elle chute à 20 % à 30 mois et à 2 % à l'âge de douze ans. Elles sont exceptionnelles chez l'adulte. Leurs origines sont génétiques. Les jumeaux homozygotes sont tous deux atteints de cette parasomnie alors que chez les jumeaux hétérozygotes, l'un en sera affecté, l'autre ne le sera pas. On n'en connaît pas la cause. On invoque des facteurs favorisants chez l'adulte : la consommation d'alcool, une pression psychique, une privation de sommeil, ou encore le travail en horaires alternants. On a même proposé l'administration de 5-hydroxy-tryptophane, précurseur immédiat de la sérotonine. Ce que je conseillerais aux parents, c'est d'éviter les traitements. Chez l'adulte, certains recommandent des benzodiazépines telles que le diazépam. Lorsque les terreurs nocturnes demeurent fréquentes chez un adulte, une recherche de comorbidité psychiatrique devra être conduite.

Les enfants qui souffrent de terreurs nocturnes ont fréquemment des troubles respiratoires pendant le sommeil ou un syndrome des jambes sans repos [4]. Chez l'enfant prépubère, ces pathologies pourraient se révéler par la survenue d'une parasomnie.

L'éveil confusionnel

L'éveil confusionnel constitue une suite logique avec les terreurs nocturnes [1,2]. C'est également une parasomnie liée au sommeil lent profond, surtout au stade 4 de sommeil orthodoxe (ou stade NREM 3). Le sujet se réveille, mais il est confus, hébété, désorienté sur le plan spatial et temporel, c'est-à-dire dans l'espace et dans le temps. Il peut avoir alors des comportements inappropriés, inadaptés, voire violents. C'est parfois un comportement sexuel irraisonné, avec masturbation violente ou agressivité sexuelle vis-à-vis de quelqu'un d'autre, ou encore des vocalisations agressives d'ordre sexuel. Cet aspect de violence peut conduire le sujet atteint d'éveil confusionnel à une situation d'ordre médicolégal, se terminant parfois devant un tribunal, avec, par voie de conséquence, une médiatisation. Comme pour les terreurs nocturnes, la polysomnographie montre un éveil anormal, l'« éveil lent » du professeur Bert, après un épisode de sommeil lent profond.

L'éveil confusionnel survient chez 17 % des enfants âgés de trois à treize ans. Puis sa prévalence diminue pour ne plus toucher que 3 % à 4 % de la population générale. La cause en est inconnue, sauf lorsqu'existent des lésions cérébrales ou une pathologie neurologique avérée. C'est le cas de la méningoencéphalite de la maladie du sommeil. Les facteurs génétiques ou familiaux sont des facteurs prédisposants. La privation de sommeil favorise son apparition, surtout lorsqu'elle s'accompagne d'une consommation d'alcool. L'anxiété ou un état physiologique particulier comme la grossesse sont des facteurs favorisants de l'éveil confusionnel. Des horaires de sommeil modifiés peuvent le déclencher, comme c'est le cas au cours d'un voyage transméridien avec décalage horaire ou encore chez les travailleurs en horaires alternants, notamment en 3x8. D'autres causes d'altérations du sommeil sont aussi susceptibles de favoriser l'éveil confusionnel, telles que le syndrome d'apnées du sommeil ou encore les mouvements anormaux des membres inférieurs lors du sommeil.

Sur le plan thérapeutique, on ne doit rien faire chez l'enfant. Les parents doivent assurer des horaires de sommeil réguliers et tenir un journal en notant les heures exactes au cours desquelles l'enfant se réveille dans la nuit. En effet, les éveils anormaux surviennent de manière assez régulière, aux mêmes heures. Au bout d'une quinzaine de jours d'observation, on peut définir un horaire moyen de leur survenue. Les parents peuvent alors réveiller l'enfant une vingtaine de minutes avant l'heure moyenne d'occurrence des événements. Cette manipulation devra être poursuivie pendant un mois. Les éveils confusionnels devraient alors cesser. Chez l'adulte, aucun traitement n'existe.

La maladie du sommeil représente un cas particulier. Les éveils confusionnels sont fréquents. Lorsqu'il est endormi, le patient méningoencéphalitique se réveille brusquement, le regard hébété et confus, faisant des gestes incontrôlés. Il met plusieurs dizaines de secondes à atteindre enfin un état d'éveil normal. Lors d'une de nos missions en Côte d'Ivoire, nous avons tourné un film vidéo qui illustre parfaitement ce comportement[6].

Le syndrome d'Elpénor ou ivresse du sommeil

Benjamin-Joseph Logre en 1961[7] a donné le nom de syndrome d'Elpénor à l'ivresse du sommeil. Il se référait à ce jeune compagnon d'Ulysse, décédé à la fin du séjour sur l'île d'Aiaiè habitée par Circé. Il fut raconté par Homère dans « *L'Odyssée* »[8]. Circé avait changé les compagnons d'Ulysse en porcs. Ulysse avait échappé au sortilège. Il vécut d'amour avec Circé pendant une année. À la demande d'Ulysse, Circé avait enfin libéré ses compagnons du sortilège et ils avaient repris leur forme humaine.

Ulysse raconte : « *Elpènôr, un d'eux, jeune, mais ni très brave, ni intelligent, à l'écart de ses compagnons, s'était endormi au faîte des demeures sacrées de Kirkè, ayant beaucoup bu et recherchant la fraîcheur. Entendant le bruit, que faisaient ses compagnons, il se leva brusquement, oubliant de descendre par la grande échelle. Et il tomba du haut du toit, et son cou fut rompu, et son âme descendit chez Aidès.* »

Le syndrome d'Elpénor est une parasomnie apparentée au somnambulisme et à l'éveil confusionnel, qui survient lors d'un réveil en sommeil lent profond. Il est rencontré également dans le somnambulisme avec déambulation dangereuse avec ou sans chute[9].

Le bruxisme

Le bruxisme est le fait de grincer des dents, que ce soit pendant l'éveil ou pendant le sommeil. Le bruxisme nocturne est le plus commun [1,2]. Il commence vers l'âge de huit mois, touchant environ 2,5 % des nourrissons. Il augmente jusqu'à l'âge de six ans et affecte alors 33 % des enfants. Cette activité est due à la contraction des masséters qui fait grincer les dents des deux mâchoires les unes sur les autres. Le masséter est un muscle extrêmement puissant. Au Cirque d'hiver, on a longtemps pu voir un trapéziste du groupe des Antarès soutenir un autre trapéziste par l'intermédiaire d'un filin relié à un dispositif tenu entre les mâchoires. L'aventure des Antarès devait se terminer tragiquement en 2006, marquant la mémoire des passionnés du cirque [10]. On décrit deux formes de bruxisme [11]. Le ***bruxisme centré*** (« *clenching* » en anglais) est une contraction des masséters sans déplacement de la mâchoire inférieure. Le sujet « serre les dents », provoquant à la longue des douleurs au niveau des masséters et de l'articulation temporo-mandibulaire. Le ***bruxisme excentré*** (« *grinding* » en anglais) est celui qui motive le plus souvent la plainte du sujet et la consultation. Au fil du temps, les sujets constatent une usure des dents et consultent alors un dentiste. Parfois, c'est le conjoint qui, gêné par le bruit du grincement de dents, pousse à la consultation. La polysomnographie ne constitue pas un examen nécessaire au diagnostic de bruxisme. Elle montre néanmoins des activités rythmiques des masséters, toutes les deux à trois secondes, qui ne déclenchent pas d'altération notable du sommeil. J'ai personnellement connu une famille au sein de laquelle les hommes étaient atteints de bruxisme sur quatre générations. Comme dans les autres parasomnies, on note une prédisposition génétique au bruxisme. Les facteurs favorisants du bruxisme sont la tension psychologique et, plus généralement, les situations de stress. Le traitement avec des produits qui diminuent la dopamine réussit plus ou moins bien. C'est pareil pour les autres traitements, sauf peut-être les techniques de relaxation. Néanmoins, des gouttières dentaires en matériau plastique, faites sur mesure et placées sur la mâchoire inférieure, peuvent assurer la prévention de l'usure des dents, mais de manière imparfaite également.

L'énurésie

L'énurésie est le fait d'uriner involontairement au lit pendant le sommeil après l'âge de 5 ans, âge du contrôle de la miction [1,2]. Environ 20 % des enfants âgés de cinq à dix ans, surtout les garçons, ont des épisodes d'énurésie. Un facteur génétique ou familial existe. Lorsque les deux parents ont souffert d'énurésie, 77 % de leurs enfants seront énurétiques. Ce taux tombe à 45 % lorsqu'un seul parent a présenté une énurésie dans l'enfance. On invoque trois causes favorisantes parfois intriquées. La première consiste dans l'énurésie primaire. Elle affecte un enfant qui a mouillé son lit sans interruption. Elle est due à l'absence de sécrétion de l'arginine-vasopressine ou hormone antidiurétique, qui contrôle la réabsorption de l'eau filtrée par le rein au niveau du tubule rénal. La deuxième cause invoquée est l'hyperactivité du détrusor, muscle de la vidange de la vessie. La troisième cause est l'incapacité à se réveiller alors que la vessie est pleine. L'énurésie peut survenir lors de pathologies telles que l'épilepsie, le diabète, une infection urinaire, comme la bilharziose urinaire en Afrique, ou encore un trouble neurologique ou psychologique. L'énurésie secondaire survient après une longue période de continence pendant le sommeil. Elle évoque un trouble psychoaffectif.

La polysomnographie montre que la miction survient le plus souvent au cours du sommeil orthodoxe. Elle est plus fréquemment en concomitance avec le sommeil lent profond au cours de la première partie de la nuit. Mais aucun stade de sommeil particulier n'est fermement associé à l'énurésie.

Le meilleur traitement de l'énurésie, c'est le temps. Les parents doivent être patients. La grande majorité des enfants énurétiques arrêtent de mouiller leur lit vers l'âge de quatorze à quinze ans. On doit aider l'enfant par des manœuvres simples : ne plus donner lui à boire deux heures avant le coucher ; lui faire vider sa vessie juste avant le coucher ; ne pas lui mettre de couches, ça risque de culpabiliser l'enfant et n'évite pas la miction au lit ; tenir un journal des mictions de l'enfant et l'informer de ce qui se passe, sans lui faire de reproche. Chez les enfants déficitaires en arginine-vasopressine, on a recommandé d'installer un système d'alarme constitué d'un contacteur électrique qui sonne dès que la mouillure survient. L'enfant terminera sa miction aux toilettes. Mais, on peut raisonnablement estimer qu'une telle manœuvre puisse être quelque peu excessive. Dans des cas très rares, l'administration d'hormone de remplacement pourra être indiquée. Dans le cas d'hyperactivité du détrusor, un antispasmodique vésical peut être indiqué. Il n'aidera cependant que deux enfants sur dix. Par-dessus tout, les parents doivent dédramatiser le fait d'uriner au lit. Ils n'ont qu'à placer une alèse pour protéger le matelas et changer les draps. Ils doivent aussi montrer qu'ils sont concernés. Ils doivent tenir le journal de l'enfant et l'en informer.

« *En Afrique, la sagesse populaire dit que la canne à sucre provoque l'énurésie* », dit Arnaud Mitamona. Certes, de nombreux aliments diurétiques sont disponibles et la canne à sucre en est un. En France, on évite de servir du pissenlit le soir. Son nom n'est pas anodin, il est très diurétique, comme le sont aussi les asperges et les poireaux. Parmi les fruits les plus diurétiques, les fruits tropicaux ne sont pas en reste. C'est le cas notamment de la mangue, de l'ananas, de l'avocat, de l'eau de coco et de la papaye. Les parents devront bien entendu éviter de donner à l'enfant ce genre d'aliments deux heures avant d'aller au lit.

Les troubles alimentaires liés au sommeil, syndrome de Kleine-Levin

Le syndrome de Kleine-Levin est une hypersomnie récurrente (chapitre 4, page 104) avec troubles alimentaires et comportement anormal [12]. Le trouble alimentaire se caractérise par des épisodes récurrents de prise de nourriture et de boisson pendant la nuit sans sensation de faim ni de soif. La personne se lève, va dans la cuisine, ouvre le réfrigérateur et mange ce qu'il contient. Elle choisit en général des mets très riches, très caloriques, qu'en temps ordinaire elle n'apprécie pas. Elle peut également manger des produits non « mangeables », comme des grains de café, des produits congelés ou crus, des coquilles d'œuf, ou encore des produits toxiques comme les solutions de nettoyage. C'est une véritable boulimie, qui touche entre 3 % et 17 % des adultes et débute avant la trentaine. Elle peut survenir chaque nuit. Une autre parasomnie annonce souvent le déclenchement de la boulimie. Elle s'associe aussi à un syndrome des jambes sans repos, à un syndrome d'apnées obstructives du sommeil. Elle peut apparaître lors du sevrage de médicaments hypnotiques, de tabac ou d'alcool. Elle touche surtout les individus de sexe masculin. Au réveil, la personne n'a aucun souvenir ou un souvenir très vague de ce qu'elle a fait pendant la nuit. La polysomnographie révèle un éveil en sommeil lent profond, avec un niveau de conscience incomplet. C'est une pathologie bien invalidante qui devient chronique et s'accompagne d'une obésité. La cause reste méconnue, tant pour le support anatomique, que pour le support physiopathologique. Aujourd'hui, aucun traitement n'existe.

Les sexsomnies

Pour la première fois en 1996, on a publié les agressions sexuelles en relation avec le sommeil [13]. Le premier cas décrit en 1897 aurait concerné un homme atteint de somnambulisme avec exhibitionnisme. Une personne s'engage dans un acte sexuel alors qu'elle est profondément endormie. Ça va de la masturbation violente sur soi-même ou sur le partenaire de lit, un homme ou une femme. Son activité autonome végétative est exacerbée. La sexsomnie peut se reproduire ou rester isolée. Elle peut aller jusqu'à un acte sexuel non consenti avec le voisin de lit, qui est endormi. On peut avoir affaire à de véritables agressions sexuelles voire à des viols, avec une prédominance masculine pour l'agression. Mais le viol peut aussi être le fait d'une femme. Au réveil, le sujet ne sait pas qu'il a commis un acte sexuel. Il n'en a aucun souvenir. La sexsomnie peut survenir chez n'importe quelle personne des deux sexes. La cause n'est pas encore connue. On connaît cependant des facteurs favorisants, comme d'autres parasomnies. C'est le cas du somnambulisme, des terreurs nocturnes ou de l'énurésie. D'autres pathologies peuvent intervenir, comme un syndrome d'apnées du sommeil, un stress, une privation de sommeil, une consommation excessive d'alcool ou de drogue, ou tout simplement un contact avec le partenaire de lit. Dès 2003, Colin Shapiro à Toronto en décrivit les aspects polysomnographiques [14]. Les sexsomnies surviennent pendant le sommeil lent profond, ce qui fait dire qu'elle correspond à un « somnambulisme sexuel » susceptible de poser des problèmes médicolégaux. De fait, les cas soumis à la justice se multiplient, comme en Australie, au Royaume-Uni et aux États-Unis. La Cour suprême du

Tennessee a acquitté un homme accusé du viol de sa belle-fille alors âgée de treize à 18 ans [15]. L'accusé l'aurait violée alors qu'il s'était endormi dans la chambre de la jeune fille. Le suspect avait déjà agressé sexuellement son épouse pendant son sommeil, sans aucun comportement anormal pendant l'éveil. L'expert médical avait conclu à un comportement sexuel agressif au cours d'une parasomnie. À la télévision, la série « *L'Homme invisible* » décrit un cas de sexsomnie entre un homme et sa fille. La série télévisée « *Desperate Housewife* » en a également présenté un. En France, le groupe d'Isabelle Arnulf considère que les sexsomnies sont rares [16]. Elles surviennent chez des adultes sujets régulièrement au somnambulisme. Les auteurs recommandent la réalisation d'un enregistrement polysomnographique avec vidéo. En effet, cette parasomnie, qui touche surtout les hommes, peut avoir des conséquences cliniques, voire médicolégales. Pour les auteurs, la condition est celle d'un continuum de somnambulisme régulier, de somnambulisme avec sexsomnie et de sexsomnie isolée.

On reste désarmé face à cette véritable pathologie invalidante. Elle reste difficile à vivre pour le sujet qui n'en a pas conscience à son réveil. Il sera bien entendu l'objet de critiques voire d'opprobre de la part de son entourage et de son voisinage. Il vit très mal son état. Il consulte évidemment les psychiatres, mais les pulsions sexuelles pendant le sommeil sont irrépressibles.

Les parasomnies du sommeil paradoxal

Le phénomène du rêve

L'activité onirique peut être considérée comme une parasomnie sans aucun aspect pathologique. Le rêve accompagne surtout le sommeil paradoxal, support essentiel de l'activité onirique, de l'activité de rêve, comme l'affirmait Michel Jouvet. Mais pas seulement, comme nous l'avons décrit plus haut (chapitre 1, pages 22-29).

Nous citerons simplement une parole de Voltaire au 18ᵉ siècle, siècle des Lumières : « *on ne tient compte que des rêves qui ont été accomplis. On oublie les autres* » [17]. Voltaire s'était intéressé au rêve et plus particulièrement au rêve prémonitoire. Il raconte plusieurs rêves. Le premier est celui d'un homme qui rêve que sa maîtresse est malade. Or elle meurt le lendemain. Le rêve était prémonitoire. Cette interprétation est à l'évidence fausse. L'homme sait que sa maîtresse est malade et son subconscient a parfaitement intégré le danger qu'elle encourt. Un autre rêve est celui d'un général d'armée, qui, à la veille d'une bataille, rêve qu'il la gagne. Le lendemain, il gagne effectivement la bataille. Le général en conclut que les Dieux ont été avec lui. Non ! Pour Voltaire, c'est un phénomène de rêve simple.

Les rêves accompagnent certainement les variations de la vie émotionnelle. Ils servent sans doute au maintien de l'intégrité psychique de l'individu qui doit faire face aux dures réalités de la vie. Les rêves récurrents, qui reviennent similaires au cours des nuits successives, soulignent cet aspect. Ils sont en faveur d'un obstacle psychoémotionnel associé à un appauvrissement du fonctionnement cognitif et émotionnel de l'individu dans la journée. Quand la récurrence des rêves s'interrompt, le fonctionnement psychologique et émotionnel pendant l'éveil s'améliore.

Les rêves perturbés [1,2]

Ce sont des manifestations oniriques vivaces (« *disturbed dreaming* » des Anglo-Saxons). Les rêves perturbés résultent en grande partie d'expériences de stress subies au cours de la journée. Ils laissent une trace mémorielle importante au réveil du sujet et sont accompagnés d'un contenu émotionnel intense, avec peur, colère, sentiments de culpabilité ou d'amertume. On distingue deux sortes de rêves perturbés, les mauvais rêves et les cauchemars.

Lors de la grossesse, notamment au cours du dernier trimestre, 21 % des femmes rapportent des « ***mauvais rêves*** » [18]. Certains auteurs pensent que les rêves jouent un rôle dans les fonctions d'adaptation de l'individu, indépendamment du fait qu'ils surviennent préférentiellement pendant le sommeil paradoxal. Le sujet vit ses ***mauvais rêves*** au présent, comme s'il avait réellement suivi le scénario. Ils surviennent occasionnellement et laissent un souvenir vivace au réveil du sujet.

Le cauchemar est un mauvais rêve troublant, persistant et récurrent, qui réveille le dormeur au cours de la nuit. Le sujet a alors un souvenir très vivace de ce rêve. Le cauchemar survient dès trois à six ans, chez des enfants dont les parents ont également souffert de cauchemars dans l'enfance (45 % des cas). Dans l'adolescence, les filles font des cauchemars plus souvent que les garçons. Chez les adultes, 83 % ont eu des expériences de cauchemars. Parmi eux, 8 % à 30 % rapportent des cauchemars au moins une fois par mois et 5 % une fois par semaine. Une telle fréquence hebdomadaire signe un trouble clinique, voire pathologique. Les personnalités schizoïdes souffrent particulièrement de cauchemars.

Le cauchemar est en relation avec l'état psychopathologique de l'individu au cours de l'éveil. C'est ainsi que le cauchemar récurrent représente un des symptômes qui caractérise les syndromes de stress post-traumatiques, les « *Post-Traumatic Stress Disorders* » des Anglo-Saxons. La polysomnographie répétée au cours du suivi des patients a montré que les cauchemars interrompent le sommeil orthodoxe comme le sommeil paradoxal [19]. Ces syndromes sont le résultat de peurs intenses et de détresses encourues au cours de l'éveil. C'est le cas lors de la guerre avec l'exposition aux effets du combat, les massacres, les blessures, la torture, les images insoutenables. On a longtemps parlé de névrose de guerre. Lors des guerres récentes, des équipes américaines, françaises ou israéliennes, ont particulièrement étudié ces syndromes. C'est aussi le cas lors de la mort brutale d'un proche ou de la survenue d'un divorce, ou encore d'un viol. C'est aussi le cas lors des grandes catastrophes comme les tremblements de terre, les incendies, les inondations. C'est enfin le cas lors de massacres et autres actes terroristes.

Sur le plan neurophysiologique, les travaux d'imagerie moderne ont conduit au concept du réseau AMPHAC décrit en 2010 [20]. Ce concept intègre le système limbique et deux structures corticales antérieures au sein d'un réseau neuronal complexe qui comprend l'amygdale (A), le cortex médian préfrontal (MP), l'hippocampe (H) et le cortex cingulaire antérieur (AC). L'amygdale, située dans la région antéro-interne du lobe temporal, en avant de l'hippocampe, est massivement interconnectée aux autres structures. Elle est impliquée dans la régulation émotionnelle et dans les réactions comportementales et végétatives de la peur et de l'anxiété. Avec l'hippocampe, elle jouerait un rôle important dans la production de rêves normaux. Le cortex préfrontal médian, extrémité antérieure du cortex frontal, intervient dans la résolution de conflits entre les acquisitions antérieures et les informations nouvelles. L'hippocampe intervient dans l'activité comportementale exploratoire et de navigation, l'attention et la mémoire spatiale. Le cortex cingulaire antérieur recouvre en écharpe la partie frontale du corps calleux. Il intervient dans le contrôle du comportement et de l'émotion, en particulier celui des détresses affectives. Plus particulièrement, il joue un rôle dans les réactions végétatives (variations de la pression artérielle et de la fréquence cardiaque, par exemple). Il s'implique aussi dans les fonctions cognitives qui opèrent dans l'anticipation de la récompense, la prise de décision, l'empathie ou capacité à se mettre à la place de l'autre, le contrôle de l'impulsivité. Le réseau AMPHAC s'interpose dans le contrôle des fonctions affectives. Il servirait à gérer les peurs et les détresses de l'individu éveillé en les transformant en imagerie onirique (rêve normal) ou en imagerie cauchemardesque. Par ailleurs, le réseau est connecté aux régions du cerveau qui régulent les informations sensorielles, la motricité et les réponses végétatives ou autonomes. Ces interconnexions le rendent indispensable à la gestion des comportements, des réponses affectives ou émotionnelles et des hautes fonctions cognitives. Soulignons que l'activité du réseau AMPHAC croît très nettement pendant le sommeil paradoxal, par rapport au sommeil orthodoxe et à l'éveil.

Les cauchemars seraient l'expression pathologique du contrôle des mémoires des peurs et des détresses. Celles-ci deviennent pathologiques quand elles sont hautement cohérentes et résistantes à l'extinction et quand elles contiennent un nombre excessif d'éléments de réponses telles que la fuite ou l'évitement.

L'arsenal thérapeutique du cauchemar est démuni. On a tout essayé. La psychothérapie, les techniques de relaxation, la méditation peuvent induire une amélioration. Des techniques d'imagerie mentale ont également un certain succès. Par exemple, on demande au patient de penser fortement à son cauchemar et de vivre le cauchemar en changeant la fin du « film ». Dans les névroses post-traumatiques, la prazosine, antagoniste de l'adrénaline, a donné des résultats encourageants.

La paralysie du sommeil récurrente et isolée [1,2]

C'est l'impossibilité de bouger ou de parler à l'endormissement (paralysie hypnagogique) ou au réveil matinal (paralysie hypnopompique). Elle dure le plus souvent quelques secondes, mais parfois quelques minutes. Elle s'accompagne d'hallucinations de type onirique dans les deux tiers des cas, surtout à l'endormissement. Le sujet est conscient, mais ne peut pas remuer ses membres et ses yeux, alors que l'activité respiratoire continue. Cet état s'accompagne de frayeur intense et d'anxiété. Dans l'imagerie populaire, quelle que soit la culture considérée, une créature démoniaque représente la paralysie du sommeil. Elle immobilise le sujet et l'empêche de bouger. Le tableau dénommé « *Le Cauchemar* » de Johann Heinrich Füssli (« *The Nightmare* » en 1781), exposé au « *Detroit Institute of Arts* », représente vraisemblablement la paralysie du sommeil par un diable assis sur la poitrine du dormeur. Cette parasomnie angoissante n'est pas rare, mais reste peu fréquente. Elle peut ne survenir qu'une fois dans la vie. C'est une condition familiale. Elle est favorisée par le stress, le travail en horaires alternants, le décalage horaire, la privation de sommeil, un éveil provoqué par un tiers ou un événement extérieur et par de nombreux autres facteurs incluant les syndromes de stress post-traumatique [21]. La polysomnographie montre que la paralysie du sommeil s'installe au décours d'une phase de sommeil paradoxal, surtout après une SOREMP qui fait suite à une interruption durable du sommeil [22]. Le sujet se réveille en sommeil paradoxal et l'atonie musculaire propre à cet état de sommeil n'est pas levée comme elle le devrait chez un sujet éveillé. Par ailleurs, l'électroencéphalogramme montre une activité alpha abondante chez ce patient sans atonie. Il est bien éveillé. Une de mes patientes Congolaises, âgée de 22 ans, racontait qu'elle sentait une présence inquiétante dans la chambre, vers la fenêtre. Puisque cette condition dure quelques secondes, on ne propose aucun traitement. On explique sa condition au sujet et on lui recommande de respecter une bonne hygiène du sommeil.

Les troubles du comportement en sommeil paradoxal

C'est le « *REM sleep disorder* » ou « *REM sleep behavior disorder* » des Anglo-Saxons, décrit dans les années 1980 [23]. C'est le contraire de la paralysie du sommeil. C'est la perte de l'atonie musculaire du sommeil paradoxal. Le neurone moteur de la moelle épinière n'est plus inhibé. Le dormeur va « vivre son rêve », va « agir hors de son rêve ». La perte de l'atonie musculaire squelettique peut n'intéresser qu'un petit groupe de muscles, permettant par exemple de parler pendant le sommeil. Le syndrome survient fréquemment comme un prodrome de synucléopathie (accumulation de la protéine synucléine dans les neurones). Les synucléopathies incluent la maladie de Parkinson, la démence à corps de Lewy et, plus rarement, une atrophie multisystématisée avec un syndrome parkinsonien et des atteintes pyramidales, cérébelleuses et du système nerveux autonome. Chez 50 % des patients se développera par la suite une maladie neurodégénérative. Les récentes recherches par neuro-imagerie montrent de fait la similitude des altérations de l'imagerie cérébrale chez les patients qui souffrent d'un trouble comportemental en sommeil paradoxal et les patients atteints de synucléopathie [24].

Mais, ce qui fait la gravité de ce syndrome, c'est qu'il s'accompagne parfois de comportements violents [25]. Il survient surtout chez l'homme à partir de 50 ans [1]. Il intéresse environ 0,5 % de la population, où que ce soit sur la planète. Ce syndrome présente un côté médicolégal potentiel, puisque de nombreux rêves vont alors être accompagnés de gestes violents, comme le montrent des films vidéo. Le comportement violent survient dans 79 % à 96 % des cas. Les gens qui en sont affectés se plaignent que leurs souvenirs de rêve sont devenus violents, très vivaces. C'est souvent un geste de défense contre une attaque d'hommes ou d'animaux. Le sujet peut agresser son partenaire de lit et lui infliger des traumatismes, le plus souvent légers, mais aussi des traumatismes graves, pouvant provoquer une issue fatale. Le sujet lui-même peut se blesser en déambulant, en heurtant un meuble, ou encore en donnant un coup de poing dans la fenêtre.

Sur le plan médicolégal, depuis la découverte de ce syndrome, certaines issues fatales, qualifiées de crimes auparavant, ont pu être attribuées à une pathologie. Pour lutter contre ce comportement dangereux, certains patients s'attachent au lit. Chez d'autres, c'est l'épouse qui fait chambre à part.

De même que pendant le sommeil orthodoxe, les grognements et marmonnements sont nombreux en sommeil paradoxal. Les soupirs et les tics verbaux sans aucun son ne sont pas rares. Le plus caractéristique est la profération de mots violents ou orduriers plus que chez les somnambules, surtout chez les hommes. Les négations sont très fréquentes, plus que pendant le sommeil orthodoxe. Pour Isabelle Arnulf et ses collaborateurs [5], le contenu négatif du langage serait en faveur de la théorie de simulation de la menace (« *Threat Simulation Theory* »). Le rêve servirait à l'entraînement du dormeur à faire face aux dangers plus rapidement dans la vie de relation.

La polysomnographie, parfois médicolégale, montre une perte de l'atonie musculaire au cours du sommeil paradoxal, de façon intermittente ou permanente pendant l'épisode [24]. Le diagnostic de la condition porte sur la détection de ces épisodes. Le traitement automatique des états de sommeil et d'éveil a amélioré les résultats. Celui de l'index d'atonie par l'utilisation d'un algorithme « *Random-Forest* » entraîné à cette tâche produit le même effet [26]. Dans leur revue exhaustive de 2002, Carlos Schenck et Mark Mahowald [25] rappellent que Michel Jouvet et François Delorme en 1965 avaient, les premiers, décrit la suppression de l'atonie du sommeil paradoxal après la lésion bilatérale des noyaux périlocus cœruleus [27]. Je me souviens de mes chats normalement sans atonie musculaire au cours du sommeil paradoxal. Après cette lésion, l'atonie musculaire disparaît. L'animal se dresse et se hérisse dans un syndrome « pseudo-hallucinatoire », comme s'il était en présence d'une menace ou chassait une souris.

Les catathrénies

En 2001, le groupe de Bologne a individualisé les catathrénies (du grec : « faible » et « lamentation ») en tant que parasomnie [28]. Elles sont classées avec les troubles respiratoires du sommeil [29]. Ce sont des vocalisations en expiration qui ressemblent à des gémissements, des cris de douleur, des grognements inarticulés. Elles sont différentes de la somniloquie. Elles surviennent par périodes de plusieurs minutes surtout pendant la deuxième moitié de la nuit. Les bruits se reproduisent à l'identique d'une nuit à l'autre. Ces bruits inarticulés et monotones font peur au partenaire de lit ou de chambre. Ils constituent surtout une gêne pour lui-même et une gêne sociofamiliale [30]. Les catathrénies frappent l'entourage par leur caractère étrange, car elles ne correspondent pas du tout à la personnalité de celui qui les émet. On parle en général de quelqu'un qui est stable, sociable, voire gentil. Il se révèle comme « possédé par un esprit ». Les catathrénies représentent moins de 1 % des consultations pour troubles du sommeil. Elles prédominent dans le sexe masculin et sont trois fois plus nombreuses que dans le genre féminin. Elles débutent en général à l'adolescence ou à l'âge adulte. Elles présentent un caractère familial.

La polysomnographie est indiquée pour éliminer une comorbidité sous-jacente telle que le syndrome d'apnées obstructives du sommeil [30]. Elle montre la prédominance du trouble pendant le sommeil paradoxal, mais aussi pendant le sommeil orthodoxe. Pendant le sommeil paradoxal, les catathrénies sont associées à un ralentissement respiratoire avec des inspirations profondes suivies d'expirations longues accompagnées des bruits et grognements. Aucune autre manifestation polysomnographique n'est visible. La conduite à tenir reste méconnue bien qu'on ait évoqué la pratique du yoga et la méditation.

L'hypnogélie

L'hypnogélie, c'est le rire du sommeil (du grec : « sommeil » et « rire »), décrit de longue date de manière anecdotique, comme dans « *Macbeth* » de William Shakespeare :

« *There's one did laugh in's sleep, and one cried,*
'Murder!'
That they did wake each other: I stood and heard them:
But they did say their prayers, and address'd them
Again to sleep ».

L'hilarité est réelle, le comportement de rire est véritable. Au réveil, le sujet se souvient de rêves étranges. Ils ne sont pas drôles ou risibles. L'équipe de Colin Shapiro a réalisé en 2013 une polysomnographie chez dix patients [31] : le rire est survenu neuf fois pendant le sommeil paradoxal. Un de ces patients présentait aussi un trouble du comportement en sommeil paradoxal. Chez le dixième patient, le rire est survenu en sommeil profond et était associé à un trouble de l'éveil. L'hypnogélie s'apparente aux catathrénies.

En somme, les parasomnies sont des comportements indésirables non conscients, qui surviennent surtout chez l'enfant ou l'adolescent. Le plus souvent, elles restent sans conséquence pour l'intégrité du dormeur et de son entourage. Les parasomnies peuvent aussi être observées chez l'adulte. Dans ce cas, elles sont parfois violentes. Elles peuvent alors produire des accidents ou des traumatismes chez le dormeur ou son compagnon de lit. On les rencontre aussi dans les maladies neurodégénératives, comme la maladie du sommeil.

CHAPITRE 7
ENTRE HYPERSOMNIES, INSOMNIES, TROUBLES DES RYTHMES CIRCADIENS ET PARASOMNIES, LE SOMMEIL DANS LA MALADIE DU SOMMEIL OU TRYPANOSOMOSE HUMAINE AFRICAINE

Introduction

Les maladies infectieuses sont dues à des agents pathogènes vivants. Ils sont rarement ou difficilement observables à l'œil nu. Ils regroupent des parasites, des bactéries et des virus. Je parlerai de maladies parasitaires, bactériennes et virales. Comme j'ai beaucoup travaillé en Afrique intertropicale, notamment au Congo, à tout seigneur tout honneur, je consacrerai ce chapitre à une maladie parasitaire particulière, la maladie du sommeil. Elle reste méconnue aujourd'hui du grand public, bien que chacun ait entendu parler de la mouche tsé-tsé. J'ai rencontré mon premier malade au Niger en 1988 [1]. Depuis, pendant plus de trente années, j'ai instauré et conduit des recherches pluridisciplinaires sur cette maladie. Je me suis notamment centré sur le sommeil tout à fait particulier de cette maladie. Elle en porte le nom. Le lecteur voudra bien excuser mon « obsession » pour la maladie du sommeil. Je voudrais ici vous la faire partager un tant soit peu en décrivant la véritable saga représentée par la recherche sur cette maladie parasitaire qui a un temps décimé l'Afrique noire entre les deux tropiques. C'est d'ailleurs la maladie parasitaire dans laquelle le sommeil a été le plus étudié !

Une fois n'est pas coutume, je voudrais ici résumer un historique de la maladie du sommeil. J'y tiens beaucoup. Quoi que pensent les optimistes aujourd'hui, le danger d'un réveil de la maladie reste toujours à craindre sur ce continent. Les rivières y coulent comme des fleuves avec la puissance de torrents impétueux aux rives bordées de végétation arborescente. La main de l'homme continue de modifier ou de bouleverser les paysages. Tel barrage sur une rivière, par exemple la Léfini, affluent du fleuve Congo, induit une déforestation qui détruit nombre de gîtes à glossines. Les mouches migrent. Malheur aux villages et aux campements qui se trouvent sur leurs voies de migration. Elles piqueront une variété de personnes : des agriculteurs aux champs, des chasseurs ou des pêcheurs, ou encore des femmes et des enfants qui font la vaisselle ou la lessive ou tout simplement prennent leur bain, ou enfin des touristes qui visitent les gorilles occidentaux du parc de la Léfini [2].

Dualité géographique, vectorielle, parasitaire, épidémiologique et clinique [3]

La maladie du sommeil, pathologie parasitaire, sévit exclusivement en Afrique intertropicale, entre le quinzième degré de latitude nord et le vingtième degré de latitude sud [4,5,6,7]. On ne la trouve pas au Sahara, au nord du désert ou en Afrique du Sud. Sa distribution géographique se calque sur celle de la mouche tsé-tsé ou glossine. Elle résulte de l'injection à l'homme d'un parasite, le trypanosome, par une mouche tsé-tsé infectante. On a décrit plusieurs espèces de glossines. Les vecteurs les plus fréquemment rencontrés dans la causalité de l'infection humaine sont deux sous-espèces de glossines, *Glossina palpalis*, en Afrique de l'Ouest et en Afrique centrale, et *Glossina morsitans*, en Afrique de l'Est. La mouche tsé-tsé transmet, entre autres, les trypanosomes de l'espèce *Trypanosoma brucei* (*T. b.*). La sous-espèce *T. b. brucei* n'est pas pathogène pour l'homme. La dualité de la sous-espèce parasitaire en cause comme vecteur se complète par la dualité géographique et la dualité clinique de la maladie humaine. En Afrique de l'Ouest et en Afrique centrale, *T. b. gambiense* est responsable de 98 % des cas déclarés et réalise la « véritable » maladie du sommeil, maladie chronique qui développe son cortège de symptômes et de signes neurologiques. En Afrique de l'Est, *T. b. rhodesiense* provoque la maladie dite « rhodésienne », maladie aiguë. Les deux formes de la maladie ont en commun qu'elles tueraient inévitablement le malade en l'absence de traitement.

La maladie du sommeil à travers l'histoire : un aperçu

L'historique de la maladie du sommeil peut être divisé en quatre périodes. La période des narrations sporadiques a duré plusieurs siècles, voire quelques millénaires. Elle s'est terminée par les descriptions cliniques du 19e siècle. La période qui correspond à la grande épidémie et conduisit à l'instauration des recherches médicales et biologiques. Elle a duré de 1896 à 1916). La période épidémiologique est intervenue de 1916 à 1960. La période actuelle que je pourrais qualifier de scientifique a vu s'installer la récurrence d'une nouvelle épidémie à la fin des années 1990 et au début des années 2000.

Quelques mots sur la résistance de l'homme vis-à-vis des trypanosomes du genre brucei

L'homme moderne, *Homo sapiens sapiens*, tout comme les grands primates africains, jouit d'une protection naturelle exceptionnelle contre *T. b. brucei*, le trypanosome qu'on pourrait qualifier de « sauvage ». Cette immunité innée, liée à la longue coévolution entre les ancêtres de l'homme et le trypanosome, est connue depuis l'article d'Alphonse Laveran et de Félix Mesnil publié dans les Annales de l'Institut Pasteur en 1902[8] : « *Alors que tant de mammifères sont susceptibles de contracter le Nagana, l'homme paraît absolument réfractaire à cette redoutable maladie : sans cette heureuse particularité, il lui aurait été impossible de pénétrer dans le centre de l'Afrique… Jamais Livingstone n'a éprouvé le moindre malaise, malgré un séjour de deux mois dans le pays à tsé-tsé ; il note que les enfants étaient fréquemment piqués, sans qu'il en résultât le moindre accident.* »

Mais on dut attendre 2003 pour que le groupe d'Étienne Pays de l'Université de Bruxelles identifie le responsable de la capacité innée du sérum humain à tuer *T. b. brucei*, l'apolipoprotéine L1 (ApoL1)[9]. Elle induit la formation de pores anioniques dans la membrane du lysosome du parasite, entraînant sa lyse osmotique. Cette action requiert la collaboration d'une protéine voisine de l'haptoglobine spécifique de l'humain, la protéine liée à l'haptoglobine (« *haptoglobin-related protein* »). La liaison de cette molécule avec l'hémoglobine de l'hôte par l'intermédiaire du fer permet à ApoL1 de pénétrer dans le trypanosome. La capacité qu'ont les trypanosomes *T. b. gambiense* et *T. b. rhodesiense* de provoquer la maladie du sommeil est due à l'acquisition d'une résistance vis-à-vis de cette immunité innée. *Trypanosoma brucei rhodesiense* diffère génétiquement de *T. b. brucei* par l'apparition d'un gène associé à la résistance au sérum humain (le « *serum resistance-associated gene* »)[10]. Ce gène induit la production d'une glycoprotéine semblable à la glycoprotéine variante de surface du parasite, la VSG ou « *variant surface glycoprotein* ». C'est une protéine associée à la résistance du sérum ou « *serum resistance-associated protein* », la SRA. Cette capacité qu'a le trypanosome pathogène de contourner le pouvoir trypanolytique du sérum humain exercé sur *T. b. brucei* semble d'apparition récente. En effet, contrairement à l'homme, *T. b. rhodesiense*, n'infecte pas certains primates africains, comme les babouins. Chez le babouin, des résidus lysine C-terminaux contrecarrent l'action d'ApoL1, rendant la SRA capable de tuer cette sous-espèce de trypanosome. Cette conformation n'existe pas chez l'homme et la SRA n'opère pas sur *T. b. rhodesiense*. Contrairement à ce dernier, *T. b. gambiense* ne possède pas de SRA. Le mécanisme responsable de l'infectivité du parasite et de l'évitement du facteur trypanolytique doit se trouver quelque part ailleurs. De récents travaux du groupe de Bruxelles laissent espérer l'établissement de l'activité trypanolytique chez toutes les composantes de l'espèce *brucei*. La dépendance au pH parasitaire influencerait le potentiel lytique d'un ApoL1 recombinant[11].

La préhistoire et la coévolution

Josef Reichholf, anthropologue à Munich[12], fait une part importante à la maladie du sommeil dans la grande migration d'*Homo sapiens* hors des hauts plateaux de l'est de l'Afrique. Au cours des périodes interglaciaires, il pleuvait sans doute beaucoup dans les régions tropicales, favorisant la pullulation des mouches tsé-tsé. Or le mythe du déluge se retrouve dans de nombreuses cultures. Serait apparue une mutation du trypanosome sauvage, déterminant l'apparition d'une maladie mortelle sur les hauts plateaux de l'Afrique de l'Est. La piqûre, qui n'était que douloureuse, était devenue fatale. L'homme aurait quitté le « paradis terrestre » pour ne pas mourir. Bien entendu, aucune preuve de cette hypothèse n'existe. Mais, rappelons-nous qu'Alphonse Laveran disait que les hommes modernes qui peuplent la Terre sont résistants au trypanosome sauvage, *T. b. brucei*. Cette résistance pourrait bien constituer la preuve biologique de l'origine africaine de l'homme moderne, car des millions d'années de coévolution avec le trypanosome sont nécessaires à sa mise en place.

Cette propriété liée à ApoL1 date sans doute de très longtemps. Elle pourrait éventuellement constituer un outil précieux dans la recherche anthropologique. Par exemple, on devrait chercher à savoir si *Homo neanderthalensis* était porteur de la résistance à *T. b. brucei*, et si *Homo denisovans* ou *Homo floresiensis* ont fait de même. On sait aujourd'hui qu'*Homo neanderthalensis* s'est reproduit avec *Homo sapiens* [13].

La trypanosomose animale serait un des principaux facteurs limitants du développement de l'élevage en Afrique subsaharienne, notamment en Afrique de l'Est [14]. En effet, contrairement à l'Afrique de l'Ouest où existent des races bovines qui présentent une certaine résistance à la maladie (races N'Dama, Baoulé, Bambara), les bovins domestiques d'Afrique de l'Est ne sont pas plus trypanotolérants que les races européennes, sauf peut-être les races Sheko, ou encore les zébus originaires d'Asie.

En 1982, l'équipe de Murray a défini la trypanotolérance comme la capacité relative qu'a un animal de contrôler le développement des parasites afin de limiter leurs effets pathologiques, le plus évident étant l'anémie [15]. Un animal trypanotolérant n'est pas infecté fréquemment et quand il l'est, il survit, produit et se reproduit mieux que les animaux susceptibles. Les mécanismes de la trypanotolérance incluent la capacité à mieux contrôler la parasitémie et régénérer les cellules sanguines pour mieux contrôler l'anémie.

La période des narrations

La Bible pourrait avoir amorcé la période des narrations. Aux versets 18 et 19, Esaïe dit qu'« *Il adviendra, en ce jour-là, que le Seigneur sifflera les mouches qui sont à l'extrémité des canaux d'Égypte... Elles viendront et se poseront toutes dans les ravins escarpés et dans les fentes des rochers, dans tous les fourrés et dans tous les pâturages* ». D'aucuns, aujourd'hui, pensent qu'il désignait les mouches tsé-tsé des confins de l'Abyssinie.

Au 14e siècle, près de deux millénaires plus tard, Abou Zeïd Abd dur-Rahman bin Muhammad bin Khaldûn al-Hadrami, ***Ibn Khaldûn***, né à Tunis en 1332, mort au Caire en 1406, écrit son « *Histoire des Berbères et des dynasties musulmanes de l'Afrique septentrionale, volume 2* » [16]. Ibn Khaldûn tient ses informations sur la maladie du sommeil du cheikh Othman, mufti du royaume du Ghana, alors situé dans la région de Tombouctou. Il le rencontra lors du voyage du cheikh en Égypte en 1393-1394, à l'occasion d'un pèlerinage à La Mecque. Le royaume du Ghana s'étendait de la boucle du Niger jusqu'à l'océan. Il venait de tomber aux mains des Melli (d'où le nom du Mali actuel) qui soumirent les Soussous. Le plus grand des rois Melli fut Mari-Djata I. Un de ses successeurs, le sultan Mari-Djata II « *jouit d'un règne de quatorze ans pendant lesquels il accabla le peuple du poids de sa tyrannie, ne respectant pas même l'honneur des femmes* ». Il « *avait ruiné l'empire, épuisé le trésor royal et mis l'état à deux doigts de sa perte* »... « *Il dépensa* *aussi en débauches et en folies de tous genres les richesses amassées par les rois, ses prédécesseurs. Il fut enfin atteint de léthargie, maladie très commune dans ce pays et qui attaque surtout les gens haut placés. Cette indisposition commence par des accès périodiques et réduit, enfin, le malade dans un tel état, qu'à peine peut-on le tenir un instant éveillé. Alors elle se déclare de manière permanente et fait mourir sa victime. Pendant deux années, Djata eut à en subir les attaques, et il succomba l'an 775 (1373-1374)* ». Voilà bien une description clinique de la maladie précise, concise et réaliste !

Les Portugais furent certainement les premiers Européens à rencontrer la maladie du sommeil. ***Henri le Navigateur*** (1394-1460), Infant du Portugal, est à l'origine de l'expansion coloniale portugaise. Il pousse ses marins à explorer les côtes d'Afrique. Gomes Eanes de Zurara dans la « *Chronique de Guinée* » en 1453 a raconté ces explorations [17]. Cependant, je l'ai vérifié, contrairement aux dires de certains auteurs modernes, je n'ai pas trouvé trace de maladie du sommeil dans ces pages. Elle apparaît dans la narration du Vénitien Alvise Ca' da Mosto, voyageant en Afrique noire en 1455 et 1456, également pour l'Infant du Portugal. Il parle de la maladie des chevaux, le nagana ou plutôt le nélavane sur ces côtes d'Afrique de l'Ouest [18]. Il voyage assez loin au sud jusqu'en Gambie et en Casamance. Lors de sa longue visite au roi Budomel (au sud du fleuve Sénégal, sans doute en territoire wolof aujourd'hui), il remarque que les chevaux sont « *très prisés pour être rares* » (page 55). Page 59, il indique que si les chevaux sont peu nombreux, c'est qu'ils « *ne supporteraient pas la très grande chaleur* ». Page 79, da Mosto précise que les chevaux « *ne supportent pas la chaleur et finissent par mourir d'une maladie qui retient l'urine, les fait enfler et crever* ». La traductrice précise, dans ses notes de fin de livre, que cette maladie serait en fait due à la mouche tsé-tsé. Je n'ai pas trouvé trace de maladie humaine.

Ce n'est que 28 ans après la mort du Navigateur que Bartholomeu Dias atteignit la pointe sud de l'Afrique. ***Aleixo de Abreu***, en 1623, parle du « mal de Loanda ». Il sévit dans les provinces du Congo portugais qui deviendra l'Angola [19]. Mais on peine à savoir si ce « mal » décrit la maladie du sommeil ou le scorbut.

Né à Grenade vers 1486 dans une famille musulmane, ***Léon l'Africain*** s'appelait alors Hassan Al-Wazzan. Chassée d'Espagne par la « *reconquista* » en 1492, sa famille se réfugia à Fez. En 1512, il accompagna son oncle pour une visite diplomatique au roi de l'Empire Songhaï à Tombouctou (Tombut). Leur voyage les conduisit jusqu'au Bornou. En 1518, alors qu'il revenait du pèlerinage de La Mecque, un Chevalier de l'Ordre de Saint-Jean le captura et l'offrit en présent au pape Léon X. Le pape l'adopte, le catéchise, le baptiste et lui donne le nom de Jean-Léon de Médicis. À la demande du pape, Léon l'Africain rédige son célèbre livre la « *Description de l'Afrique* » [20], où il reprend les notes de ses voyages au Sahel. Page 221 de ce livre, il constate qu'au royaume de Tombut (Tombouctou) « *Il n'y a pas de haras de bons chevaux... Les bons chevaux viennent de Barbarie* » (le pays des Berbères).

De fait, la colonisation arabe de l'Afrique subsaharienne fut longtemps bloquée par « *la mouche tsé-tsé qui sévit dans la forêt de cette région africaine. Si cette bestiole a la particularité de transmettre la maladie du sommeil, elle tue également les chevaux* » (Tidiane N'Diaye, « *La longue marche des peuples noirs* » [21], pages 45-46). Les équidés africains n'ont atteint l'Afrique que très récemment à l'échelle de l'évolution, il y a environ deux millions d'années. Les zèbres, qui sont proches de l'âne, vivent en Afrique de l'Est et en Afrique centrale. Depuis le début du 20e siècle, on connaissait la thèse selon laquelle la zébrure du pelage serait apparue en relation avec la pression de sélection exercée par les mouches hématophages. Ce n'est cependant que tout récemment, en 2016, que le groupe de Tim Caro de l'Université de Californie à Davis a confirmé cette hypothèse expérimentalement [22]. Le mécanisme en reste encore obscur. Mais, le manteau de zébrures repousserait les attaques de glossines en camouflant la forme de l'animal sans que la polarisation des zébrures noires ou blanches soit en cause. De fait, ce manteau désoriente aussi les tabanidés, ou taons, qui piquent les chevaux beaucoup plus que les zèbres [23]. Notons aussi que les tabanidés ne sont pas anodins pour le bétail, les chevaux, mais aussi l'homme. Ces insectes transmettent de nombreux pathogènes dont *Loa loa* et *Trypanosoma evansi* [24].

Dans son traité « *The Navy Surgeon* » en 1734, ***John Atkins*** [25], chirurgien de la marine britannique, réserve deux pages en appendice (pages 17-18) à la « somnolence mortelle » (en anglais, « *deadly somnolence* »), qui touche les noirs du golfe de Guinée. La condition débute sans signe prémonitoire, si ce n'est une augmentation de l'appétit deux à trois jours avant. Le sommeil est profond et les sensations sont amoindries. On considère que le pronostic de la maladie est fatal.

Une autre narration relative à la maladie du sommeil se trouve dans le livre « *Way of death: Merchant capitalism and the Angolan slave trade, 1730-1830* » de ***Joseph Calder Miller*** réédité en 1997 (pages 424 et 425) [26]. Dès avant l'embarquement des esclaves en Angola, les Portugais décrivaient le « *banzo* ». L'esclave était atteint d'un délirium accompagné d'une perte de l'envie de vivre. Cette mélancolie figée provoquait une léthargie terminale, qui a pu être attribuée par la suite à la maladie du sommeil ; « *si un des esclaves abandonnait et mourait, les autres faisaient de même* ». Le livre décrit aussi un œdème (« *dropsy* ») attribué à la malnutrition. Pendant le voyage transatlantique, des esclaves mouraient du « *banzo* ». Ce délire mélancolique avec désespoir terminal était alors attribué à la malnutrition.

Thomas Winterbottom, médecin missionnaire britannique, s'était établi en Sierra Leone depuis 1792. Dans son livre « *An account of the native Africans in the neighbourhood of Sierra Leone* » (pages 29-31 du volume 2 publié en 1803) [27], il décrit une léthargie, ou « *sleepy sickness* ». Au début de la maladie, l'appétit féroce décline rapidement et le patient dépérit progressivement. Parfois, il développe un strabisme. Surtout, Winterbottom décrit l'apparition de petites tumeurs sous la peau du cou. Lorsque les marchands d'esclaves les détectent, ils écartent de leurs transactions ceux qui en sont porteurs. Ils considèrent qu'elles marquent une prédisposition à la léthargie. Ces ganglions ou adénopathies reçurent plus tard le nom de « signe de Winterbottom ». Puis, la léthargie se développe. La disposition à s'endormir est si forte qu'elle ne laisse que peu de répit au patient pour manger. Quoi qu'on fasse, la maladie est fatale en trois ou quatre mois.

À la même époque, Napoléon Ier dépêcha ***Alexandre Moreau de Jonnès*** à la Martinique en 1808 et 1809. L'empereur l'avait chargé de dresser la carte sanitaire et économique de la colonie et, plus généralement, celle des Antilles. Ce grand défenseur de l'abolition de l'esclavage avait alors parlé de la maladie du sommeil dont souffraient des esclaves fraîchement arrivés d'Afrique. Ses « *Recherches statistiques sur l'esclavage colonial et sur les moyens de le supprimer* »[28], publiées en 1812, aidèrent vraisemblablement à convaincre les décideurs politiques, conduisant à l'abolition définitive de l'esclavage par la France. Moreau de Jonnès a démontré que l'esclavage est non seulement une ignominie sur le plan humain, mais qu'en plus il est totalement inapproprié économiquement. La Convention avait déjà aboli l'esclavage le 4 février 1794, en application de la Déclaration des droits de l'homme et du citoyen. Contrairement à ce qu'on colporte généralement, le décret du 20 mai 1802 promulgué par Napoléon Bonaparte, Premier Consul, ne s'applique pas aux Antilles ni à la Guyane. Il rétablit l'esclavage dans les territoires où la loi de 1794 n'était pas encore appliquée. C'est le cas par exemple des possessions de l'océan Indien. Le 29 mars 1815, pendant les Cent Jours, Napoléon Ier devait d'ailleurs interdire la traite des Noirs par décret. Mais on dut attendre le décret du 1er avril 1848 pour que l'abolition de l'esclavage soit effective dans toutes les possessions françaises.

L'abolition de l'esclavage n'a cependant pas tari les déplacements de populations africaines vers les colonies d'Amérique. Ils étaient désormais organisés par le Service de l'immigration africaine, créé par le décret impérial du 27 mars 1852. Les médecins de marine avaient la charge des visites médicales des esclaves vendus par les « Princes Noirs » aux recruteurs. Ces recruteurs affranchissaient immédiatement les candidats volontaires à l'émigration. Les navires transportaient alors des hommes libres.

Robert Clarke publia le premier travail approfondi sur la maladie du sommeil en 1840 et 1842[29]. Il était lui aussi médecin et missionnaire britannique en Sierra Leone. Il rapporte une quarantaine de cas d'hydropisie qui endort, ou « *sleepy dropsy* », en raison des œdèmes qui accompagnent l'affection. Il confirme le gonflement des glandes cervicales au début de la maladie et le développement d'un besoin irrésistible de se laisser aller au sommeil. Clarke est le premier à pratiquer des autopsies pour tenter de mieux comprendre l'origine de la maladie. Il décrit en particulier une inflammation des méninges. Il ne parle de Winterbottom que pour critiquer le caractère incomplet de ses observations.

Au début du 19e siècle, l'« ***American Colonization Society*** » avait reçu l'aval de James Monroe, alors président des États-Unis d'Amérique, pour créer une colonie. Celle-ci était destinée à accueillir les esclaves affranchis sur les côtes d'Afrique de l'Ouest. Une série de missions fut organisée entre 1818 et 1821 pour acheter des terres destinées à l'accueil de la colonie. La ville de Monrovia fut créée en 1824. James Washington Lugenbeel (1850), dans son « *Sketches of Liberia: comprising a brief account of the geography, climate, productions, and diseases of the Republic of Liberia* »[30] (pages 38-39) rapporte quelques cas de « *sleepy disease* » ou « *lethargus* » ou encore « *somniferous malady* » chez des autochtones et des immigrants. Les patients tombent de sommeil, même en mangeant. Ils sont voraces, mais restent très amaigris. Les malades présentent de gros ganglions enflammés, en raison de l'atteinte de leur système lymphatique. Les autochtones les excisent. Ils pensent traiter le patient. L'œdème prédomine au niveau du cou. La maladie évolue sur plusieurs mois et conduit progressivement vers la mort. L'auteur n'évoque pas le nom de Winterbottom.

Dans son livre paru en 1849, « *Sketches of the medical topography of native diseases of the Gulf of Guinea Western Africa* »[31] (page 96), ***William Freeman Daniell*** décrit une prédisposition héréditaire à la mélancolie et l'abattement chez les Ebos de la baie du Biafra. Il rapproche cette condition dégradée de l'appareil cérébral avec la « *sleepy sickness* » ou « *lethargus* » décrit par Winterbottom.

L'appellation de mouche tsé-tsé date de 1848. ***Roualeyn Gordon Cumming***, voyageur et chasseur connu sous le surnom de « lion hunter » (chasseur de lion), rapporte ce nom en 1874 dans son livre « *Five years of a hunter's life in the far interior of South Africa, Volume 2* »[32]. En 1848, lors de sa dernière année de chasse dans la région montagneuse pour rejoindre le fleuve Limpopo, des Betchuanas et des Bakalahari l'accompagnent. Ils le préviennent que la mouche qu'ils appellent « *tsetse* » va tuer tout son bétail (page 174). Il décrit le nuage de centaines de mouches qui agressent les chevaux. Ceux-ci se « languissent » et meurent en une semaine à trois mois (page 182), la tête, les yeux et le corps gonflés d'œdème (page 188). Les chiens aussi meurent de cet « *African distemper* » (page 223). La mouche tsé-tsé pique aussi le bétail. Affaibli, il ne cherche plus à manger, devient émacié et efflanqué, les yeux gonflés (page 227). Il perd la moitié de ses bœufs et a des difficultés pour faire tirer ses chariots. Bientôt, il ne lui reste plus que deux bœufs. Immobilisé, il écrit à David Livingstone, qui se trouve chez le chef Sichely, pour lui demander de l'aide (page 228). Livingstone lui envoie aussitôt des hommes et des bœufs pour tirer ses chariots (page 232). En cinq années, Cumming aura perdu 45 chevaux, 70 têtes de bétail et 70 chiens (page 292), en majeure partie à cause de la mouche tsé-tsé. Le 7 juin 1849, il quittait Port Elizabeth à bord de l'Augusta en partance pour le Royaume-Uni.

De son côté, médecin missionnaire, ***David Livingstone*** publie son livre en octobre 1857 (« *Missionary travels in South Africa, Volume 1* », republié en 2001 [33], pages 92-96). Il y raconte la rencontre avec les mouches tsé-tsé attirées par son bétail, dans la vallée de la rivière Mahabe, puis sur les rives du Chobe. Il décrit en détail la mouche, qu'il qualifie de *Glossina morsitans* et dont on n'oublie pas le bruit de son vol. Livingstone écrit « *It is well known that the bite of this poisonous insect is certain death to the ox, horse and dog ... we lost forty-three fine oxen by its bite* ». Ses observations étonnantes de précision indiquent que la piqûre de la mouche tsé-tsé, celle qui tue ses bêtes, est sans danger pour l'homme, les chèvres, les porcs et les animaux sauvages, incluant le zèbre et le buffle. À cette époque, aucun traitement de la maladie n'était connu.

Henry Barth, né Heinrich Barth, participe à l'expédition organisée par le gouvernement britannique entre 1849 et 1855 dans les pays sahéliens. En 1857, il publie son journal de marche dans les « *Travels and discoveries in North and Central Africa* » [34]. Depuis la Libye, il traverse le Sahara et visite Kano (aujourd'hui au Nigeria), le Bornou et les bords du lac Tchad. Le 17 mars 1852, sur la rive du Chari, il rencontre des mouches hématophages dont la piqûre est mortelle pour les chevaux (page 464). Il les rapproche des « tsé-tsé » du sud de l'Afrique. De nombreux voyageurs perdent leurs chevaux sur les rives du Chari. Le 14 août, il note qu'il tente d'éviter à son cheval la piqûre pernicieuse de la mouche tsé-tsé (« *the 'tsetse' fly* »). Il termine son voyage de retour en Libye, après avoir visité Tombouctou.

En 1861, ***Charles Dangaix*** [35], chirurgien de la Marine impériale française en poste au Gabon, décrit « l'hypnosie », maladie du sommeil incurable. Lui aussi examine des patients au stade neurologique et détermine trois degrés en fonction de la gravité de l'atteinte. ***Adrien Nicolas*** [36], médecin de la Marine impériale en poste aux Antilles reprend les descriptions de Clarke et de Dangaix. Il travaille chez les nouveaux immigrants africains. En effet, la maladie n'affecte pas les Martiniquais de souche. Nicolas, dans sa thèse de médecine de Paris, décrit de nombreux cas au stade neurologique et pratique plusieurs autopsies. Il est le premier à parler d'accès de sommeil pour décrire le besoin impérieux de dormir.

Également en 1861, dans son « *Traité des maladies des Européens dans les pays chauds* », ***Auguste Frédéric Dutroulau*** [37] cite « *l'hydropisie avec narcotisme et la maladie du sommeil* ». Il ne l'a trouvée que chez les noirs (Préface, page x). Les pages 159 et 160 reprennent la description faite dans le rapport de Gaigneron sur l'épidémie qui aurait commencé récemment au Congo. Cette épidémie « *fait beaucoup de ravages* » et « *le symptôme principal est une somnolence continuelle, d'où le nom de maladie du sommeil* ». La somnolence est associée à d'autres signes : « *hébétude de la face ; yeux saillants avec prolapsus de la paupière supérieure... irrégularité de la marche... ; céphalalgie... L'intelligence est intacte... mais devient de plus en plus obtuse* ». Puis, le malade retombe dans le délire, l'appétit se perd, la somnolence devient continuelle et cette « *période se termine toujours par la mort* ». Dutroulau indique qu'au Congo, les « *chefs noirs* » profitent d'une amélioration passagère « *pour vendre les esclaves qui sont atteints de la maladie* ». Il rapporte aussi qu'il a pu pratiquer, avec le docteur Lherminier, l'autopsie d'un malade décédé à la Guadeloupe. Il décrit lui aussi une inflammation des méninges.

Jules Carles[38], dans sa thèse de médecine de Montpellier, décrit en 1863 les données obtenues lors de quatre voyages sur les côtes du Congo au profit du Service d'immigration africaine. Les malades « *se couchent et dorment, pas d'autres symptômes, l'émaciation arrive peu à peu, le marasme, la mort* ».

Toutes les autopsies pratiquées depuis Clarke montrent des signes de méningite et d'encéphalite, comme ceux décrits en 1864 par Griffon du Bellay[39], médecin de la Marine impériale, à bord du navire-hôpital La Caravane en baie du Gabon. Des descriptions similaires de la maladie du sommeil sont le fait de nombreux médecins de la Marine impériale : Chassaniol, anciennement en poste à Saint-Louis au Sénégal où on la nomme maladie de Gorée ; Santelli au Gabon ; Paul Marie Auguste Guérin en Martinique avec un travail de thèse colossal sur 147 cas de maladie du sommeil chez les immigrants ; Bestion, chez un soldat supplétif Krowman (ou Krooman) du Libéria en poste au Gabon ; ou Armand Marie Corre qui parcourt le Sénégal en cherchant à étudier l'épidémiologie de la maladie du sommeil. Corre publiera en 1887 le traité « *Maladies des pays chauds* »[40]. Nous relevons aussi le nom d'Albert Calmette, élève de Corre. En 1888, alors médecin de deuxième classe de la marine, il présente le cas d'un malade engagé dans la compagnie des tirailleurs indigènes au Gabon[41].

En 1890, ***Stephen Mackenzie*** décrit avec précision la perte du rythme nycthéméral du sommeil chez un Congolais de 22 ans, évacué à Londres et hospitalisé au « *Charing Cross Hospital* »[42]. Toujours à Londres, l'observation est reprise chez deux autres patients congolais. Mackenzie étudie longuement ces patients. Il décrit une perturbation majeure de l'alternance de la veille et du sommeil. De courts épisodes de sommeil succèdent à de courts épisodes d'éveil tout au long du nycthémère, sans prédominance jour-nuit et sans augmentation du sommeil par rapport à un dormeur uniquement nocturne. Cette altération du rythme circadien de la veille et du sommeil ne fut confirmée qu'un siècle plus tard, lorsque nous avons rapporté les résultats de la polysomnographie.

Tout comme le grand pathologiste Frederick Walker Mott, Stephen Mackenzie travaillait sous la houlette du professeur ***Patrick Manson***, considéré comme le fondateur de la discipline de médecine tropicale. En 1898, Manson[43] décrivit cependant les patients atteints de maladie du sommeil comme des gens qui sont endormis la journée et éveillés la nuit. Cette description a fait croire que la maladie du sommeil était une hypersomnie, alors que c'est plutôt un désordre circadien de l'alternance éveil-sommeil. J'y reviendrai. Les conceptions de Manson, alors très attaché à l'origine filarienne de la maladie du sommeil, ne devaient évoluer que lentement.

Jusqu'à la fin de la période des descriptions cliniques, l'étude avait porté essentiellement sur des patients en phase neurologique ou en phase terminale de la maladie du sommeil. Le travail sur le terrain devait bientôt permettre à la compréhension de la maladie de progresser rapidement, inaugurant les années de la recherche.

La découverte de l'agent causal et la description moderne de la maladie

À la fin du 19e siècle, entre 1898 et 1906, la maladie du sommeil devient épidémique, en raison du développement des voies de communication et des transports de population. Sa propagation est favorisée par les porteurs qui participent à la construction des routes et des voies ferrées. Le développement de l'épidémie entre 1898 et 1906 devient rapide et ravageur, en particulier en Ouganda et dans la boucle du fleuve Congo[44]. Il est d'usage de considérer qu'entre 1898 et 1920, l'Ouganda perdra entre 250 000 et 330 000 habitants à cause de l'épidémie. Les pouvoirs coloniaux sont inquiets et lancent des programmes ambitieux de recherche scientifique multidisciplinaire. En environ quinze ans, ces recherches vont aboutir à la découverte de l'agent parasitaire en cause, du vecteur qui le transmet et des premiers traitements.

En 1900, le professeur ***Émile Brault***, de l'Académie de médecine, est d'avis que l'agent causal de la maladie est « *un parasite sanguicole, un peu dans le genre des trypanosomes rencontrés chez les animaux* »[45]. Or en 1894, ***David Bruce*** (le découvreur du bacille de la fièvre de Malte, la brucellose) fut dépêché au Zululand pour conduire des recherches sur le nagana. Il siégeait à Ubombo, un district du KwaZulu, dans la province du Natal en Afrique du Sud. « *Nagana* », mot zoulou, veut dire « *in low or depressed spirits* », en mauvaise forme[46]. Il avait mis en évidence le trypanosome responsable du nagana, qui infecte le sang des zébus et peut les tuer[47,48]. En 1903, la maladie du sommeil faisait rage en Ouganda depuis plusieurs années. La Royal Society nomme le colonel Bruce à la tête de la fameuse « *Sleeping Sickness Commission* » créée en 1902. Un camp et un laboratoire furent organisés à Mpumu à 27 kilomètres de Kampala. Bruce y rejoint Castellani qui vient de trouver le trypanosome dans le liquide céphalorachidien. En parallèle, dans le territoire allemand de l'actuelle Tanzanie, au bord du lac Victoria-Nyanza, l'équipe de Kleine met *Glossina morsitans* en cause dans la transmission de la maladie du sommeil. Dans le même temps, ***Alphonse Laveran***, professeur du Val-de-Grâce, vient d'obtenir le prix Nobel en 1907 pour sa découverte de l'hématozoaire du paludisme en 1880. Il décrit en détail les trypanosomes dans deux livres publiés en 1904 et 1912 avec ***Félix Mesnil***[49,50]. Il donne le nom de *Trypanosoma brucei* au trypanosome du nagana, la trypanosomose animale africaine découverte par Bruce.

Mais que s'est-il passé en Ouganda pour qu'une épidémie y fasse rage ? Pour le comprendre, on doit remonter à ***Emin Pacha*** né Isaak

Eduard Schnitzer dans une famille juive de Pologne sous domination allemande. Il avait émigré au Monténégro où il avait avec succès exercé la médecine. Après un parcours méconnu, en 1878, il avait été nommé gouverneur de la province soudanaise méridionale d'Equatoria par le Khédive d'Égypte. Chassé en 1885 par les mahdistes lors des guerres soudanaises, Emin avait conduit ses soldats dans la région du lac Albert (aujourd'hui en République démocratique du Congo). Secouru par l'expédition organisée par Henry Morton Stanley [51], Emin Pacha avait ensuite subi une mutinerie et s'était réfugié sur la côte de l'océan Indien, ses soldats restant sur place. L'Ouganda était alors composé de trois protectorats britanniques récents : le Busoga, l'Ankole et le Buganda, dont le roi avait accepté le protectorat de la Couronne britannique. Celle-ci l'avait aidé à conquérir le Bunyoro. En 1890, Frederik Lugard, chargé par l'Impératrice Victoria de protéger les possessions britanniques, invita les troupes démobilisées de Mehemet Emin Pacha à participer à la Bataille de Kampala Hill entre catholiques profrançais et protestants probritanniques [52]. Le royaume de Buganda passa définitivement sous la domination britannique. Parmi les soldats soudanais, ainsi que dans les populations nombreuses qui les accompagnaient se trouvaient de nombreux malades contaminés antérieurement. Ces malades rencontrèrent *Glossina palpalis*, dont les gîtes pullulent autour du lac Victoria-Nyanza. En quelques années, les mouches tsé-tsé saines furent infectées. Une épidémie catastrophique se déclencha. Elle tuera environ 250 000 personnes, soit un tiers de la population qui vit sur les rives et les îles du lac Victoria-Nyanza [44].

Ailleurs en Afrique, les autorités coloniales érigent des routes et des voies ferrées et aménagent les voies fluviales. C'est la période du portage. Des milliers de porteurs, souvent recrutés de force, vont construire ces voies de communication et leurs ouvrages d'art. Par exemple, en 1895, dix ans après la création de l'État indépendant du Congo par le roi des Belges Léopold II, on recensait 50 000 porteurs recrutés souvent avec des méthodes plus que discutables (voir « *Histoire de la colonisation belge du Congo, 1876-1910* », d'après le site www.africafederation.net/Histoire_colonisation_belge.htm). C'est aussi à cette période qu'on prit connaissance des exactions et sévices exercés par les coloniaux sur les autochtones. Il n'est qu'à lire les divers rapports rédigés sur ce sujet par les commissions d'enquête diligentées par les autorités coloniales en Europe. Le « *Rapport Brazza* » de 1907 en est un exemple calamiteux [53]. Il démontre que sur les deux rives du fleuve Congo, tant au Congo français que dans l'État indépendant du Congo, les sociétés concessionnaires exerçaient un monopole illégal au plan international sur le territoire. Pierre Savorgnan de Brazza, né en 1852, avait précédemment exploré le cours du fleuve côtier Ogooué au Gabon. Il avait atteint les Plateaux Batéké, créé Franceville, exploré la rivière Alima, rejoint le fleuve Congo et signé le 10 septembre 1880 un traité avec le roi Ilo, Makoko (chef) des Batékés, dont il se fit un ami. Ce traité établi lors de la deuxième expédition de Brazza (1879-1882) [54] ouvrait la voie à la colonisation du bassin du Congo.

Il devait conduire à la création du Congo français (alors composé du Gabon, du Moyen-Congo et de l'Oubangui-Chari), puis de l'Afrique-Équatoriale française. À la fin du 19e siècle, les nouvelles détestables qui provenaient du Congo français poussaient la Chambre des députés à Paris à y dépêcher une mission d'inspection extraordinaire. Le ministre des Colonies chargea Pierre Savorgnan de Brazza, réputé pour son honnêteté et son pacifisme, de la conduire. Cette mission, partie le 5 avril 1905 de Marseille, devait coûter la vie à Savorgnan de Brazza, décédé le 14 septembre 1905 à Dakar. Il y avait fait escale sur le chemin du retour pour remettre son rapport au ministre. Brazza dirigeait la commission d'enquête sur le terrain. Mais, il vérifiait aussi scrupuleusement le travail de ses adjoints lors de ses inspections sur le terrain. En conséquence, il avait quitté le Congo français épuisé par la fatigue et la maladie. Ce rapport, parvenu à son destinataire, devait être « enterré ». Il est enfin sorti de l'oubli et sa publication date de 2014 ! Mais le propos de ce livre n'est pas d'aborder les dissensions politicohistoriques. Je choisis donc de rester concentré sur les questions médicales, beaucoup moins sujettes à la polémique.

L'amélioration des communications et le rôle de transporteurs de parasites joué par les porteurs « loangos », ouvriers des factoreries (http://www.sleeping-sickness.ird.fr/tha_aef3.htm), favorisèrent une grande épidémie de maladie du sommeil en Afrique centrale, sur le modèle de la dissémination épidémique observée en Ouganda. Un peu plus tard, c'était le tour de l'Afrique de l'Ouest. Faisant suite aux commissions allemande et britannique, les autorités coloniales belges, françaises et portugaises se mobilisent. Elles dépêchent des missions scientifiques dans les territoires qu'elles administrent. Ces missions sont conduites par Dutton et Todd [55] dans l'État indépendant du Congo de 1903 à 1904, par Bettencourt, Kopke, De Rezende et Mendes [56] en Angola en 1905, et au Congo français par Martin, Lebœuf et Roubaud [57] de 1906 à 1908. Au Congo français, la Société de géographie met en place un gigantesque projet présidé par Alphonse Laveran. Le financement est assuré par le gouvernement français, les factoreries du Congo, la Société antiesclavagiste de France, et par nombre de donateurs. Le laboratoire central du projet est édifié à Brazzaville. Il deviendra plus tard l'Institut Pasteur de Brazzaville. Il abrite aujourd'hui le Laboratoire national de santé publique de la République du Congo.

La mission sur la maladie du sommeil au Congo français parcourt en quatre ans tous les territoires, à pied et en pirogue. Les équipes multidisciplinaires du terrain envoient leurs prélèvements et leurs rapports au laboratoire central où se trouve une grande animalerie pour l'expérimentation animale. En 1909, le travail réalisé au Congo est publié dans un livre princeps édité par Masson et intitulé « *La maladie du sommeil au Congo français* » [57]. Les auteurs des chapitres du livre les publient sous forme d'articles dans le bulletin de la Société de pathologie exotique créée par Laveran en 1908. Ils réalisent un point complet sur la clinique de la maladie du sommeil. Jusqu'alors, deux maladies étaient séparées, la fièvre à trypanosomes et la maladie du sommeil. Après ce travail colossal, elles deviennent un continuum, qui portera le nom de trypanosomiase humaine africaine, aujourd'hui appelée trypanosomose humaine africaine sous l'influence des parasitologues francophones. Les Anglo-Saxons ont gardé le nom de « *human African trypanosomiasis* ».

Grâce à cette mobilisation internationale pour la recherche, tout se précipite. En 1901-1902 en Gambie, ***Robert Michael Forde***[58] et ***Joseph Everett Dutton***[59], découvrent chez un capitaine européen de bateau à vapeur un trypanosome. On le nommera par la suite *Trypanosoma brucei gambiense*. Pour ***Charles Joyeux*** et ***Adolphe Sicé*** en 1937 (« *Précis de médecine coloniale, seconde édition* », page 985), c'est le début de l'**ère scientifique**[60]. En Ouganda, en 1902 et 1903, ***Aldo Castellani***[61], prince italien, officier britannique et bactériologiste, découvre le trypanosome dans le liquide céphalorachidien de malades atteints de troubles neurologiques ou psychiatriques. Il établit ainsi que l'agent causal de la maladie du sommeil est un trypanosome sanguicole susceptible d'envahir le système nerveux central. En 1903, ***Émile Brumpt*** participe à la traversée de l'Afrique équatoriale de la mer Rouge à l'Atlantique[62] au sein de la mission scientifique dirigée par ***Robert Du Bourg de Bozas***. Il participera aussi à la mission sur la maladie du sommeil au Congo français. À son retour en Europe, il suggère qu'une glossine est responsable de la transmission du trypanosome de la maladie du sommeil. La « *Sleeping Sickness Commission* » envisage aussi *Glossina palpalis* (décrite en 1903 par Austen[63]) comme le vecteur qui transmet l'agent causal à son hôte. Lors de son intervention devant l'« *Epidemiological Society* » le 12 décembre 1903 à Londres, Louis Sambon s'appuie sur la distribution de *Glossina palpalis* qui est identique à celle de la maladie du sommeil[64]. Lors de la discussion, Émile Brumpt, venu de Paris, le soutient. C'est bien la glossine, *Glossina palpalis*, qui, ayant fait un repas sanguin sur un malade, infecte un homme sain.

Le traitement à l'arsenic, certes dangereux, commence à se mettre en place dès sa première utilisation en 1905. Pourquoi l'arsenic ? Reportons nous à la publication de « *Missionary Travels in South Africa* » en octobre 1857[33]. Le docteur David Livingstone y raconte son parcours en Afrique australe. Dès 1847, il traite le nagana des chevaux par des grains d'arsenic et obtient un certain succès temporaire. Soixante ans plus tard, chez les patients humains, les effets secondaires du traitement par les sels d'arsenic étaient délétères. Les malades pouvaient devenir aveugles. Mais sans traitement, la mort restait inéluctable. Aujourd'hui encore, un sel d'arsenic, le mélarsoprol, moins dangereux que les produits précédemment utilisés, est encore prescrit dans le traitement de la phase neurologique de la maladie à *T. b. rhodesiense*. Mais le produit peut provoquer une encéphalopathie dite arsenicale. Elle est souvent mortelle.

Cette période se termine en 1911 par la découverte en Rhodésie (aujourd'hui le Zimbabwe) de *T. b. rhodesiense*[64]. Les chercheurs ont identifié la dualité de l'agent causal, celle du vecteur, celle de la clinique et celle de la maladie (deux stades évolutifs et deux maladies d'évolution différente). On connaît aussi un embryon de traitement et les laboratoires allemands et français s'acharnent à découvrir de nouvelles molécules et à espionner leur voisin pour s'en procurer la formule. En 1916, les scientifiques ont une conception intégrée de la maladie. La fièvre à trypanosomes est devenue le stade 1 lymphaticosanguin, la maladie du sommeil le stade 2 méningoencéphalitique. C'est à l'évidence la même maladie qui présente deux entités évolutives. En 1916 également, ***Eugène Jamot***, médecin militaire et sous-directeur de l'Institut Pasteur de Brazzaville, va partir en croisade contre la maladie du sommeil. Il mettra bientôt au point la « méthode Jamot »[65], l'ancêtre de l'épidémiologie moderne. Il veut « réveiller » l'Afrique.

La période épidémiologique

La période que je qualifie d'épidémiologique débute avec l'action d'***Eugène Jamot***, à partir de 1916. Dans sa tentative d'organiser la lutte contre la maladie du sommeil au Congo belge, Émile Lejeune avait certes devancé l'avènement de la « méthode Jamot ». Cette méthode consiste à : i) ne pas attendre que le patient vienne consulter ; ii) utiliser des équipes mobiles pour dépister les patients là où ils se trouvent, c'est-à-dire au village et au campement, en examinant toute la population ; iii) traiter les patients le plus rapidement possible au niveau de centres médicaux bien équipés ; iv) suivre les patients après traitement pour prévenir les rechutes ; v) former médecins et infirmiers au dépistage et au traitement.

Cette méthode intègre progressivement toutes les découvertes concernant les outils diagnostiques et les nouvelles molécules thérapeutiques que sont la germanine, la tryparsamide, puis la pentamidine, pour n'en citer que les plus importantes. Sur le plan du dépistage, il faut trouver le trypanosome dans les ganglions ou dans le sang. Jamot enraye une nouvelle épidémie qui fait rage en Afrique centrale et en Afrique de l'Ouest en 1920. Son action en Oubangui-Chari (la République centrafricaine aujourd'hui), où il crée un service spécialisé contre la maladie du sommeil, au Cameroun et en Haute-Volta (le Burkina Faso d'aujourd'hui) lui vaut une grande notoriété. À Yaoundé, on peut voir la statue du « Médecin Colonel Jamot ». Celui-ci avait coutume de dire qu'on doit se concentrer sur le dépistage et le traitement des malades afin que la mouche ne pique que des gens sains. Mais, dans les communautés humaines, la jalousie reste ravageuse. En novembre 1931, éclate l'affaire de Bafia au Cameroun. Le scandale était lié à la désobéissance d'un de ses subordonnés, nouvellement affecté, dont les prescriptions avaient provoqué une névrite optique et la cécité chez 700 malades. Jamot étant absent, le jeune médecin avait cru bon de tripler les doses de tryparsamide. Jamot est attaqué, vilipendé et même mis aux arrêts à Dakar, en route pour rentrer au Cameroun. « Jamot réveille maintenant les sommeilleux en les rendant aveugles », disent ses détracteurs. Écœuré, il demande sa mise à la retraite en 1935. Il décède dans sa Creuse natale en 1937. Un monument érigé à sa mémoire dans son village natal, Saint-Sulpice-les-Champs, trône au centre du village. Mais son œuvre demeurera et les épidémiologistes vont suivre son exemple.

En 1960, année des indépendances pour la plupart des anciennes colonies britanniques et françaises, la « méthode Jamot » avait virtuellement éliminé la maladie. Mais c'était sans compter sur les changements survenus avec l'indépendance des différents états : la surveillance ne se faisait plus à l'échelle du continent. La dispersion des énergies et des nouvelles priorités ne permettait plus de soutenir la surveillance avec l'intensité passée. Elle était allégée, voire quasiment arrêtée. Au Cameroun par exemple, comme dans la plupart des pays, l'administration remplaçait les services de prophylaxie par des centres de santé ruraux. Mais, avec la crise économique des années 1970, les centres ne sont plus maintenus et la gratuité des soins et des médicaments disparaît. Se développe alors ce qui persiste aujourd'hui : la vente de médicaments sans prescription. Heureusement, la communauté internationale reprendra bientôt sa mobilisation contre la trypanosomose humaine africaine ou THA. Elle avait été mobilisée par une nouvelle situation épidémique.

La période de recherche « moderne »

La recherche avec les moyens techniques modernes fut développée un peu partout, mais surtout en Europe et en Afrique. On doit citer le rôle des instituts de médecine tropicale européens, dont plusieurs ont aujourd'hui fermé leurs portes, notamment les instituts des services de santé des armées, qui assuraient l'ossature des recherches de terrain. En 2013, ce fut le tour de l'Institut du Pharo à Marseille de disparaître. J'en avais été chef de corps et directeur adjoint de janvier 2001 à novembre 2004. Je suis amer quand je pense à la disparition de cet établissement centenaire, tant prisé des médecins et techniciens des tropiques. Les instituts les plus actifs restent l'Institut de médecine tropicale d'Anvers et celui de Bâle. Leurs actions se portent essentiellement sur la République démocratique du Congo. En Afrique, plusieurs écoles ont également travaillé. Pour la maladie « gambienne », l'Université de Dakar avait mis en évidence le rôle des immunoglobulines. En France, l'Office de la recherche scientifique et technique outre-mer, le fameux ORSTOM, est devenu Institut de recherche sur le développement de Montpellier. Au Congo à Brazzaville, l'ORSTOM et l'Institut Pasteur ont disparu. Au Kenya, l'action est tout naturellement centrée sur la maladie « rhodésienne » et celle du bétail. Il ne reste plus aujourd'hui d'institut francophone de médecine tropicale « dans les murs ». Les efforts sont disparates et centrés sur la médecine des voyages et la « santé internationale ».

La disparition d'une surveillance efficace sur le terrain, jointe à l'insécurité qui se développe en Afrique subsaharienne, va conduire à la ***résurgence de la maladie du sommeil***. En quelques années, la THA resurgit au niveau des foyers historiques. *Trypanosoma brucei gambiense* est responsable de l'épidémie. En 1999, Michael Barrett[66] juge la situation catastrophique. Les estimations de l'Organisation mondiale de la santé varient de 300 000 à 500 000 cas. Moins de 5 % des 60 millions de personnes à risque sont sous surveillance active. En certains endroits, la mortalité atteindrait même 50 ‰ des habitants [67].

Sous l'impulsion de l'Organisation mondiale de la santé, la communauté internationale, l'industrie pharmaceutique et les fondations et organisations non gouvernementales se mobilisent de nouveau contre cette maladie. Pour Jean Jannin et ses collaborateurs en 2003, c'est un « *exemple remarquable de ce qu'est une maladie négligée* » [68]. En 2006, Michael Barrett estime que la maladie du sommeil est de nouveau sous contrôle [69]. Aujourd'hui, on peut raisonnablement envisager, comme l'Organisation mondiale de la santé [70], l'objectif d'élimination de la THA dans les années 2020. Mais, comme chacun sait, l'élimination n'équivaut pas à l'éradication. Celle-ci présuppose que l'on dispose de tests diagnostiques efficaces, faciles à administrer, et de traitements sûrs, d'administration simple et peu coûteuse.

Les aspects économiques qui sous-tendent l'infection stimulent les efforts des pouvoirs publics et de la communauté internationale. Dès le début du 20e siècle, les autorités coloniales étaient conscientes de l'impact économique des trypanosomoses africaines. Cependant, on dut attendre les années 1970 pour que cette conscience émerge sur une étude systématique de leur impact sur le développement de l'Afrique intertropicale. La THA se place alors au huitième rang mondial des maladies tropicales négligées en matière de DALYs (« *disability-adjusted life years* », années de vie en incapacité en français) [71]. Cet indice, encore sujet à controverse, donne l'impact d'une maladie ou d'une condition sur la vie et sur les composantes que sont la qualité de vie individuelle, la vie professionnelle ou encore la vie familiale. On doit néanmoins considérer le contexte dans lequel l'évaluation a lieu : au niveau d'un foyer actif, dans une situation endémique ou lors d'une épidémie. On doit aussi avoir conscience qu'évaluer le coût des cas non déclarés et celui des campagnes de dépistage dans des foyers reculés et peu accessibles est complexe. On doit encore avoir à l'esprit la mauvaise présentation des villageois. Ils fuient l'équipe mobile. Les chiffres seront variables. Néanmoins, le nombre de DALYs perdu en 2000 pour le paludisme était estimé à 39 568 398 (au deuxième rang par rapport à l'infection par le virus de l'immunodéficience humaine, le VIH, et au sida) et de 1 335 075 pour la maladie du sommeil [72]. Le coût pour la collectivité varie largement d'un pays à l'autre, de 17 à 85 US dollars par DALY évité. Pour les familles, la maladie représente un coût énorme tant au niveau des dépenses qu'à celui du revenu. Nous avons vu nous-mêmes des exploitations agricoles familiales péricliter parce que plusieurs membres adultes de la famille étaient touchés. Je citerai la ferme de Kaba Ngomba, qui faisait vivre correctement 26 personnes. Elle était dirigée par un professeur de mathématiques qui donnait ses cours à un collège situé à quelques kilomètres. L'infection atteignit le chef de famille et cinq adultes ou adolescents. La ferme a quasiment disparu. Les habitants des grandes villes, cibles de la migration rurale, oublient sans doute que ces fermes servent à nourrir leurs populations ! En 2007, Pascal Lutumba [73] estimait le coût familial d'un cas de maladie du sommeil en République démocratique du Congo à environ 43 % du revenu familial annuel. On ne doit pas sous-estimer le poids de ces coûts. La famille doit se préparer à trouver les ressources nécessaires et faire appel aux parents plus éloignés, ce qui retarde la participation du malade au traitement. Le coût pour le foyer familial joue sans doute un rôle dans la faible présentation des villageois lors du passage des équipes mobiles. Ils préfèrent la « politique de l'autruche ». Par ailleurs, les trypanosomes africains, responsables de maladies humaines, provoquent également des maladies du bétail, aggravant considérablement l'impact financier des trypanosomoses. La trypanosomose animale africaine coûterait annuellement environ quatre milliards de dollars US à l'agriculture. Elle tuerait trois millions de têtes de bétail [74]. Les sept millions de kilomètres carrés infestés par les glossines pourraient en héberger 40 millions. Ce chiffre correspondrait à un déficit d'un demi-million de tonnes de viande et 1,6 million de tonnes de lait par an.

Le traitement est resté décevant jusqu'à nos jours. Il bénéficie depuis peu de nouvelles molécules, qui ouvrent sur des développements prometteurs. Rappelons l'échec récent du DB289 actif au stade 1 de la maladie. Réputé comme bien toléré, il n'a pas résisté aux premières investigations sur le terrain. La pentamidine par voie intramusculaire, en place depuis 1937, est le médicament le plus utilisé. Il n'est pas exempt d'effets secondaires néfastes, voire létaux. En Afrique de l'Est, la suramine, injectée par voie intraveineuse, nécessite de longues hospitalisations. Les médicaments du stade neurologique sont toxiques ou difficiles à administrer. Le mélarsoprol est sur le marché depuis 1949 pour traiter le stade 2 neurologique de la THA. Ce médicament est hautement toxique avec 2 % à 10 % de mortalité au cours ou au décours immédiat du traitement, essentiellement à cause de l'encéphalopathie réactive dite « arsenicale » [75]. L'éflornithine ou difluorométhylornithine, également active sur la phase neurologique de la THA, a donné plus d'espoirs. Mais elle est administrée en perfusions intraveineuses à raison de six perfusions par jour pendant dix à quatorze jours. La mise en place du traitement en brousse est compliquée. Par ailleurs, ce traitement complexe n'est pas dénué de toxicité [76]. L'éflornithine n'est pas efficace sur la maladie due à *T. b. rhodesiense*. Également, le fait qu'elle soit plus trypanostatique que trypanolytique implique que son action ne puisse se faire que si le système immunitaire est pleinement fonctionnel. On ne peut pas l'utiliser en cas de co-infection par le virus de l'immunodéficience humaine. Récemment, l'Organisation mondiale de la santé préconisait l'utilisation du NECT (« *Nifurtimox-Eflornitine Combination Therapy* ») qui adjoint le nifurtimox à l'éflornithine. Le nifurtimox est prescrit dans la trypanosomose américaine ou maladie de Chagas [77]. La combinaison des deux molécules permet de diminuer les doses de chacune d'entre elles, les rendant plus opérationnelles. Il y a quelques années, le DND*i* (« *Drugs for Neglected Diseases initiative* ») a préconisé l'expertise sur le terrain du fexinidazole. C'est un nitroimidazolé, capable de traiter le stade 2 de la maladie à *T. b. gambiense*, mais aussi le stade 1 chez l'enfant de six à quatorze ans [78]. Le médicament est prescrit par voie orale pendant dix jours. L'étude clinique de terrain s'est terminée en 2017, avec des résultats positifs [79,80]. En novembre 2018, l'Agence européenne du médicament en a recommandé l'approbation. C'est chose faite depuis le début 2019. L'acoziborole ou oxaborole benzamide (SCYX-7158) est proposé comme traitement minute potentiel par le DND*i*. Le médicament fait l'objet de recherches en tant que molécule active sur le stade 2 et le stade 1 de la trypanosomose à *T. b. gambiense*. L'avantage de ce traitement par voie orale serait de pouvoir traiter les patients à domicile.

Le piétinement de la thérapeutique a cessé pour la maladie à *T. b. gambiense*. Mais ce n'est pas vrai pour la maladie à *T. b. rhodesiense*, malgré les progrès remarquables réalisés dans la compréhension de la biologie de la THA [80]. N'oublions pas aussi que le trypanosome a la capacité de développer des résistances pour toutes les drogues trouvées par la science [81]. Au vu de la complexité du traitement et de la toxicité des médicaments utilisés au stade neurologique de la maladie, les examens de confirmation parasitologique de l'infection par le trypanosome restent nécessaires aujourd'hui comme hier. La résurgence de la maladie humaine et animale a néanmoins relancé la recherche. Elle redynamise la quête de nouveaux outils appliqués au diagnostic et au suivi post-thérapeutique de la maladie du sommeil.

Sur le plan du diagnostic, dès 1978, l'Institut d'Anvers a mis au point un test sérologique de diagnostic de masse, le « *Card Agglutination Trypanosomiasis Test* » ou CATT, qui coûte moins d'un dollar US par analyse [82]. Il permet de détecter les sujets suspects d'infection par *T. b. gambiense*. En 1979, la mise au point de la minicolonne échangeuse d'anions [83], jointe à la centrifugation, a grandement amélioré la détection des trypanosomes dans le sang. Cet examen détecte des trypanosomes en plus petit nombre. Il permet d'affirmer qu'un suspect est malade, puisqu'il est porteur du trypanosome. Notre équipe a elle-même participé à la quête de nouveaux tests diagnostiques et de nouvelles stratégies thérapeutiques. Dès 2007, nous intégrions à la chaîne de dépistage un test rapide capable de détecter la présence de lymphocytes B dans le liquide céphalorachidien [84]. Ces cellules du système immunitaire sécrètent les anticorps contre les intrus, eux-mêmes identifiés par les antigènes dont ils sont porteurs. Leur présence indique l'existence d'une infection ou d'une inflammation au niveau du système nerveux central. C'est un stade 2. Chez un patient porteur de trypanosomes dans le sang, la détection de lymphocytes B dans le liquide céphalorachidien signe sans doute la pénétration du trypanosome dans le système nerveux central. Le test coûte également moins d'un dollar US par analyse. Ainsi, le diagnostic et la détermination du stade de la maladie coûtent moins de deux dollars US. Mais, tous les tests biologiques utilisés impliquent le prélèvement de liquide céphalorachidien, donc une ponction lombaire réalisée au village.

Nous avons aussi mis au point un test non invasif qui consiste dans la détection du syndrome polysomnographique observé au stade 2 de la THA [3,85]. Nous avons utilisé la polysomnographie de 24 heures « en ambulatoire ». Il nécessite uniquement la pose temporaire d'électrodes de surface sur les patients (Figure 11, page 50). Ce test est susceptible d'éviter aux patients au moins quatre ponctions lombaires de contrôle lors du suivi post-thérapeutique. En effet, on doit suivre le patient deux ans avec un contrôle tous les six mois avant qu'on puisse le déclarer guéri. Nous avons publié ces résultats en 2012 [86]. Enfin, notre équipe, en la personne de Raymond Cespuglio, a élucidé les mécanismes intimes de l'implication du monoxyde d'azote ou NO aux deux stades de la maladie. Ces recherches, publiées en 2010 et 2011, se poursuivent actuellement. La connaissance de l'impact du trypanosome sur ces mécanismes devrait permettre la mise au point d'un traitement du stade 1 peu coûteux et sans effet secondaire, sur le principe d'un alicament. Récemment, nous venons de montrer que la dualité de la trypanosomiase[3] se retrouve au niveau des cellules cérébrales [87]. C'est une autre longue histoire !

Mais, la maladie du sommeil et le trypanosome ont leur génie propre. Alors que la recherche jusqu'alors s'intéressait au sang des hôtes pour la transmission de l'infection par la glossine, un groupe de chercheurs de Paris, Glasgow, Montpellier et Kinshasa a mis récemment en évidence un moyen utilisé par le trypanosome pour se mettre à l'abri. La peau humaine, ainsi que celle d'autres mammifères, est susceptible d'abriter des trypanosomes même en l'absence de parasitémie détectable [88]. La mouche tsé-tsé a beau jeu de s'infecter en piquant la peau, sans même réaliser un repas hématophage. La découverte de ce nouveau réservoir naturel pour les trypanosomes impose aujourd'hui une nouvelle évaluation des stratégies de diagnostic et de contrôle de la maladie.

L'épidémiologie de la maladie du sommeil

La dualité de la maladie du sommeil

Tout comme on considère deux vecteurs et deux agents pathogènes, on individualise deux maladies sur le plan épidémiologique et deux maladies sur le plan clinique [3] : la maladie « gambienne » et la maladie « rhodésienne ». La maladie « gambienne » survient dans la zone de distribution de *Glossina palpalis* et de *T. b. gambiense*, c'est-à-dire l'Afrique de l'Ouest et l'Afrique centrale. Elle représente 95 à 99 % des cas de maladie du sommeil. La maladie « rhodésienne » survient dans la zone de distribution de *Glossina morsitans* et de *T. b. rhodesiense*, c'est-à-dire l'Afrique de l'Est des plateaux, bien qu'elle descende sur le Botswana. Le reste de l'Afrique australe n'est quasiment pas infecté par la THA.

La maladie « gambienne » se transmet par la piqûre de la mouche tsé-tsé. *Glossina palpalis* pique un individu sain après un repas sanguin sur un homme malade. Son réservoir de parasites est l'homme malade. On sait cependant que certains animaux domestiques comme le cochon, le mouton, la chèvre ou le chien hébergent *T. b. gambiense.* Ils pourraient servir également de réservoir de parasites, comme le montrent des études récentes au Cameroun (2010)[89] et au Gabon (2016)[90]. Pour les auteurs camerounais, la prévalence de *T. b. gambiense* chez l'animal pourrait refléter le niveau général de transmission de la THA. En 2015, en Guinée équatoriale, on a suspecté un rôle de réservoir pour les animaux de la forêt[91]. Sont-ils perturbés par *T. b. gambiense*? La question reste encore ouverte. Mais, l'existence du réservoir animal pour la transmission de la THA est encore controversée. Certains estiment plus que probable que, dans la majorité des cas, la mouche ait pris le repas infectant sur un homme infecté.

La maladie « rhodésienne » se transmet par l'intermédiaire de la mouche tsé-tsé *Glossina morsitans submorsitans.* Après un repas sanguin sur une antilope infectée, elle va piquer un homme sain qui se trouve à sa portée et lui transmettre *T. b. rhodesiense*[92]. Depuis une trentaine d'années, *Glossina fuscipes fuscipes* remplace *Glossina morsitans submorsitans.* C'est une mouche plus active, bien qu'elle soit moins infectante[93]. Le réservoir de parasites de *T. b. rhodesiense* est le gros gibier de brousse. L'homme est infecté à l'occasion d'une partie de chasse ou de pêche, ou encore à l'occasion d'une randonnée touristique. Mais des travaux récents montrent qu'en Tanzanie, les moutons et les chèvres hébergent aussi *T. b. rhodesiense.* Des touristes arrivent en Europe après avoir contracté la trypanosomose humaine africaine lors d'un safari. On peut facilement imaginer toutes les difficultés que posent, en Europe, le diagnostic de cette maladie oubliée et son traitement. Les médicaments actifs sont en effet délivrés sous le contrôle du Service des maladies négligées de l'Organisation mondiale de la santé par l'intermédiaire de Médecins sans frontières.

Le devenir des épidémies

Dans l'ère historique, une grande épidémie entre 1898 et 1920 avait sévi en Ouganda et dans le bassin du Congo. La maladie du sommeil a alors réellement décimé les populations. Puis, aux mêmes causes les mêmes effets, le développement des voies de communication et l'utilisation des porteurs, indispensables à la réalisation des grands travaux d'équipement, se sont accompagnés d'une vaste épidémie en Afrique-Équatoriale française et en Afrique-Occidentale française. C'est alors l'apogée de la méthode Jamot, initiatrice de l'épidémiologie moderne. Après la disgrâce de Jamot, elle est négligée, voire écartée. Heureusement, toutes les administrations coloniales et leurs services des grandes endémies la réhabilitent rapidement. Au moment des indépendances africaines, elle conduira à la quasi-élimination de la maladie. Puis, comme le dit Pierre Cattand[94], « *du fait des guerres intestines, des troubles sociaux, de l'instabilité politique et de la réduction des moyens financiers, mais surtout du fait du manque d'intérêt, de motivation et de la méconnaissance du risque épidémique de la trypanosomiase, les autorités locales nouvellement établies abandonnèrent les programmes mis en œuvre, les condamnant à une mort lente* ». La diminution de la surveillance va alors laisser la place au génie propre du parasite, de ses réservoirs et de son vecteur. En 2001, on disait que l'épidémie de l'Afrique centrale, qui s'étendait jusqu'au Soudan était presque aussi dévastatrice que celle des années 1920 à 1930 [95]. Heureusement, l'Organisation mondiale de la santé a obtenu le concours de grands industriels du médicament comme, entre autres, Aventis (devenu Sanofi-Aventis) et Bayer, ainsi que celui d'organisations non gouvernementales telles que Médecins sans frontières et la Fondation Bill et Melinda Gates. Elle a pu dynamiser la lutte contre la maladie. Parallèlement, les programmes nationaux des pays touchés par l'épidémie relancent la lutte anti-vectorielle sur une grande échelle sur tout le continent noir. En République démocratique du Congo, une trentaine d'équipes mobiles furent financées.

En République du Congo (le « Congo Brazzaville »), une seule équipe mobile anime le Programme national de lutte contre la trypanosomiase humaine africaine (PNLTHA). Il fut créé en 1980. Et pourtant, Pere Simarro a publié récemment une carte qui montre bien la vivacité des foyers des grandes rivières et du fleuve Congo [96]. Il dirigeait encore récemment le bureau de la trypanosomiase humaine africaine au département des maladies négligées de l'Organisation mondiale de la santé. Jean Jannin, un ancien de la « trypano » du Congo à l'ORSTOM de Brazzaville, dirigeait ce bureau avant lui. Cette vivacité est retrouvée dans le foyer du Couloir centré sur celui de la Léfini et dans le foyer de la Likouala-aux-Herbes et de la Sangha. Ces foyers historiques sont toujours prêts à se réveiller. Or ces zones siègent sur des terres agricoles riches. Les départements de la Likouala et de la Cuvette ont également un fort potentiel industriel si l'on en juge par l'activité grandissante de prospection pétrolière et gazière.

En 1998, l'Organisation mondiale de la santé estimait à 60 millions le nombre de personnes à risque parmi les 400 millions d'habitants des 36 pays endémiques d'Afrique intertropicale [67]. L'organisation onusienne avait alors reçu de ces pays la déclaration de 37 385 nouveaux cas. Ces chiffres sont sans doute inférieurs à la réalité, car la couverture assurée par les équipes mobiles est loin d'être parfaite. Les équipes mobiles surveillent moins de 5 % des 60 millions de personnes à risque. On estimait à 300 000-500 000 le nombre de cas de trypanosomose humaine africaine. C'était bien une épidémie potentiellement ravageuse. Jusqu'à 2001, la situation épidémique a prévalu en République démocratique du Congo, en Ouganda, au sud du Soudan et en Angola. L'Organisation mondiale de la santé s'est mobilisée, recevant également l'appui précieux des bailleurs de fonds, des industriels du médicament et de diverses organisations non gouvernementales. Elle a pu lever des fonds et a obtenu des laboratoires Aventis et Bayer la gratuité des médicaments. Les efforts entrepris semblent porter leurs fruits et la maladie était de nouveau sous contrôle en 2006 [76]. La surveillance active est en effet passée de 1 825 529 individus visités par les équipes mobiles en 1998 à 3 291 199 en 2004. Le nombre de cas notifiés à l'Organisation mondiale de la santé par les pays de la zone d'endémie à *T. b. gambiense* diminue continuellement.

L'Organisation mondiale de la santé adopte l'objectif d'élimination de la maladie pour 2020 [97]. Cet objectif implique de mettre en place des systèmes de surveillance épidémiologique, d'améliorer les moyens de détection de nouveaux cas et d'optimiser les stratégies thérapeutiques.

Mais, ne nous voilons pas la face. Comme par le passé, sans doute depuis une éternité, le génie épidémiologique de la maladie est toujours à l'affût dans cet immense continent noir. Nous devons modérer nos ardeurs, en raison des imperfections de la couverture des personnes à risque que j'ai déjà soulignée. Lors du « *Focus sur la maladie du sommeil* », récemment tenu à Brazzaville dans le cadre des « *Dixièmes rencontres africaines de biologie technique* » (13-17 mai 2013), mon regretté ami Stéphane Ngampo, qui dirigeait alors le PNLTHA, affirmait qu'on ne connaît pas aujourd'hui avec certitude la prévalence de la THA. Les foyers ne demandent qu'à se réveiller s'ils ne sont pas adéquatement surveillés. Or la surveillance est insuffisante à l'heure actuelle. On veille, mais on ne surveille pas. Surveiller, c'est être au contact, c'est-à-dire passer deux fois par an dans les foyers, réunir les populations, dépister les malades, les traiter le plus tôt possible selon le schéma évolutif de la maladie et suivre les effets du traitement tous les six mois pendant deux ans. Comme on le faisait au temps de Jamot. Veiller, au contraire, consiste à répertorier les cas et déclarer éventuellement l'existence d'un problème potentiel.

Une expérience récente de notre groupe de travail au Congo a montré l'impact des modifications de l'environnement induites par l'homme sur la THA. Je remercie le docteur Stéphane Ngampo pour la communication des chiffres qui apparaissent dans le Tableau ci-dessous. J'ai en effet présenté ces données en 2015 lors des « Journées de neurologie de langue française » à Marseille [2]. Ma communication portait sur l'impact des activités humaines sur le développement de l'épidémie de choléra de Pointe-Noire en 2012-2013 et sur la répartition géographique de la maladie du sommeil dans le foyer du Couloir.

Ce foyer est ainsi nommé, car le fleuve Congo y est étroit et encaissé, avant de s'ouvrir sur le Pool Malebo. La rivière Léfini sépare deux des trois districts qui abritent ce foyer : les districts de Mpouya au nord et de Ngabé au sud. Jusqu'en 2006, la rivière serpentait jusqu'au fleuve Congo, enchâssée dans une forêt-galerie (Figure 24). La construction du barrage d'Imboulou sur la Léfini (Figure 24), commencée en 2006, s'est accompagnée d'une déforestation quelques kilomètres en amont de la confluence de cette rivière avec le fleuve Congo. Les glossines, dont les gîtes étaient détruits, ont vraisemblablement migré vers l'embouchure de la rivière dans le fleuve

Congo, comme semble en témoigner le dépistage d'un plus grand nombre de malades autour de la confluence. De fait, le nombre de patients dépistés y était sept fois plus élevé que dans les villages plus éloignés (Tableau ; Figure 25).

La rivière Léfini

Avant les travaux du barrage — Pendant les travaux du barrage

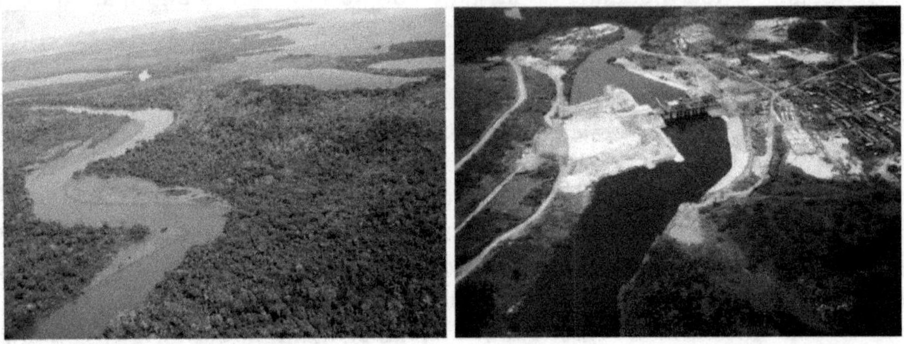

Photo Bernard Bouteille : 22 avril 2006 — Photo Alain Buguet : 18 avril 2009

Figure 24 — Vue aérienne de la rivière Léfini avant et pendant les travaux du barrage d'Imboulou. En avril 2006, la rivière Léfini et sa forêt-galerie serpentent jusqu'au fleuve Congo. Trois ans plus tard, les travaux du barrage d'Imboulou ont considérablement avancé. Le barrage se situe à quelques kilomètres à l'est de la confluence de la rivière avec le fleuve Congo. La forêt-galerie qui enchâsse le cours de la rivière Léfini est abattue et des routes sont tracées sur les deux rives de la rivière.

Tableau — Données des campagnes annuelles de dépistage organisées en collaboration avec le PNLTHA lors de notre investigation de 2005 à 2009 soutenue par l'Organisation mondiale de la santé et Tropical Disease Research (T+ : présence de trypanosome).

Villages proches de l'embouchure de la rivière Léfini*				Villages du district de Ngabé éloignés de l'embouchure*			Villages du district de Mpouya éloignés de l'embouchure*		
Année	Personnes visitées	T+	%	Personnes visitées	T+	%	Personnes visitées	T+	%
2005	726	28	3,9	2 691	26	1,0	3 077	27	0,9
2006	545	6	2,9	2 597	8	0,3			
2007	726	8	3,9	2 548	7	0,3	1 963	12	0,6
2008	862	5	1,7	3 080	13	0,4			
2009	726	8	3,9	2 416	4	0,2	1 666	4	0,2

**Les villages proches de l'embouchure de la Léfini sont représentés en noir sur la carte de la Figure 25. Les villages éloignés de la confluence entre la rivière Léfini et le fleuve Congo apparaissent en grisé foncé. En amont de la confluence, les villages du district de Mpouya, considérés comme éloignés, ne figurent pas sur la carte.*

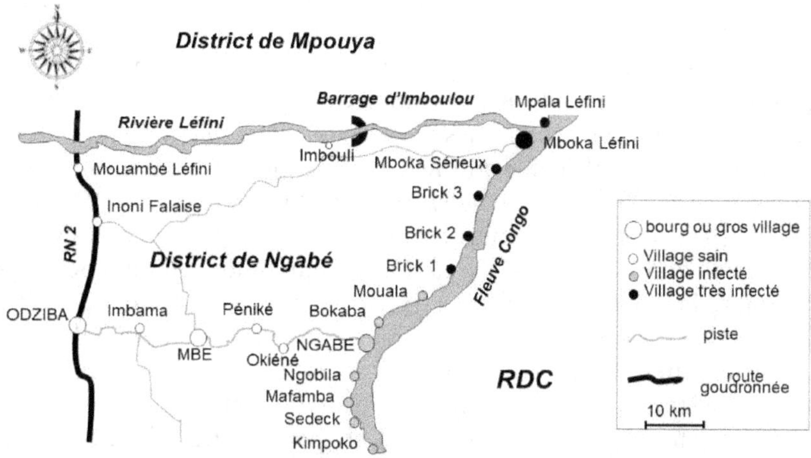

Figure 25 — Le foyer « historique » du district de Ngabé dans sa partie nord. Il se situe au sud de la rivière Léfini. Le lieu de la campagne de dépistage se trouve au sein du foyer « historique » du Couloir. Il est situé sur la rive droite du fleuve Congo au sud du district de Mpouya. Les cercles noirs indiquent les villages qui comptent le plus grand nombre de patients. Ils se trouvent tous près de l'embouchure de la rivière Léfini. Les cercles gris représentent les autres villages prospectés dans la région de Ngabé, chef-lieu du district, les cercles blancs des villages indemnes de maladie du sommeil. RDC : République démocratique du Congo, sur la rive gauche du fleuve.

L'éradication de la mouche tsé-tsé

Toujours est-il qu'aujourd'hui, de très hauts responsables veulent effacer la mouche tsé-tsé du continent africain à grand renfort de milliards de dollars. Mais n'oublions pas ce que le Médecin général Léon Lapeyssonnie nous disait à son cours de l'Institut de médecine tropicale du Pharo en 1971, rapportant des paroles qu'aurait prononcées Jamot : « *laissez les Anglais tirer sur la mouche ; quant à nous, traitons les malades* ».

L'éradication des mouches a cependant représenté une réussite sur des territoires limités en superficie et isolés, comme l'île de Principe. Les autorités portugaises avaient commissionné Bernardo F. Bruto Da Costa [98] pour lutter contre la maladie du sommeil qui ravageait l'île et permettre aux plantations de se développer. Il avait créé une brigade sanitaire de 316 hommes fournis par la main-d'œuvre pénale. Elle devait débroussailler, déboiser, drainer et rectifier les cours d'eau et chasser les porcs sauvages qui faisaient bon ménage avec les mouches tsé-tsé. Les hommes de la brigade sanitaire chargés de parcourir les zones à gîtes de glossines revêtaient « *un costume de toile ample destiné à les protéger contre les piqûres et muni, sur le dos, d'un large placard enduit de glu* ». « *De 1911 à 1913, furent capturées, par cet original procédé, 469 277 mouches tsétsés* ». À partir de mai 1914, on ne capture plus aucune mouche (rapporté par Émile Roubaud après traduction du rapport de Da Costa de mars 1915 [99]). L'île du Prince était enfin libérée de *Glossina palpalis*.

Au cours des 20 dernières années, la technique mise au point de stérilisation des mouches mâles irradiées (« Sterile Insect Technique ») a amélioré les moyens techniques [100]. Ce développement fut décidé lors du sommet de l'Union africaine à Lomé, Togo, en juillet 2000. L'initiative « *Pan African Tsetse and Trypanosomosis Eradication Campaign* » (PATTEC) était créée avec le soutien de la Banque africaine de développement. Cette initiative se complète en novembre 1974 par l'instauration du Programme conjoint de lutte contre la mouche tsé-tsé et la trypanosomiase. Il est promu par la « *Food and Agriculture Organization* » (FAO) et l'Organisation mondiale de la santé. La division mixte FAO-AIEA (Agence internationale de l'énergie atomique) conduit des recherches dans le cadre de l'alimentation et de l'agriculture, notamment sur l'élevage et la stérilisation des insectes par agents mutagènes (rayons gamma à la dose de 12 à 17 krad fournie par une source au cobalt-60). Elle fournit les insectes mâles stériles (*Glossina palpalis palpalis* et *Glossina morsitans morsitans*) produits dans son laboratoire de Seibersdorf en Autriche.

Bien que des succès indéniables soient obtenus dans certaines régions, les résultats restent cependant controversés. La trypanosomose animale infectait lourdement l'île Unguja de Zanzibar. Après une campagne d'éradication par lâchage de mâles stériles, elle est entièrement débarrassée de la mouche tsé-tsé [101]. Entre août 1994 et décembre 1997, 8,5 millions de mâles stériles de *Glossina austeni*, furent lâchés sur l'île. On captura la dernière mouche indigène lors de la 36e semaine de 1996. Cette élimination a bénéficié de facteurs indispensables à la réussite de l'opération. La population cible de mouches était totalement isolée. On avait lâché sans interruption des mouches stériles de qualité adéquate et en nombre suffisant. Les procédures de contrôle de routine étaient également mises en place. Le suivi et le retour d'expérience par des équipes nationales et internationales compétentes avaient aussi permis d'adapter les choix stratégiques basés sur des principes scientifiques indiscutables, évitant l'impact de la bureaucratie et des souhaits politiques. Le financement était adapté et la logistique assurée. Enfin, le programme était évalué régulièrement de manière indépendante.

Le non-respect de ces prérequis est susceptible d'accroître les difficultés et de conduire à l'échec du programme d'éradication. Au programme de lâchage d'insectes stériles, la combinaison des actions de contrôle vectoriel et de traitement trypanocide est également indispensable. Il convient également de concevoir le programme sur une superficie limitée. Ainsi, au Sénégal en 2011, une tentative d'élimination est couronnée de succès au niveau de quatre localités de la région de Niayes [102]. Le lâchage de mâles stériles de *Glossina palpalis gambiensis* a été un succès. Notons néanmoins que la survie plus courte des mâles stériles par rapport aux mâles sauvages impose de poursuivre périodiquement le lâchage de mâles stériles. Cependant, des chercheurs nigérians ont aussi lancé un cri d'alarme en août 2017 afin d'éviter de tomber dans une logique d'échec [103]. Le lancement du programme d'élimination-éradication qu'ils ont la charge de conduire se heurterait à des difficultés organisationnelles et financières majeures. Ils plaident pour que les efforts portent sur l'organisation d'une structure administrative et scientifique pour promouvoir la recherche sur la mouche tsé-tsé et la trypanosomose animale africaine au niveau de chaque gouvernement local. Cette structure devrait être coordonnée au niveau fédéral. On doit en effet impérativement connaître l'état des lieux de la trypanosomose animale et de ses vecteurs dans la région incriminée, avant de lancer des programmes ambitieux. Sinon, ces programmes pourraient être voués à l'échec. On devrait enfin mener à bien cette action sur le long terme.

L'affaire est certainement très différente à l'échelle d'un continent. Si vous survolez la République démocratique du Congo, vous ne manquerez pas de ressentir l'ébahissement inspiré par cette immense forêt trouée de clairières et zébrée par les rubans sinueux des rivières, des forêts-clairière et des pistes. Il conviendrait de « surveiller », pas de « veiller ». D'autant que notre ignorance en ce qui concerne la trypanosomose animale reste grande. Nombreux sont aujourd'hui les chercheurs en médecine humaine et en médecine vétérinaire qui agitent l'épouvantail des réservoirs animaux domestiques. C'est sans considérer le réservoir récemment découvert constitué par le revêtement cutané des mammifères. Il peut héberger les trypanosomes et constituer un milieu protecteur à l'encontre des défenses générales de l'organisme.

En février 2019, Jérémy Bouyer et son équipe, leaders des programmes d'éradication par la technique du mâle stérile, lancent un appel à réflexion quant au caractère éthique de l'élimination de la mouche tsé-tsé, insecte nuisible en apparence pour l'homme [104]. Les glossines comptent 31 espèces et sous-espèces, toutes capables de transmettre le trypanosome. La répartition des espèces fluctue, surtout en Afrique de l'Ouest et en Afrique centrale. Par exemple, comme nous l'avons vu, en République centrafricaine, la population de *Glossina morsitans* est remplacée par celle de *Glossina fuscipes* [93]. La mouche tsé-tsé vit longtemps pour une mouche : 50 à 100 jours dans la nature, jusqu'à huit mois en captivité. Elle ne délivre que cinq à dix larves, qu'elle porte dans son utérus et nourrit par des glandes à sécrétion lactée. La femelle produit une larve déposée au sol tous les dix jours, dans un endroit ombragé et humide. La larve libérée s'enfonce dans le sol et se métamorphose en pupe, restant à ce stade 25 à 75 jours, en fonction de la température ambiante. La mouche nouvellement formée ou imago est immédiatement sexuellement active. Le cycle de reproduction de l'insecte est plus proche de celui des mammifères que de celui des mouches domestiques. Les deux sexes étant hématophages, elle cherche activement à prendre son premier repas sanguin. La mouche tsé-tsé n'est pas un insecte pollinisateur.

Sur le plan éthique [104], la disparition d'une espèce à valeur intrinsèque implique de réfléchir sur cette décision prise par l'homme. Ce dernier devrait tenir compte de ses obligations en tant qu'acteur moral envers les autres espèces vivantes. Or la « valeur intrinsèque » d'un être vivant implique que l'homme les protège et assure leur promotion. Attribuer une valeur intrinsèque à certaines espèces et pas à d'autres pourrait aussi sembler arbitraire. Il convient d'établir si la mouche tsé-tsé possède une valeur intrinsèque, eu égard à son histoire et à son évolution. On doit aussi envisager que l'élimination de la mouche tsé-tsé puisse provoquer des conséquences pour le moins inattendues. Elle pourrait exercer un impact négatif sur la chaîne alimentaire de ses prédateurs (oiseaux, arthropodes), d'autant que les techniques insecticides qui accompagnent la campagne d'éradication atteindraient aussi d'autres espèces d'insectes, notamment les tabanidés et les stomoxes (petites mouches piqueuses). On a constaté un tel impact négatif lors de campagnes de démoustication. On doit évaluer ses répercussions sur la chaîne alimentaire et la biodiversité en incluant l'homme. Le retentissement de l'élimination des mouches tsé-tsé sur les zones protégées n'est également pas négligeable. Éliminer la compétition spatiale exercée par la mouche sur l'élevage extensif de bétail procurerait des terres arables supplémentaires, avec toutes les interactions négatives prévisibles sur la faune sauvage et les grands carnivores. C'est aussi sans compter la dégradation des sols et des écosystèmes par le surpâturage. L'idée que la mouche tsé-tsé est le gardien de la faune et de la flore sauvages est certainement à débattre au regard des conditions sociales et écologiques. L'élimination de la mouche tsé-tsé pourrait créer une niche vide, qui serait disponible pour une occupation ultérieure par une autre espèce. Aujourd'hui, les tabanidés et les stomoxes peuvent transmettre *Trypanosoma vivax*, non-pathogène pour l'homme. Ils ne transmettent pas (encore ?) les autres espèces de trypanosomes.

Les auteurs de cet article présentent des éléments relatifs aux aspects éthiques de l'élimination ou de l'éradication de la mouche tsé-tsé, qui impliquent le besoin absolu de mieux connaître les différents impacts de telles décisions humaines. Ils suggèrent de privilégier les actions locales d'élimination pour minimiser le préjudice porté à l'espèce. L'élimination devrait être conduite consciencieusement et avec précaution. Elle devrait être appliquée de manière sélective à des populations cibles, celles qui compromettent les communautés humaines. Elle devrait aussi non seulement prendre en compte la valeur intrinsèque de l'être humain et de sa prospérité, mais aussi porter attention et considération à la valeur intrinsèque de la mouche tsé-tsé. En conséquence, il conviendrait de modérer le préjudice subi par cette espèce. Cette quête de l'éthique cherche à faciliter la prise de décision en connaissance de cause, en tenant compte des facteurs écologiques et environnementaux, des facteurs socioéconomiques, politiques, sociologiques, ainsi que de la faisabilité de l'élimination d'une espèce. On doit promouvoir des activités humaines florissantes sans compromettre la survie des espèces de tsé-tsé et éviter tout préjudice non nécessaire.

Le dépistage de la maladie du sommeil

J'ai participé au dépistage de la maladie du sommeil de 1988 à 2009. Les choses se déroulent toujours selon un schéma voisin, quel que soit le pays dans lequel j'ai eu à travailler, Niger, Côte d'Ivoire, Angola ou Congo. Deux types de dépistage sont à considérer : le dépistage passif et le dépistage actif[95].

Le dépistage passif

Le malade lui-même ou son entourage déclenche ce type de dépistage. Le malade consulte dans un service spécialisé ou à l'hôpital. Les professionnels de santé ne le cherchent pas, ne le mobilisent pas. Il vient vers eux. Le dépistage passif peut être amélioré. On peut former les personnels des structures de santé sédentaires au sein des villages situés dans les foyers. On doit aussi activer en permanence les Centres de traitement de la THA, qui dépendent du PNLTHA.

Le dépistage actif

Les équipes mobiles du PNLTHA réalisent ce type de dépistage. C'est lui qui nous intéresse au premier chef. Le dépistage actif est conduit en brousse, au village, voire au campement, au sein des foyers de maladie du sommeil. En Côte d'Ivoire et en Angola, on se déplace en véhicule, car les rivières sont étroites. Les villageois se rassemblent sur la place du village. On atteint jusqu'à mille personnes. L'équipe mobile reste sur place le temps requis pour examiner toute cette population. Le travail débute très tôt le matin et se termine très tard, d'autant plus que le dépistage s'accompagne d'une aide médicale gratuite assurée par le personnel médical. Au Congo, c'est différent. Les foyers où nous sommes intervenus s'étalent le long du fleuve Congo et de ses affluents (Figure 26). Ce sont ceux de la Cuvette et de la Likouala au nord et celui du Couloir au sud. Ce dernier s'étend entre Makotimpoko au nord et Kaba Ngomba au sud, près de la limite du district d'Ignié. Ce district est mitoyen de Brazzaville. Il est également victime de l'endémie, malgré la proximité de cette métropole de plus d'un million d'habitants. Les déplacements se font en pirogue. Pour prospecter la Cuvette et la Likouala par exemple, on doit atteindre Mossaka ou Loukoléla après avoir navigué depuis Oyo sur l'Alima et le Congo. Puis, on se déplace de campement en village sur la Likouala-aux-Herbes, la Sangha et la Likouala-Mossaka. On rejoint le foyer du Couloir au niveau de Mpouya au nord ou de Ngabé au sud. La piste est sablonneuse en saison sèche et bourbeuse en saison des pluies, pourvoyeuse d'ensablement ou d'embourbement des véhicules (on me dit qu'aujourd'hui, la voie de Ngo à Mpouya serait goudronnée). On visite les campements et villages en pirogue, en raison de l'absence de piste côtière. Des centaines voire des milliers de kilomètres sont couverts, assis sur des fauteuils de jardin posés sur le fond instable de la pirogue. Celle-ci est taillée dans un gros tronc d'arbre et pourvue d'un moteur de 15 à 25 CV. Parfois, on peut utiliser une « baleinière », sorte de grosse embarcation construite en planches, ou encore voyager sur des trains d'arbres flottants enchaînés et propulsés par un pousseur motorisé. La navigation en pirogue est sous la responsabilité du « pinassier », expert local capable de détecter et d'éviter les bancs de sable et les tourbillons. En effet, les eaux brun clair du Congo coulent très vite formant souvent des tourbillons dangereux pour la stabilité de la pirogue. En saison sèche, le niveau du fleuve baisse quelque peu, dégageant des bancs de sable d'une belle couleur jaune. Ils offrent éventuellement une plage rafraîchissante. Au Congo, on n'atteint jamais les chiffres de dépistage rencontrés en Côte d'Ivoire ou en Angola.

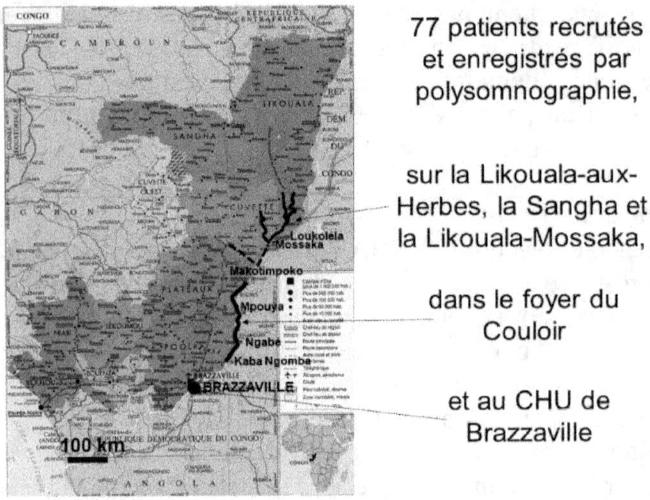

Figure 26 — Les lieux du dépistage actif organisé par notre équipe de 2005 à 2009 au Congo. Pour aller dans les départements de la Cuvette et de la Likouala, nous prenons la route de Brazzaville à Oyo, port sur l'Alima. Nous montons à bord d'une pirogue pour descendre l'Alima et rejoindre Mossaka et Loukoléla sur le fleuve Congo. De là, nous sillonnons le cours des affluents du Congo, rivières plus larges et plus impétueuses que des fleuves comme le Rhône ! La Likouala-aux-Herbes vient du nord du Congo. La Sangha, longue voie d'eau de plus de 800 kilomètres, prend sa source au sud de la République centrafricaine. La Likouala-Mossaka vient des contrées de l'ouest. Nous pratiquons alors le dépistage et les enregistrements polysomnographiques dans les campements et les villages. Devant les difficultés techniques rencontrées, nous avons accepté l'invitation du député de Mpouya et avons alors dépisté la maladie du sommeil sur la rive droite du Congo, dans le Couloir entre Makotimpoko au nord et Kaba Ngomba au sud.

Au Congo, nous avons dû abandonner le dépistage dans la Cuvette et la Likouala. Les appareillages sophistiqués que nous utilisions supportaient mal les transferts quotidiens, voire pluriquotidiens, et le portage sur les berges des rivières. Sur la Sangha, elles sont escarpées, pentues et glissantes (Figure 27).

Les changements répétés de campement rendaient acrobatique l'étalonnage des appareillages. Le risque d'accident et de dégradation du matériel n'était pas négligeable. Sur la Likouala-aux-Herbes et la Likouala-Mossaka, les berges sont boueuses, l'environnement humide.

Village sur la Sangha
(il faut monter tout le matériel)

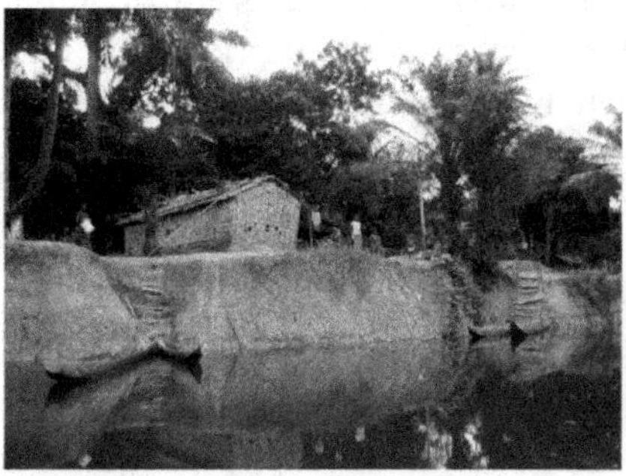

Photo Alain Buguet

Un port sur la Likouala-aux-Herbes
(plat et boueux)

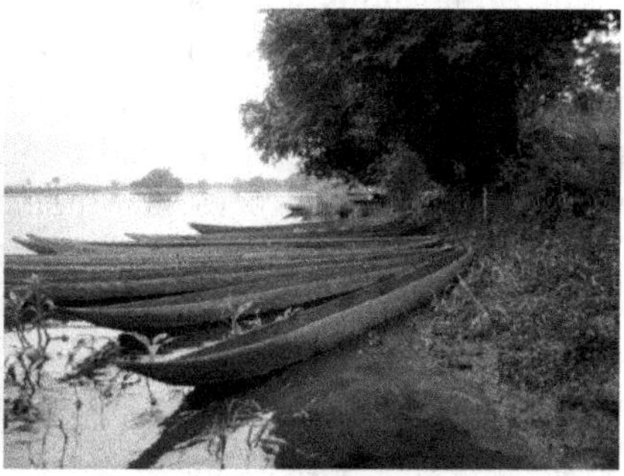

Photo Alain Buguet

Figure 27 — Les berges de la Sangha et de la Likouala-aux-Herbes. Les berges de la Sangha et de la Likouala-aux-Herbes sont très différentes. Mais décharger les volumineuses caisses étanches qui contiennent les matériels est compliqué, voire aventureux.

Nous avons alors accepté de travailler à demeure dans le foyer du Couloir en installant notre camp de base au Centre de santé intégré et au Centre de traitement de la maladie du sommeil de Mpouya. L'Honorable Raymond Zéphyrin MBoulou, alors député du district, nous avait invités à y travailler. Son aide précieuse a été indispensable à la réussite de l'opération. À partir de ce laboratoire « central », les équipes ont rayonné le long de la rive droite du fleuve Congo entre Makotimpoko au nord (district de Gamboma) et Kaba Ngomba au sud (non loin de la limite du district d'Ignié, qui appartient aujourd'hui au département de Brazzaville). On dépistait les malades au village ou au campement, puis on les acheminait sur Mpouya. La première année, nous avons utilisé le Centre de traitement de la maladie du sommeil, où deux pièces étaient réservées aux activités de laboratoire, deux autres pièces servant de chambres pour les hommes ou les femmes. Je dormais dans une des pièces affectées au laboratoire, sur un matelas mousse à même le sol et sous une moustiquaire imprégnée apportée de France, saupoudrée de fientes de chauves-souris séchées. À Brazzaville, l'Organisation mondiale de la santé avait bien distribué gratuitement des moustiquaires. Mais on les retrouvait dans la rue, proposées à la vente à la criée par les vendeurs ambulants, leur cadre de plastique remplacé par un cadre en bois. Au village, elles restaient introuvables. La deuxième année, le ministre délégué à la Coopération, le professeur Charles Zaccharie Bowao, nous avait fait don, au bénéfice de nos malades, de matériels de couchage (matelas neufs, couvertures) et de cuisine (faitout, réchaud à pétrole, pétrole lampant). Nous avons alors refait la toiture du bâtiment et l'avons repeint (Figure 28). Les années suivantes, nous avons utilisé partiellement les locaux du Centre de santé, profitant même de la construction d'une maternité sur le campus. Après la pause du toit, l'entrepreneur avait interrompu la construction du bâtiment de son propre fait. Le Sous-préfet nous avait autorisés à y installer les patients. Les chercheurs étaient alors logés dans « l'hôtel » de Mpouya, non loin du fleuve. C'était un bâtiment tout en longueur, qui comptait une grande pièce commune, dans laquelle nous avions installé la cuisine (sans point d'eau), et huit chambres que nous avions équipées de moustiquaires. L'hôtel présentait le grand avantage d'offrir une annexe avec deux toilettes et deux abris « douches » équipés de seaux que chacun devait remplir d'eau. Plus besoin d'aller « en brousse » pour faire ses besoins ni de se laver dans le fleuve sombre ou dans la rivière Ngalessa aux eaux claires, mais aux berges infestées de moucherons voraces !

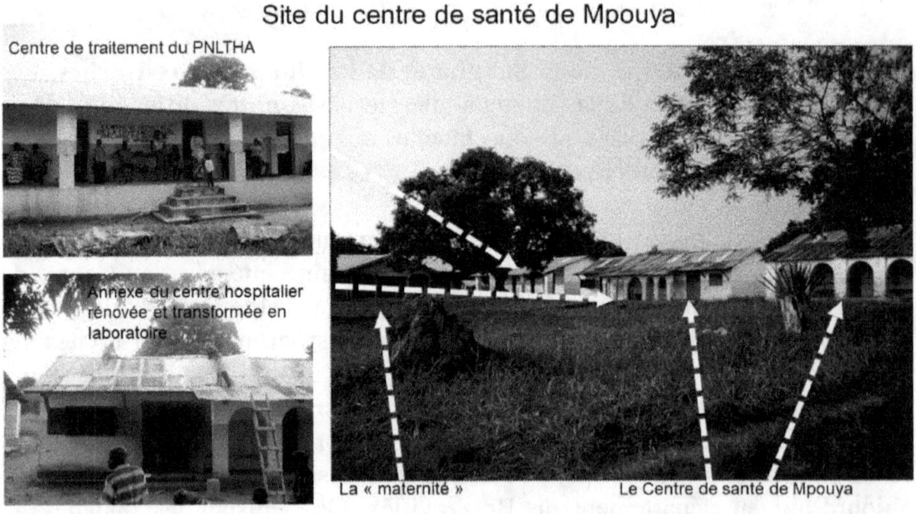

Figure 28 — Le centre de traitement de la trypanosomose humaine africaine de Mpouya. Le site du Centre de soins comportait quatre bâtiments : deux bâtiments « hospitaliers » sur la droite, le Centre de traitement de la THA rénové et repeint par nos soins (photos en haut) et une maternité à la construction lente où logeaient les patients et leurs accompagnants en 2008 et 2009 (photos Bernard Bouteille et Alain Buguet).

La technique de dépistage actif suppose de réunir les populations. En Côte d'Ivoire et en Angola, l'équipe organise le dépistage village par village ou, quand l'agglomération est importante, quartier par quartier. Mais au Congo, même dans les villages-bourgs de Mpouya et de Ngabé, le rassemblement des populations a rarement dépassé deux à trois cents personnes. La faible densité de la population n'est pas seule en cause. Les populations congolaises sont assez rétives à se soumettre aux impératifs du dépistage. La première raison est sans doute économique. Les adultes doivent se procurer la nourriture quotidienne de la famille aux champs ou à la pêche chaque jour. Par ailleurs, plusieurs heures sont nécessaires pour relier leur village à Mpouya. Là, le patient et ses accompagnants sont coupés de leurs moyens d'approvisionnement. La seconde raison est liée à l'appréhension voire la peur de la ponction lombaire. Enfin, comme dans le volumineux rapport édité en 1909 par Martin, Lebœuf et Roubaud[57], une troisième raison ethnoculturelle joue sans doute également un rôle. Ces auteurs soulignaient le caractère rétif, voire mutin, des habitants de la région visitée. Avec l'aide de mon ami François Obanda, qui nous accompagnait en sa qualité d'attaché à la présidence de la République, nous avons développé une méthode de sensibilisation qui s'est révélée efficace. Sa présence témoignait de l'intérêt porté à la santé des populations par le plus haut dignitaire du pays.

Chaque année, nous venions quatre fois au Congo[38] : deux fois pour la sensibilisation des populations et des autorités locales, un mois à 45 jours avant chaque campagne de recherche et de dépistage, et deux fois pour les campagnes proprement dites. Ces campagnes avaient lieu en mai-juin et en novembre-décembre. Nous conduisions les campagnes de sensibilisation avec une équipe restreinte de trois ou quatre personnes, y compris François Obanda et moi-même. Je dois reconnaître que ma présence était nécessaire. Elle démontrait à la population que les chercheurs s'intéressaient à eux-mêmes et non pas uniquement à leur sang ou leur liquide céphalorachidien. L'équipe de sensibilisation passait de campement en village, rendait visite au président du comité de village et lui remettait la convocation officielle pour le rendez-vous suivant. Une convocation individuelle était aussi remise en main propre au patient déjà traité ou à un de ses proches. La convocation portait la date à laquelle une pirogue viendrait le chercher pour le conduire à Mpouya. Le patient savait que François Obanda serait dans cette « pirogue-bus » (Figure 29). Il savait aussi qu'on le reconduirait à son village à la fin de son séjour à Mpouya. Il savait encore que pendant ce séjour, tous ses frais de nourriture et de santé seraient couverts et qu'on prendrait en charge un accompagnant ou ses enfants en bas âge. Au Congo, les gens viennent à la convocation de l'équipe mobile moins spontanément et moins volontiers qu'en Côte d'Ivoire ou dans le Kuenza Norte en Angola, où on visite 90 % de la population. Dans le Couloir, environ 60 % de la population se déplaçait pour le dépistage, chiffre élevé pour l'Afrique centrale. Cela implique aussi qu'on ne dépistait pas une proportion de 40 % des villageois, potentiellement porteurs du parasite. C'est sans doute en partie en raison de cette non-observance qu'à chaque passage de l'équipe mobile, on dépistait de nouveaux malades. Pour réunir toute la population, on devrait être coercitif. C'était le cas du temps de Jamot. Mais actuellement, c'est impossible. Les médecins n'ont pas de pouvoir administratif et ne peuvent pas obliger les malades à se traiter. L'assiduité des patients déjà traités était cependant très bonne. Ils ne rechignaient pas à se présenter pour leur suivi post-thérapeutique tous les six mois. On considère qu'un suivi de 18 mois à deux ans est nécessaire avant de pouvoir déclarer guéri un patient traité. Nos chiffres d'observance à la présentation des patients au suivi post-thérapeutique sont à ce titre parmi les meilleurs de la littérature relative à l'Afrique centrale. Ils ont été de 82,9 % à six mois après le traitement, 78,9 % à douze mois, 75 % à 18 mois et 61,8 % à 24 mois.

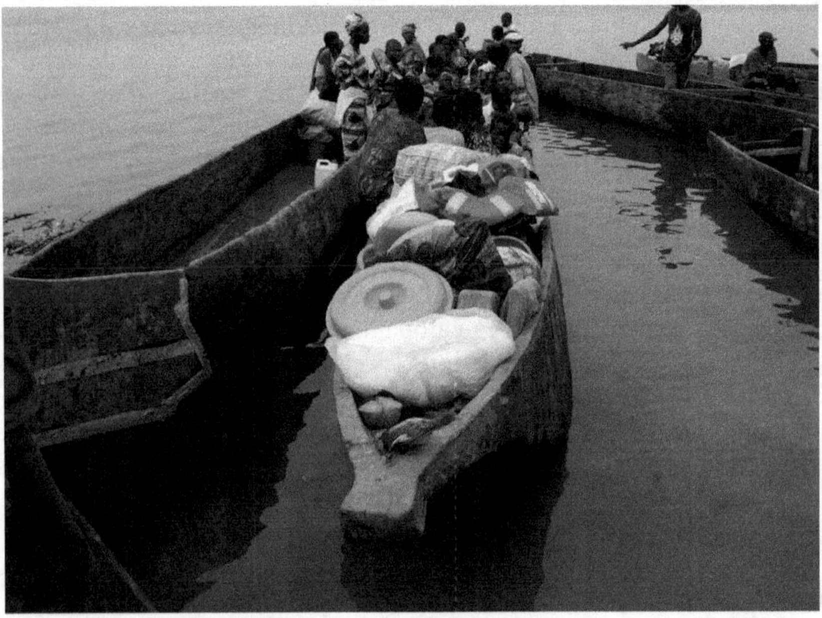

Figure 29 — Pirogue « bus » : embarquement pour le retour au village. L'organisation de cette noria de pirogues « bus » a été essentielle à la réussite de la sensibilisation et de la mobilisation des villageois. L'équipe scientifique les raccompagne dans leur village après les activités médicales.

La distribution de produits divers pour aider au bien être des patients et de leurs accompagnants assurait la fidélisation des populations. On leur distribuait matelas en mousse, couvertures, seaux, réchauds à pétrole, lampes à pétrole, pétrole lampant, etc. De la nourriture (poulets, riz, manioc, etc.) était également distribuée et une allocation journalière était attribuée aux patients et à leurs accompagnants. Coupés de leur approvisionnement traditionnel, cette aide leur était nécessaire pour acheter de la nourriture aux villageois de Mpouya. Ceux-ci voyaient d'un œil bienveillant l'arrivée de cette population étrangère au village. Pendant cinq ans, de 2005 à 2009, avec une équipe restreinte, nous avons pu conduire les campagnes annuelles de sensibilisation suivies des campagnes de dépistage ou de suivi post-thérapeutique.

« Une question : trouve-t-on des malades du sommeil dans les villes ? »

Oui, on a détecté plusieurs cas dans l'île Mbamou, plus grande île du Pool Malebo (ou Stanley Pool), à la superficie changeante selon les saisons de hautes et basses eaux. Elle se situe en face de Brazzaville. Il en fut de même à Manguenguengué aux portes de la métropole, connue pour ses falaises abruptes blanches qui tranchent la colline et surplombent le Pool dans le district d'Ignié, aux limites de Brazzaville. On a aussi dépisté des cas au sein de la mégapole de Kinshasa en République démocratique du Congo, séparée de Brazzaville par le fleuve et le Pool.

Le diagnostic de l'infection par le trypanosome

Le dépistage actif de la population reste le seul moyen efficace de détecter les malades et de déterminer le stade de la maladie. C'est une étape indispensable en raison de la toxicité des molécules administrées jusqu'à l'an dernier (2019) au deuxième stade de méningoencéphalite. La population étant rassemblée, chaque personne est identifiée et reçoit une fiche de dépistage spécifique du PNLTHA (Figure 30). La personne passe alors de poste en poste dans la chaîne de dépistage. Elle fait la queue au premier poste technique qui pratique une ponction au vaccinostyle au niveau de la partie latérale de la pulpe de l'index ou du majeur. Le sang est aspiré par capillarité dans un microtube en verre. Une goutte de sang est déposée au centre d'un des dix cercles dessinés sur une carte plastifiée et est mélangée avec un antigène de *T. b. gambiense*. C'est le CATT[82]. Quand tous les cercles de la carte sont occupés, elle est placée sur un plateau rotateur qui assure de manière douce le mélange du sang et du réactif pendant cinq minutes. La réaction est positive lorsque l'agglutination des trypanosomes du réactif produit un aspect granité, les anticorps anti-trypanosome du sujet ayant réagi avec l'antigène du test. La personne correspondante est porteuse d'anticorps anti-trypanosome. Les soignants la déclarent « suspecte » d'être en contact avec le parasite. Le suspect est dit « *CATT positif* ». Si le CATT est négatif, la personne est libérée, déclarée saine. Lors de l'épidémie qui sévissait en 2003 en Angola, en réponse à l'annonce d'un tel résultat négatif, j'ai vu des gens danser de façon exubérante, heureux d'avoir échappé à la fatalité. Les suspects CATT positif doivent se soumettre au diagnostic parasitologique de la maladie. On doit mettre en évidence le trypanosome chez le suspect avant de le déclarer malade.

La recherche du parasite est essentielle. On la réalise dans une goutte de sang à l'état frais sans préparation prélevée à partir du microtube capillaire et placée entre lame et lamelle. La technique est simple, mais peu efficace. Elle est souvent négative. On la complète par un frottis sanguin coloré. Il est aujourd'hui rarement pratiqué sur le terrain, car il est peu sensible. Pratiquement, si la recherche sur sang frais est négative, on dépose une goutte de sang sur une lame porte-objet pour réaliser une goutte épaisse. Le sang est défibriné par mouvement tournant avec un cure-dent ou un vaccinostyle. La goutte épaisse est séchée à l'abri du soleil et des mouches. Elle est ensuite colorée au mélange Giemsa dilué à 5-10 % pour lecture plus tardive.

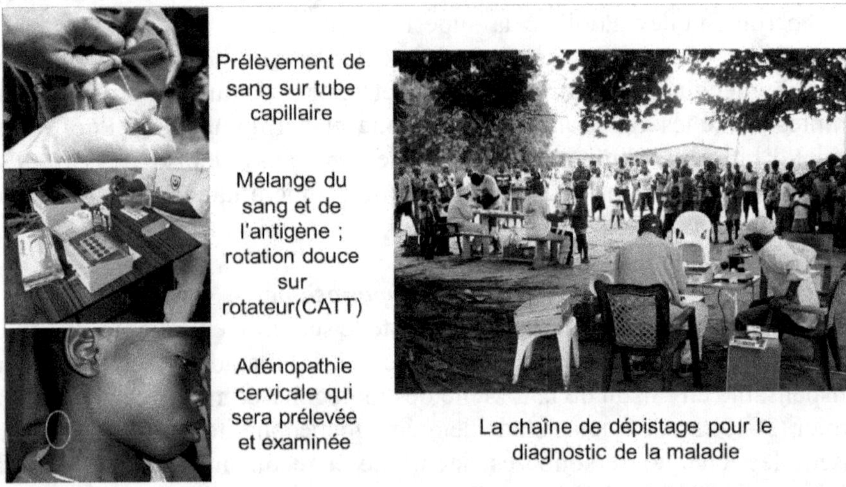

Figure 30 — Dépistage dans un village après rassemblement et identification de la population. C'est l'étape du diagnostic de la maladie, qui recherche la présence de trypanosome dans le sang ou dans une adénopathie (gros ganglion). *Photo de droite* : au centre d'un village de la Likouala, la population passe d'un poste de dépistage à l'autre : à gauche, la prise de sang sur tube capillaire ; à droite, le CATT et le poste de détection des trypanosomes au microscope après centrifugation en tube capillaire. *Photos de gauche, de haut en bas* : prélèvement de sang sur tube capillaire ; réalisation de la carte CATT plastifiée et agitation sur rotateur ; adénopathie cervicale (Photos Émilie Milhau, Bernard Bouteille, Ghislain Mpandzou).

Ces méthodes sont le plus souvent peu « parlantes ». On a alors recours aux techniques de concentration des trypanosomes. Du sang frais est recueilli à la pulpe du doigt dans un microtube capillaire hépariné. Le microtube est bouché à une de ses extrémités par de la plasticine. Après centrifugation simple, le tube capillaire est fixé sur une lame porte-objet. La lecture au microscope est réalisée à l'interface entre les éléments figurés et le plasma. C'est la centrifugation en tube capillaire, CTC ou encore test de Woo [105]. Elle date de 1970. Le tube capillaire peut être sectionné au niveau de l'interface qui sera examinée sur lame porte-objet. Si on trouve le trypanosome, on déclare que le suspect est « malade ».

Si l'examen ne révèle pas de trypanosome, la quête continue. Un personnel de santé examine le suspect à la recherche de gros ganglions ou adénopathies au niveau de la partie latérale du cou (Figure 30). S'il détecte des adénopathies, il ponctionne un des ganglions à l'aide d'une aiguille intramusculaire. Le suc ganglionnaire recueilli est rejeté sur une lame porte-objet, examiné à l'état frais, puis coloré au Giemsa pour un examen plus tardif. La présence de trypanosomes fait du suspect un malade.

Si aucun trypanosome n'est détecté à ce stade, un prélèvement de sang de cinq à dix millilitres est réalisé dans une veine du pli du coude. On en introduit 350 microlitres dans une minicolonne de chromatographie qui contient une cellulose échangeuse d'anions. Celle-ci sépare les trypanosomes des cellules sanguines retenues par la cellulose. Après la séparation, le tube, effilé à son extrémité inférieure, est centrifugé et le culot observé au microscope. Cette technique dite de mAECT (« *mini Anion Exchange Centrifugation Technique* ») est performante [83].

Malgré les recommandations de l'Organisation mondiale de la santé, certains PNLTHA considéraient que l'absence de trypanosomes ne signifie pas que le sujet n'est pas infecté. En effet, un suspect avec un CATT sérum positif lors du dépistage actif était fréquemment retrouvé malade quelques mois plus tard lorsque de l'équipe mobile repassait dans son village. Les PNLTHA, notamment en République du Congo et en République démocratique du Congo, pratiquaient alors un CATT sur sérum avec dilutions progressives. Un suspect qui présentait un « CATT sérum » positif dilué au 1/16e était considéré comme malade. En conséquence, il subissait la recherche de la détermination du stade par ponction lombaire et était éventuellement traité de manière adéquate. Mais restons prudents, car d'anciens trypanosomés traités peuvent conserver une sérologie positive pendant des années.

Quand toutes ces méthodes sont négatives, qu'on ne trouve pas de trypanosome chez le suspect CATT positif, celui-ci est libéré. Mais il conserve sa carte d'identité qui indique que le test CATT a été positif. Il est informé qu'il devra se présenter au prochain passage de l'équipe mobile.

Si par contre le suspect CATT positif était porteur du trypanosome, les soignants le déclaraient « malade ». Il devait suivre la procédure de détermination du stade évolutif de la maladie, afin que le traitement soit adapté pour éviter de traiter avec des médicaments toxiques des patients qui n'en ont pas besoin. La ponction lombaire et l'analyse du liquide céphalorachidien étaient alors nécessaires. Dans nos investigations au Congo, pour des raisons évidentes de sécurité, nous avions décidé de faire les ponctions lombaires à Mpouya et non pas dans les petits villages, du moins autant que possible (Figure 31).

La détermination du stade évolutif de la maladie

La détermination du stade de la THA est essentielle chez chaque malade. En effet, si les médicaments du stade 1 sont relativement anodins, le traitement du stade 2 est beaucoup plus complexe et peut être dangereux pour le patient. Du moins, c'était encore le cas il y a peu, avant les avancées thérapeutiques récentes. Aujourd'hui comme en 1906 [57], la détermination du stade nécessite une ponction lombaire et l'examen du liquide céphalorachidien (Figure 31). Je reste perplexe devant la proposition par certains de mettre de côté cette étape diagnostique lors des campagnes de dépistage et de traiter directement la maladie par le fexinidazole, puisque ce produit traite les deux stades de la maladie. La surveillance médicale demeure pour moi impérative.

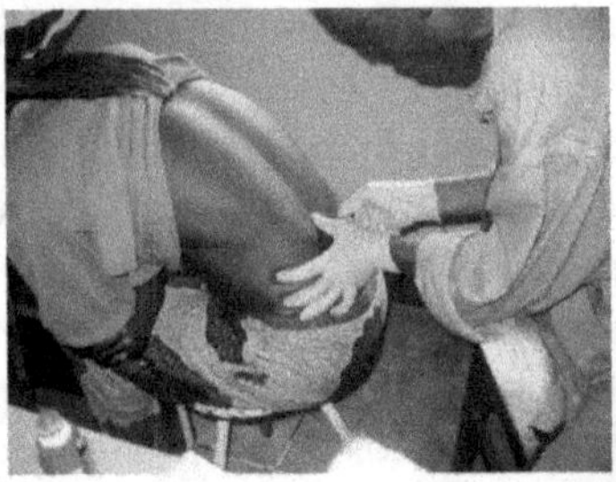

La ponction lombaire et le recueil de liquide céphalorachidien pour établir le stade évolutif de la maladie

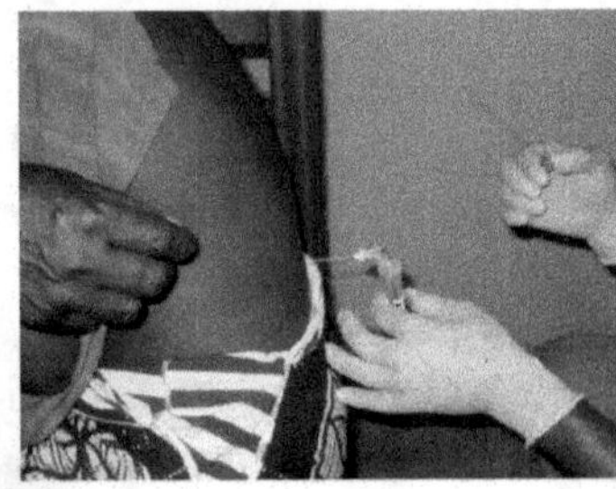

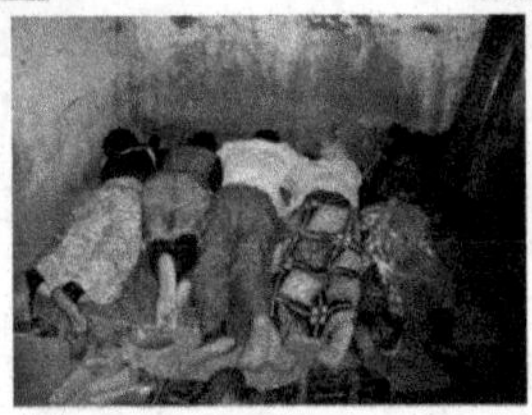

Repos obligatoire après ponction lombaire

Figure 31 — La ponction lombaire et le recueil de liquide céphalorachidien. Un technicien supérieur du PNLTHA, parfaitement rodé à cette technique, pratique la ponction lombaire (photos Bernard Bouteille). Il recueille jusqu'à cinq millilitres de liquide céphalorachidien. Un microscopiste entraîné à la recherche du trypanosome examine immédiatement l'échantillon. S'il ne détecte aucun parasite, le comptage cellulaire permet de déterminer le stade évolutif de la maladie. On doit en effet savoir si le trypanosome a pénétré dans le système nerveux central ou si une réaction du système immunitaire est présente (détection d'éléments cellulaires ou lymphocytes). Après l'examen, le malade doit se reposer immobile et allongé en décubitus ventral afin d'éviter les complications éventuelles (photo Ghislain Mpandzou).

Lors de nos investigations au Congo et en Angola, la ponction lombaire était la plupart du temps réalisée au Centre de traitement. En Côte d'Ivoire, elle était pratiquée au village. Le patient correctement aseptisé est assis sur une chaise dure, penché en avant pour faire le dos rond, la tête maintenue vers le bas par un aide qui immobilise aussi les membres supérieurs. On utilise uniquement des aiguilles à usage unique. À Camabatela en Angola, je fus extrêmement choqué du décès d'une jeune mère de famille. Notre équipe travaillait à 40 kilomètres de là, à Samba Cajù. L'équipe, à qui nous rendions visite, avait pratiqué la ponction lombaire avec une aiguille stérilisée dans l'eau bouillante. En quelques heures, la jeune femme avait déclaré une méningite fulgurante. L'aiguille à ponction lombaire stérile « à usage unique » doit impérativement être la règle. Elle est introduite au niveau sagittal médian de l'espace intervertébral L4-L5, sur la ligne qui joint les crêtes iliaques postérieures, en légère inclinaison vers le haut. Les premières gouttes de liquide céphalorachidien qui apparaissent au retrait du mandrin sont rejetées pour éliminer le sang potentiellement lié à la ponction. Puis, on effectue un prélèvement de trois à cinq millilitres.

Une goutte de liquide céphalorachidien est déposée sur une cellule de Nageotte. Elle est examinée au microscope à la recherche de trypanosomes. Les mouvements du flagelle provoquent des réfringences qui permettent la détection du parasite. Si la lecture est négative, une double centrifugation du prélèvement est réalisée pour concentrer les trypanosomes dans le culot au fond du tube à prélèvement. Mais, ici encore, la sensibilité de l'examen est faible, car les trypanosomes sont peu nombreux. En effet, le liquide céphalorachidien ne représente pas un bon milieu nutritif pour le parasite. Tout trypanosome détecté signe l'invasion du système nerveux central et détermine le classement du patient au stade 2 de la maladie du sommeil.

Parallèlement, le technicien réalise le comptage des éléments blancs présents dans un microlitre de liquide céphalorachidien. Ce sont les mêmes que les cellules blanches du sang ou leucocytes. La lecture de l'échantillon prend une dizaine de minutes. Depuis 1908, un nombre de cellules blanches inférieur à cinq pour un microlitre de liquide céphalorachidien est considéré comme « normal »[106]. Ces cellules sont en fait des lymphocytes. On diagnostique alors le patient comme étant au stade 1. Si ce nombre dépasse cinq cellules blanches par microlitre, on considère le patient comme étant au stade 2. Auparavant, notamment lors de nos investigations, on considérait que le patient était au stade 2 lorsque le comptage cellulaire atteignait 20 cellules blanches ou plus. Entre ces deux valeurs de comptage cellulaire, le patient était dit en stade intermédiaire. En raison de l'évolution des stratégies thérapeutiques, cette dernière catégorie est abandonnée aujourd'hui. Concrètement, elle offre peu d'intérêt au regard des traitements actuels. Elle incitait en effet à instaurer un traitement par pentamidine, comme pour un stade 1. Mais, elle doit certainement être ignorée, sauf indication contraire, pour les besoins de la recherche par exemple. Une étude récente multicentrique a montré que le nombre de rechutes de patients au stade intermédiaire traités par pentamidine est trop élevé pour que cette stratégie thérapeutique soit retenue. Nous préconisons de suivre les recommandations de l'Organisation mondiale de la santé et de considérer que la thérapeutique du stade 2 doit s'appliquer dès que le comptage cellulaire dépasse cinq éléments par microlitre de liquide céphalorachidien.

Pour aider à la détermination du stade sur le terrain, nous avons mis au point et proposé une méthode qui permet de différencier les éléments cellulaires du liquide céphalorachidien en mettant en évidence les lymphocytes B [84]. Ces cellules immunitaires produisent les anticorps. Chez un sujet sain, elles sont absentes du liquide céphalorachidien. Celui-ci héberge de rares lymphocytes T (comptage « normal » inférieur à cinq/microlitre). Ces cellules « mémoires » signalent au système immunitaire la présence d'un intrus. Les lymphocytes B, recrutés par les lymphocytes T, ont la particularité de présenter sur leur membrane des sites antigéniques CD19 (CD : groupe de différenciation). L'addition de quelques microlitres de billes de latex marquées avec des anticorps anti-CD19 entraîne leur fixation sur ces sites CD19 et provoque la formation de grosses rosettes aisément observables au microscope (Figure 32).

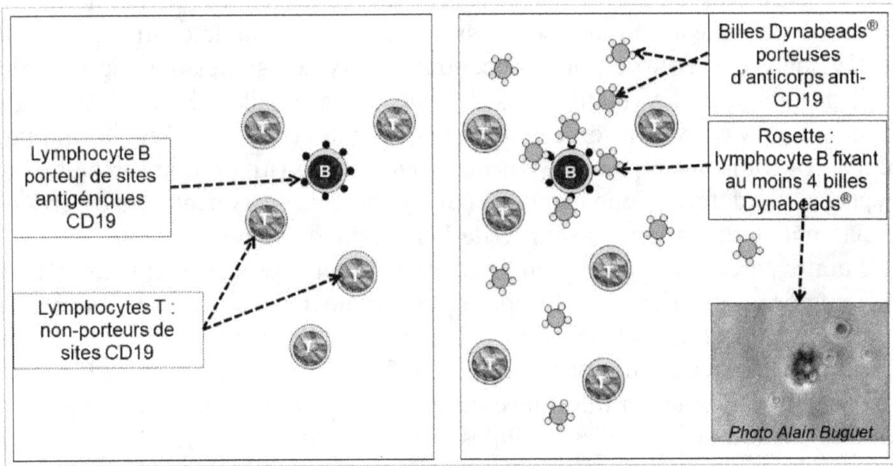

Figure 32 — Schéma des éléments cellulaires du liquide céphalorachidien et d'une rosette. Le schéma de gauche montre un lymphocyte B porteur de sites antigéniques CD19 (points noirs) et des lymphocytes T, non porteurs de sites CD19. Dans le schéma de droite, les billes Dynabeads® CD pan B (Dynal Byotech, Oslo, Norvège) sont ajoutées au prélèvement de liquide céphalorachidien. En présence d'un lymphocyte B (normalement absent du liquide céphalorachidien), les sites anticorps des billes se lient à ceux des sites antigéniques CD19. Le cartouche en bas à droite représente la photographie d'une rosette au sein d'un prélèvement de liquide céphalorachidien chez un patient à Mpouya (photo Alain Buguet). Adapté de la référence [84].

Nous avons montré qu'un échantillon qui contient plus d'un lymphocyte B par microlitre de liquide céphalorachidien indique la présence d'un syndrome infectieux ou inflammatoire du système nerveux central [84]. Chez un patient dont on sait qu'il est porteur d'une trypanosomose humaine africaine, on peut penser qu'il a atteint le stade de méningoencéphalite. On doit le traiter avec les médications du stade 2. La découverte de plus d'une rosette chez un patient classé comme étant au stade intermédiaire doit le faire considérer comme un stade 2. Cette méthode accroît le temps d'examen de toute la chaîne de diagnostic de seulement 20 minutes. En effet, le mélange de liquide céphalorachidien et de billes demande une agitation tridimensionnelle douce de 20 minutes. La lecture est en effet très rapide eu égard à la taille des rosettes. Nous avons cependant été témoins d'un faux positif. Un patient en suivi post-thérapeutique présentait des rosettes, alors que tous les autres tests indiquaient l'absence d'infection par le trypanosome. Nous l'avons évacué sur le service de neurologie du CHU de Brazzaville, où une sclérose en plaques au début fut évoquée. Mais, le patient a refusé d'aller plus loin dans la démarche diagnostique et nous l'avons perdu de vue.

Dans le cadre du traitement « classique », si la recherche de trypanosome ou le comptage cellulaire sont positifs, on doit considérer le patient comme étant au stade 2 et le traiter de manière adaptée. Si la recherche de trypanosomes et le comptage cellulaire sont négatifs, le patient est classé au stade 1 et soigné par pentamidine (ou fexinidazole aujourd'hui).

Aspects cliniques de la maladie du sommeil

Le travail réalisé au Congo français entre 1906 et 1908 fut également présenté devant la Société de pathologie exotique créée par Alphonse Laveran en 1908. En 1909, Martin, Lebœuf et Roubaud publiaient leur livre [57]. Ce travail a le mérite de faire le point sur les aspects cliniques de la maladie du sommeil. Tout au plus aujourd'hui, sommes-nous à même de mieux comprendre les différences entre les stades de la maladie ainsi que les mécanismes de passage du stade 1 périphérique au stade 2 neurologique.

L'inoculation

La piqûre de la mouche tsé-tsé infectante permet l'injection de trypanosomes sous la peau. Quelques jours après survient une lésion cutanée, le chancre d'inoculation. C'est un petit furoncle sans tête, rouge et chaud, qui démange un peu. Si on gratte la zone avec un vaccinostyle et qu'on met le produit de grattage sur une lame, on peut voir grouiller des trypanosomes au microscope. Cependant, cette observation n'est pas souvent couronnée de succès, car le système immunitaire de l'hôte se défend immédiatement.

Des globules blancs envahissent la peau pour tenter de détruire l'intrus. Le macrophage, littéralement « gros mangeur », est aussi capable de déclencher une attaque chimique en quelques dizaines de minutes. Il fabrique un gaz, le monoxyde d'azote, le NO, bien connu par le grand public comme polluant industriel et comme produit des réactions produites par la libération des gaz d'échappement de nos véhicules. Ce gaz provient de la dégradation d'un acide aminé, la L-arginine, sous l'action d'une enzyme, la NO synthase. Le NO est un gaz très volatile de poids moléculaire faible de 30 daltons. Il peut diffuser partout dans le corps. Le corps s'en sert de messager, mais aussi de gaz toxique. En effet dès que le NO réagit avec l'oxygène, la réaction donne naissance au peroxynitrite qui est extrêmement toxique, en particulier pour le trypanosome. Les travaux de notre équipe, dirigés par Raymond Cespuglio, ont révélé cette première ligne de défense face à l'infection [107]. Elle reste encore aujourd'hui non conventionnelle. Elle est mise en œuvre dans les premières minutes de l'agression, très rapidement. Les macrophages, activés par les lymphocytes T mémoire, cellules immunitaires recrutées par la présence du trypanosome, produisent du NO. Le NO a une demi-durée de vie d'environ une minute. Il diffuse à 750 micromètres du macrophage, cellule de 30 à 60 micromètres de diamètre. Le NO envahit tous les tissus dans cette phase de défense rapide. Puis, en une à deux semaines, le système immunitaire va prendre la relève et agir de la manière conventionnelle qui est connue depuis plus d'un siècle. Il produit des anticorps anti-trypanosomes et lance un « travail d'équipe ». Le macrophage présente les antigènes de l'intrus aux lymphocytes T qui activent les lymphocytes B, qui produisent les anticorps. Ce sont des très grosses molécules ou immunoglobulines. Ces dernières vont essayer d'envelopper le trypanosome, comme l'ont montré deux membres de notre équipe, Philippe Vincendeau et Bernard Bouteille [108]. Le corps utilise deux lignes de défense, la ligne du NO immédiatement recrutée et les anticorps en deuxième ligne.

Cependant, le trypanosome ne va pas se laisser faire. Il peut disposer à sa surface de 1 000 à 1 500 antigènes « variants » différents, portés par la VSG, dont j'ai déjà parlé (ce chapitre, page 177). Quand le système immunitaire de l'hôte reconnaît le trypanosome, le parasite change ses antigènes de surface. Une partie de la population de trypanosomes échappe à la réaction immunitaire. Le corps est alors obligé de fabriquer de nouveaux anticorps. C'est pour cette raison qu'on observe des vagues successives de parasitémie, c'est-à-dire des vagues de prolifération de trypanosomes dans le sang. En d'autres termes, une population est détruite, une nouvelle se développe. La défense spécifique se mobilise à nouveau, à l'infini. La résultante est un épuisement du système immunitaire.

Le trypanosome contrecarre aussi la production de NO par les macrophages. Il dévie la réaction qui aboutit à la synthèse du NO en favorisant la dégradation de la L-arginine par une enzyme différente de la NO synthase, l'arginase. Cette réaction compétitrice produit des polyamines, qui favorisent le développement et la multiplication du parasite [107,109,110].

Les trypanosomes envahissent les vaisseaux lymphatiques, les tissus lymphatiques, puis le sang. L'envahissement du tissu lymphatique est à l'origine des adénopathies, d'une grosse rate ou splénomégalie et d'un gros foie ou hépatomégalie. Par ailleurs, les réactions du système immunitaire et de ses cellules induisent la libération de cytokines, produits élaborés pour faciliter et stimuler les relations entre cellules. Certaines de ces cytokines sont elles-mêmes des produits toxiques. Elles instaurent une partie des signes qui vont compléter le tableau clinique. En une dizaine de jours, on se trouve face à une maladie générale, systémique. C'est le stade 1 lymphaticosanguin.

Le stade 1 lymphaticosanguin

Quelques jours après la piqûre de la mouche tsé-tsé, un syndrome de type grippal enfièvre le malade. La température n'est pas très élevée. Elle s'établit entre 38 °C et 38,5 °C. Elle fluctue au cours de la journée. La fièvre s'accompagne de frilosité, de céphalées, de douleurs musculaires (myalgies), d'un malaise général qui varie d'un jour à l'autre. La fatigue, les courbatures, la perte d'appétit et la grande soif complètent ces symptômes. Des troubles du sommeil de toutes sortes, beaucoup moins prononcés et systématisés qu'au stade neurologique, complètent parfois le tableau. Le plus souvent, c'est une somnolence. Mais ce peut être aussi une insomnie nocturne. Ces perturbations du sommeil sont très certainement à rapprocher de la synthèse et de la libération de cytokines proinflammatoires par le système immunitaire du malade. Parmi les cytokines proinflammatoires, on compte notamment le « *Tumor necrosis factor alpha* » (TNF-alpha). Cette cytokine atteint des concentrations plasmatiques élevées [111]. Elle inonde littéralement le sang. Le TNF-alpha est associé à une pléiade d'autres cytokines proinflammatoires. L'interleukine 1-bêta, une de ces cytokines, est également responsable de troubles du sommeil et d'une fièvre. On ne sait pas bien comment ces cytokines provoquent une réaction cérébrale. Elles pourraient soit pénétrer dans le système nerveux central, soit amorcer une réaction inflammatoire par les cellules du cerveau sans y pénétrer directement. Les cytokines pourraient encore agir par l'intermédiaire du nerf vague, qui, comme dans le cas de l'interleukine 1-bêta, provoquerait la sécrétion du même produit périphérique par les cellules du cerveau. On aurait pu croire que les signes neurologiques sont purement d'origine cérébrale. Nous savons maintenant qu'il n'en est rien. Alors que ces signes et symptômes miment parfaitement une atteinte neurologique, cette réaction est due à l'activation du système immunitaire.

Bientôt, d'autres signes apparaissent. Ils ne sont pas liés aux cytokines proinflammatoires. J'ai dit que les trypanosomes envahissent rapidement le système lymphatique. Les ganglions lymphatiques colonisés par le parasite augmentent de volume. Les ***adénopathies*** de la partie latérale du cou constituent un signe d'appel pour les soignants en zone endémique (signe de Winterbottom ; Figure 30). Elles se voient même à l'œil nu. Elles sont indolores et mobiles. Comme le système lymphatique intègre la rate et le foie, ces deux organes augmentent aussi de volume.

Des signes cutanés peuvent être observés. Des taches apparaissent sur le tronc ou les membres. Elles sont rougeâtres sur peau blanche, un peu moins visibles sur peau noire. Souvent fugaces, elles changent de place ; on les dit « migrantes » [112,113]. Des démangeaisons très désagréables, un prurit, peuvent provoquer des lésions de grattage. Le malade essaie d'atténuer l'intensité du prurit en grattant la peau avec les ongles. Ce prurit pourrait s'expliquer par l'invasion des ganglions postérieurs de la moelle épinière par les trypanosomes, à l'entrée des racines postérieures des nerfs qui convoient la sensibilité. Mais on a peu étudié cette localisation. Le prurit pourrait aussi être lié à la présence dans la peau des trypanosomes eux-mêmes, comme l'ont montré des travaux récents.

Des douleurs profondes surviennent au niveau des muscles voire des os. Le signe de Kérandel les illustre. Il est caractéristique des hyperesthésies profondes, qui se révèlent par une douleur très vive « au moindre choc »[112]. Ce médecin major des troupes coloniales avait contracté la trypanosomose humaine africaine, alors qu'il participait en 1906-1907 à l'exploration du bassin du Chari et de l'Oubangui par la mission du commandant Eugène Armand Lenfant, à la recherche d'une voie fluviale pour ravitailler les territoires du Tchad. À Carnot, Jean-François Kérandel s'occupe activement des trypanosomés. Il contracte lui-même la maladie le 25 août 1907, date à laquelle il découvre une sorte de furoncle, sans doute un chancre d'inoculation, à la lisière du cuir chevelu et du cou. Un état de malaise général avec céphalées, accès de fièvre résistante au chlorhydrate de quinine se développe (ça n'est donc pas un paludisme). Le patient dort mal, des adénopathies apparaissent au niveau du cou. Son état général se détériore progressivement. Les insomnies envahissent ses nuits. Sa nervosité s'accompagne de violentes palpitations cardiaques. Une diarrhée dysentériforme et la douleur autour du furoncle s'atténuent. La fièvre tombe, mais revient bientôt. Le 2 octobre, il se met en route vers Brazzaville. Il y arrive le 16 octobre. À Louis Martin et Henri Darré, il décrit l'hyperesthésie profonde dont il souffre, celle qu'on ressent dans les premiers mois de l'infection. Ces deux médecins publient ses observations et leur donnent le nom de « signe de Kérandel » en séance de la Société de pathologie exotique le 22 janvier 1908[113]. Après sa guérison, le 9 novembre 1910, il publiera aussi son auto-observation à Paris devant ses pairs de la Société de pathologie exotique[112]. Je ne résiste pas à résumer ici les grandes lignes de cette exceptionnelle auto-observation.

Kérandel est âgé de 34 ans quand, aidé par Lebœuf, il établit le diagnostic de trypanosomose le 9 novembre 1907, peu après son arrivée à Brazzaville. Il raconte le parcours difficile de son traitement, décrivant son « malaise » et ses douleurs. Le 10 novembre, il entreprend un traitement par l'arsanylate de sodium ou atoxyl par voie sous-cutanée. Il rentre en France par le paquebot des Chargeurs réunis. Il poursuit les injections d'atoxyl. Il arrive à Paris le 14 décembre par voie ferrée. À l'hôpital Pasteur, Louis Martin, qui suit le patient, prescrit des injections d'atoxyl tous les cinq jours. Kérandel passe les fêtes de fin d'année en Bretagne au bord de la mer, poursuivant son traitement. De retour à Paris fin janvier 1908, on ne trouve plus de trypanosome dans le sang. Le 19 mars, il retourne en Bretagne. Le 7 avril, après un épisode de céphalées avec état subfébrile et douleurs diverses, il se plaint d'interruptions du sommeil et de cauchemars. Son état général dégradé s'améliore, mais le 16 juin, apparaissent des fibrillations musculaires très gênantes, l'empêchant de trouver le sommeil et de le maintenir. Elles persisteront jusqu'à sa guérison avec une intensité variable. Le 1er juillet, il consulte Sir Patrick Manson à Londres. Celui-ci lui conseille l'ingestion quotidienne d'émétique dans une grande quantité d'eau. Mais, le médicament est mal toléré sur le plan digestif. Le 25 juillet, on trouve deux parasites dans le sang, en même temps que réapparaissent les érythèmes, qui « *débutaient par une tache rouge, qui grandissait, s'effaçait au centre et continuait à s'élargir en anneau* ». L'atoxyl est repris le 15 août. Kérandel remarque une résistance progressive des trypanosomes à l'arsenical. Le 27 août, à Paris, Louis Martin lui prescrit trois cures espacées de deux jours avec le dérivé acétylé de l'atoxyl, l'arsacétine par voie intramusculaire. Une névralgie survient dans le bras droit, accompagnée de fourmillements de la paume de la main suivie bientôt d'une baisse de sensibilité des phalangettes. Devant l'échec potentiel de l'atoxyl, Félix Mesnil propose alors une association avec des injections intraveineuses quotidiennes d'émétique. Alphonse Broden et Jérôme Rhodain, du Laboratoire de Léopoldville (Kinshasa aujourd'hui) au Congo belge, viennent d'essayer une série de dix injections. Ils obtiennent d'assez bons résultats chez les Africains. Mesnil décide d'augmenter la durée de la cure à 17 injections quotidiennes. En effet, Kérandel avait remarqué une périodicité de sept à huit jours des phases fébriles, pensant qu'elles devaient correspondre à « des stades de repos ou d'activité des trypanosomes ». On devait couvrir au moins deux de ces périodes. Le traitement débute le 14 septembre à l'hôpital Pasteur. Les injections d'émétique sont assez bien tolérées. Des douleurs de type rhumatismal disparaissent 48 heures après l'arrêt des injections, en même temps que s'installe pour huit nuits une insomnie « calme » et sans fatigue. Les injections d'atoxyl sont reprises. Le 3 octobre, aucun trypanosome n'est trouvé dans le sang. Deux jours plus tard, on n'en trouve pas dans le liquide céphalorachidien. Le 17 octobre, une deuxième série de 17 injections d'émétique est lancée, accompagnée de trois injections d'atoxyl espacées de six jours. Le 15 novembre, Kérandel peut reprendre le travail et suivre le cours de l'Institut Pasteur. Le protocole d'injections d'atoxyl est poursuivi. Le 30 novembre, on entreprend une troisième cure d'émétique, de quinze injections, associée à l'atoxyl. Le 26 janvier 1909, la dernière cure d'émétique, mal supportée, est interrompue le 3 février. Le protocole atoxyl est interrompu le 15 novembre 1909. Kérandel est guéri et reprend le travail. Il est professeur à l'École d'application du service de santé des troupes coloniales du Pharo à Marseille pendant deux ans. Muté au Tonkin, il est réaffecté en France après le déclenchement de la Grande Guerre. Il y participe jusqu'à la bataille de la Somme. Il rejoint l'Institut Pasteur à Paris, puis dirige l'Institut Pasteur de Téhéran pendant huit ans (les usages sont parfois étranges : on dit l'Institut Pasteur à Paris alors que toutes les autres localisations utilisent « de »). Il y décède le 30 juillet 1934 et est inhumé à sa demande dans le cimetière catholique de Doulab, administré par la France, l'Italie et la Pologne. L'auto-observation de Kérandel est exceptionnelle.

Parfois, le malade présente une tête ronde, « lunaire » [112]. Cet aspect est dû à l'imprégnation liquidienne ou **œdème** de la face. Les œdèmes peuvent également se localiser aux membres inférieurs. Les signes neurologiques sont rares. Le patient se plaint juste de céphalées et de fatigue. Parfois, on détecte des troubles du comportement récents. C'est la famille qui s'en aperçoit. Les malades sont d'humeur changeante, deviennent irritables. Des **signes endocriniens** se manifestent, notamment des signes de la sphère sexuelle avec une perte du désir sexuel et de la libido ou encore une impuissance chez l'homme et une disparition des règles (ou aménorrhée) chez la femme. Des signes cardiovasculaires sont décrits, avec une péricardite voire une myocardite. Ces signes sont rarement observés dans la maladie à *T. b. gambiense*, mais sont beaucoup plus fréquents dans la forme « rhodésienne ». Dans cette maladie générale, les patients perdent du poids corporel, jusqu'à quinze kilogrammes en quinze jours.

Au cours du stade 1, le trypanosome semble se cantonner au niveau du système lymphatique et dans le sang. Dans la maladie « gambienne », d'évolution lente, le patient va rester au stade 1 plusieurs mois, voire plusieurs années. Il aura des périodes asymptomatiques en alternance avec des phases de malaise. Ce qui inquiète les malades, c'est surtout les troubles de la sphère sexuelle. Les signes qui sont alors observés sont liés aux vagues de parasitémie. Quand la parasitémie est faible, le malade va mieux, quand elle augmente, il sécrète les cytokines proinflammatoires et le cortège de signes qui leur sont liés se réveille. Dans la maladie « rhodésienne », maladie aiguë, le malade peut mourir au stade 1 en quelques jours ou quelques semaines.

Le stade 2 méningoencéphalitique

Le stade 2 est dû à la présence du trypanosome dans le système nerveux central. Pendant très longtemps, on n'a pas très bien compris comment ce passage s'effectuait. Depuis quelques années, c'est plus clair grâce en particulier aux travaux de Krister Kristensson, professeur et ancien directeur du département de neuroscience au Karolinska Institutet de Stockholm en Suède. Il s'associe à Marina Bentivoglio, professeur à Vérone en Italie [114,115]. Le trypanosome tente de passer à travers la barrière hématoencéphalique. Il s'infiltre à travers elle en certains endroits de la paroi des vaisseaux sanguins qui ont une structure histochimique particulière. Il la traverse sans que la barrière réagisse. Il pénètre dans un milieu qui ne lui est pas propice. Dans le liquide céphalorachidien, il trouve difficilement sa subsistance, car le milieu contient peu d'éléments nutritifs qui lui sont propices. Le trypanosome entre aussi parfois dans le tissu cérébral, le parenchyme cérébral, qui contient différentes cellules. On y trouve les cellules nerveuses elles-mêmes ou neurones. Ils transmettent l'information par l'intermédiaire de l'influx nerveux, qui correspond à une dépolarisation de la membrane de proche en proche. Les neurones libèrent alors des produits dans la synapse. C'est l'espace liquidien qui sépare un neurone d'un autre neurone ou d'une autre cellule ou encore d'une fibre musculaire. Les produits neuronaux ont reçu le nom de messagers ou médiateurs, car ils transportent le message d'une cellule à une autre. Les neurones sont agencés en réseaux qui sont le siège des différentes fonctions nerveuses. Le parenchyme cérébral contient aussi des cellules de la glie ou névroglie, qui jouent le rôle de défense immunitaire du cerveau. La microglie est composée, comme son nom l'indique, de petites cellules. Les astrocytes sont au contraire de grandes cellules en étoile. Leurs pieds viennent au contact des capillaires sanguins. Ils participent à la barrière hématoencéphalique en liaison avec les cellules de la paroi des vaisseaux sanguins, cellules endothéliales et péricytes, liés entre eux par des jonctions serrées ou étroites. On a pu voir en microscopie électronique des trypanosomes traversant la barrière. Les trypanosomes traversent aussi les plexus choroïdes, entrelacs de vaisseaux sanguins en contact étroit avec les cellules épendymaires. Elles aussi participent à la barrière hématoencéphalique. Les plexus choroïdes sont le lieu de production du liquide céphalorachidien ou cérébrospinal. À ce niveau, la barrière hématoencéphalique est affaiblie.

Sur le plan clinique, les céphalées observées au stade 1 persistent. Elles sont fluctuantes, diminuant ou au contraire s'exacerbant. La fièvre est très variable. Elle apparaît puis disparaît. On a décrit des accès hypothermiques, caractérisés par une diminution brusque de la température interne. Notre équipe lyonnaise et grenobloise a développé un modèle animal, le rat infecté par *T. b. brucei*, qui, rappelons-le, n'est pas pathogène pour l'homme. L'animal infecté développe une maladie semblable à la trypanosomose humaine africaine (Figure 33). On retrouve les deux stades évolutifs qui caractérisent la maladie humaine. Le premier stade dure dix à quatorze jours. À ce moment, l'invasion cérébrale par le trypanosome conduit à un deuxième stade qui dure jusqu'au décès du rat [116,117]. Nous avons mesuré par télémétrie la température abdominale du rat. Nous l'avons recueillie toutes les minutes pendant toute la durée de la maladie, jusqu'à la mort de l'animal. Celle-ci survient en trois à quatre semaines. Au « stade 1 », on retrouve l'oscillation circadienne de la température interne. Le rythme est inversé par rapport à l'homme. Les valeurs sont maximales la nuit et minimales le jour (cycle nycthéméral), puisque le rat dort le jour et cherche sa nourriture la nuit. Surviennent parfois des pics fébriles. Au bout de dix à quatorze jours se produit un accident brusque d'hypothermie, une chute brutale de la température interne du rat, qui atteint jusqu'à 3 °C, ce qui est énorme pour ce mammifère. Cet accident est contemporain de la détection de trypanosomes dans les plexus choroïdes. À partir de cet accès d'hypothermie, l'amplitude du rythme circadien de la température interne diminue. Il devient irrégulier, le cycle nycthéméral pouvant même disparaître. De nouveaux accès hypothermiques se manifestent à intervalles de quatre à cinq jours. La mort survient au cours ou au décours immédiat d'un de ces accès. Les perturbations thermiques observées sont vraisemblablement liées aux variations des cytokines proinflammatoires telles que le TNF-alpha. Chez l'homme, à l'évidence, enregistrer la température interne en continu sur plusieurs nycthémères est très difficile, voire impossible. Pour établir une comparaison avec le rat, de tels enregistrements devraient durer plusieurs mois.

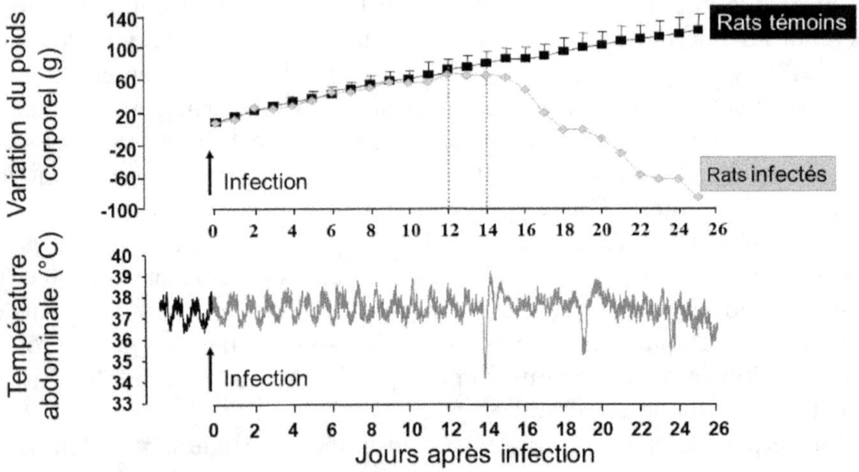

Figure 33 — Température abdominale et courbe de poids du rat infecté par *Trypanosoma brucei brucei*. Chez les rats infectés, la courbe de poids corporel s'infléchit entre dix et douze jours après infection. La température abdominale est enregistrée en continu toutes les minutes. Le rythme circadien de la température abdominale du rat infecté reste tout à fait normal jusqu'au huitième jour. Entre douze et quatorze jours, un accident d'hypothermie majeur survient, marquant le début de la disparition du rythme circadien de la température. Les accidents hypothermiques se répètent à peu près tous les quatre jours, jusqu'au décès de l'animal (d'après Chevrier et coll. 2005 [117]).

Le stade 2 est par excellence le stade neurologique de la maladie. Le Médecin général Léon Lapeyssonnie, grand tropicaliste et spécialiste de la maladie du sommeil dont j'ai suivi les cours, avait coutume de commencer son cours à l'Institut de médecine tropicale du Pharo en disant que « *tout signe ou symptôme neurologique ou psychiatrique observé en zone d'endémie de la maladie du sommeil doit faire obligatoirement penser à la maladie du sommeil* ». Cet enseignement princeps est malheureusement oublié de nos jours. Le grand public connaît Lapeyssonnie avant tout pour ses travaux sur la méningite cérébrospinale et sa description de la ceinture méningitique du Sahel. Avec l'aide de Charles Mérieux et de son laboratoire lyonnais, il a aussi réussi à juguler l'épidémie de méningite qui ravageait le Brésil en 1972-1974. Dès la fin du premier semestre de 1975, 120 millions de Brésiliens étaient vaccinés. L'épidémie était vaincue.

Tous les signes neurologiques se voient dans la maladie du sommeil. C'est le cas des syndromes pyramidaux du mouvement volontaire. C'est aussi le cas des troubles extrapyramidaux. Ils comprennent les mouvements désordonnés, incontrôlés, liés à l'absence de rétrocontrôle par le système extrapyramidal sur le mouvement initié par le système pyramidal sous l'impulsion du cortex moteur. Au maximum, on observe des mouvements choréiformes qui ressemblent à la danse de Saint-Guy. Le patient marche comme une araignée, agitant et jetant ses membres supérieurs dans tous les sens. C'est encore le cas des troubles de la force musculaire et des troubles de la marche souvent ébrieuse. C'est enfin le cas des troubles sensoriels, avec troubles de la vue, de l'audition, du toucher et des troubles sensitifs avec perte de la sensibilité ou au contraire hypersensibilité.

Les populations connaissent bien les troubles psychiatriques de la maladie du sommeil. Le malade a changé son comportement, il est devenu épouvantable, insupportable, en raison de son irritabilité et de son agressivité. J'ai eu l'occasion de suivre l'histoire de ce Zaïrois qui avait émigré vers Paris. Depuis cinq ans, cet homme allait de commissariat de police en service de psychiatrie et vice-versa. Il était rarement chez lui. Cet état de choses dura jusqu'à ce qu'une consœur médecin me téléphone. Elle se demandait si ces troubles majeurs du comportement ne pourraient pas être dus à la maladie du sommeil. Sur mes conseils, elle a alors cherché le trypanosome. Il fut trouvé après plusieurs essais infructueux... jusqu'à ce que je lui recommande de faire transporter le prélèvement au laboratoire Pasteur à moto et non pas en voiture pour éviter le temps perdu dans les embouteillages parisiens. Soigné, le patient a guéri et est redevenu sociable. Le signe mental le plus évident, le plus fréquemment décrit au 19e siècle, est l'indifférence. Les malades se désintéressent parfaitement de leur propre état et de leur environnement. Ils sont détachés de tout ce qui les entoure et sont indifférents à eux-mêmes. Leur faciès stuporeux frappe l'observateur. Ils regardent leur interlocuteur d'un air hébété, les yeux dans le vague, le regard perdu, comme s'ils étaient frappés de stupeur, surtout lorsqu'ils se réveillent d'un des multiples épisodes de sommeil qui les frappent.

Les troubles du sommeil et de l'éveil sont à l'origine du nom de maladie du sommeil donné à la trypanosomose humaine africaine. Les populations lui attribuaient déjà ce nom. Les premiers médecins européens en Afrique l'utilisèrent dès le début du 19e siècle. Rappelons-nous les observations de Stephen Mackenzie en 1890 [42]. On aurait pu penser à une maladie des rythmes circadiens, car « *le malade dormait souvent, mais peu de temps à la fois, aussi bien la nuit que le jour, de sorte que la durée totale de son sommeil ne dépassait pas le chiffre moyen des individus bien portants* ». Ce n'est effectivement pas une hypersomnie à proprement parler, mais plutôt une désorganisation temporelle de l'éveil et du sommeil sur les 24 heures. C'est en fait une dysrythmie circadienne comme le prouvent les données recueillies sur plusieurs nycthémères dans notre modèle de rat infecté par *T. b. brucei* [116] (Figure 34).

Chez l'homme, c'est alors que se surajoutent des attaques de sommeil. La tête tombe en raison d'une chute du tonus des muscles du cou. Le malade s'endort. En 1910, Jean Lhermitte [118], alors chef du laboratoire de la Clinique des maladies nerveuses à la Salpêtrière, décrivait ces attaques de sommeil comme les « *narcolepsies de la maladie du sommeil* ». À Dakar, au Sénégal, le professeur Jacques Bert, mon regretté maître et ami, avait le premier pratiqué des examens électroencéphalographiques lors de la nuit ou de siestes chez l'homme malade [119].

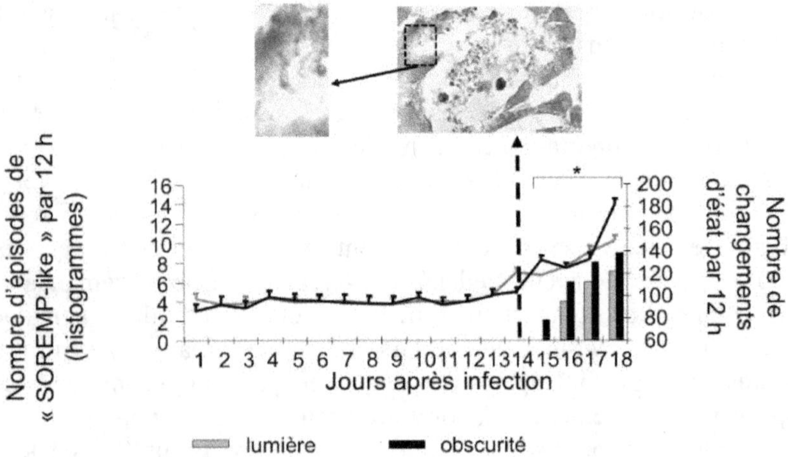

Figure 34 — Dérégulation du sommeil chez le rat infecté par *Trypanosoma brucei brucei*. Le nombre de changements d'état (traits avec valeurs quotidiennes) croît à partir du quatorzième jour après l'infection. Il indique une fragmentation du sommeil et de l'éveil, en exposition à la lumière, comme à l'obscurité. Les épisodes de « SOREMP-like » (histogrammes) surviennent au quatorzième jour post-infection, puis croissent dans le temps. Les valeurs de ces deux variables diffèrent alors statistiquement des valeurs antérieures (*). Au quatorzième jour également, on observe des trypanosomes au niveau des plexus choroïdes, comme le montre la coupe microscopique (la flèche en pointillés indique le moment où a eu lieu le prélèvement). Elle prouve que le trypanosome est bien entré dans le système nerveux central à cette date. Le rectangle en pointillés représente la zone agrandie (à gauche) et permet d'identifier le trypanosome (d'après Darsaud et coll. 2004 [11]).

Mais on dut attendre les enregistrements polysomnographiques de 24 heures réalisés par mon équipe pour comprendre ces phénomènes. Ces travaux ont débuté un peu par accident. J'étais professeur à l'Université de Niamey au Niger où j'enseignais la physiologie. En mai 1988, un travailleur migrant qui venait de Gagnoa, foyer historique de maladie du sommeil en Côte d'Ivoire, est rentré au pays pour mourir de la maladie qu'il avait contractée là-bas. J'ai examiné ce patient pendant 72 heures [1]. La polysomnographie a alors confirmé le syndrome complexe touchant le sommeil décrit par

Stephen Mackenzie[42] et qui était passé aux oubliettes. Nous avons par la suite mis plusieurs années pour bien le comprendre, après plusieurs centaines d'enregistrements de sommeil sur 24 heures. Nous avons réalisé ces investigations dans un premier temps en Côte d'Ivoire, en Angola et au Congo au CHU de Brazzaville, puis, plus récemment, au Congo en pérégrinant dans les foyers endémiques. Nous avons mis en évidence un syndrome polysomnographique qui démontre la justesse des descriptions cliniques au stade neurologique[3,85,86]. Nous avons bel et bien découvert un trouble du rythme nycthéméral de la veille et du sommeil. Au maximum, au stade 2, les épisodes de sommeil et de veille durent environ 80 minutes et se succèdent sans aucune différence la nuit et le jour. Le rythme circadien de l'alternance veille-sommeil a disparu. Concernant les « narcolepsies », de nombreux épisodes de sommeil débutent par du sommeil paradoxal, au lieu de commencer par du sommeil orthodoxe.

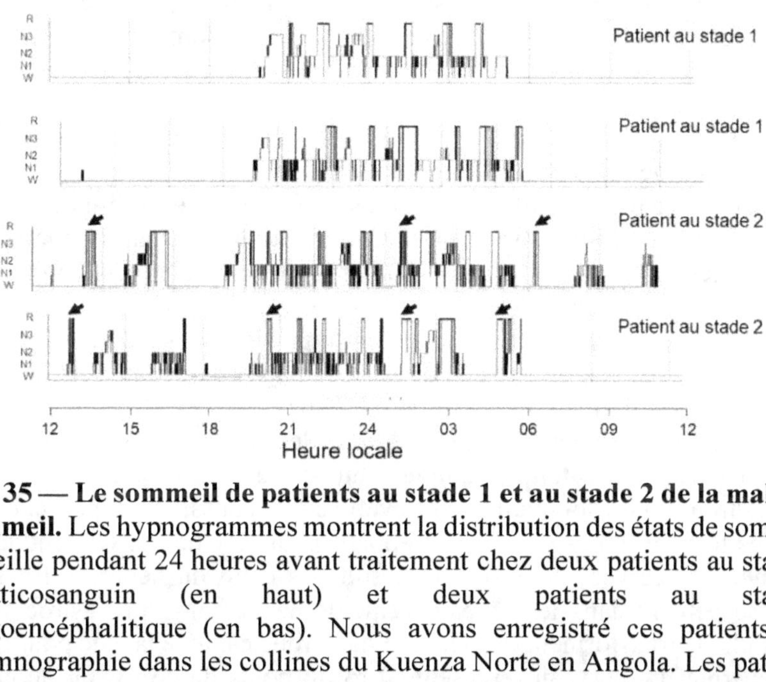

Figure 35 — Le sommeil de patients au stade 1 et au stade 2 de la maladie du sommeil. Les hypnogrammes montrent la distribution des états de sommeil et de veille pendant 24 heures avant traitement chez deux patients au stade 1 lymphaticosanguin (en haut) et deux patients au stade 2 méningoencéphalitique (en bas). Nous avons enregistré ces patients par polysomnographie dans les collines du Kuenza Norte en Angola. Les patients au stade 1 ne dorment que la nuit. Leur sommeil est normalement structuré. Le sommeil lent profond (stade N3) prédomine en première partie de nuit et le sommeil paradoxal (stade R) survient après une latence longue, puis régulièrement à intervalles de 90 minutes. Les patients au stade 2 montrent une distribution du sommeil (N1, N2, N3, R) et de l'éveil (W) sur tout le nycthémère, avec cependant une préférence nocturne. La structure des épisodes de sommeil est souvent perturbée. Des SOREMPs surviennent plusieurs fois dans les 24 heures (flèches). Les patients présentent un syndrome polysomnographique caractéristique de la maladie du sommeil.

Le patient s'endort en sommeil paradoxal. Le sommeil orthodoxe suit le sommeil paradoxal au lieu de le précéder. Le syndrome polysomnographique de la maladie du sommeil au stade 2 est constitué, d'une part, par une perturbation de l'alternance circadienne de la veille et du sommeil, d'autre part, par une perturbation de la structure interne de chaque épisode de sommeil (Figure 35).

Devant un tel trouble de la répartition nycthémérale du sommeil et de l'éveil, nous pouvons affirmer l'existence d'une dysrythmie circadienne. En effet, un trouble similaire est observé dans notre modèle de rat trypanosomé [116], qui reproduit bien la maladie humaine. Or nous avons suivi nos animaux en continu pendant au moins deux dizaines de nycthémères. Les chronobiologistes recommandent une durée d'observation d'au moins dix nycthémères pour la reconnaissance d'un trouble circadien. Nous avons bien respecté cette durée. Par analogie avec les résultats obtenus chez le rat, nous pouvons dire que le trouble des rythmes circadiens survient aussi chez l'homme. Cependant, réaliser des enregistrements de plus de 24 heures dans les conditions du terrain chez l'homme est quasiment impossible et représente une véritable gageure.

En 1989, à Daloa (Côte d'Ivoire) [120] et en 1993 à Brazzaville [121], nous avons, avec le professeur Jacques Bert, vérifié ce trouble des rythmes circadiens, sur d'autres fonctions. Nous avons analysé différentes hormones par microméthode sur le sang prélevé en continu et échantillonné toutes les dix minutes pendant 24 heures [122]. Le rythme circadien du cortisol, de la prolactine, de la rénine angiotensine ou encore de l'hormone de croissance est altéré. De façon surprenante, le cycle hormonal le moins touché est celui de la mélatonine avec seulement une avance de phase du rythme circadien de sa concentration plasmatique. J'ai alors émis l'hypothèse d'un mécanisme complexe, qui passerait par l'intermédiaire des neurones des noyaux du raphé, qui produisent la sérotonine au niveau du pont de Varole [123].

Les troubles du sommeil et de l'éveil peuvent aussi être rapprochés du fait que les trypanosomes ont un fort appétit pour le glucose. Or le glucose est l'aliment du cerveau, bien qu'il ne soit pas celui du neurone. En effet, le glucose pénètre dans le cerveau, véhiculé par le sang. Les astrocytes et la microglie le transforment en lactate. Le neurone capte le lactate pour produire son énergie. Le cerveau représente 2 % du poids du corps. Or au cours du sommeil paradoxal, le cerveau consomme 10 % de l'énergie dépensée par tout le corps. À ce moment-là, il réalise un énorme appel de substrat pour pouvoir produire l'énergie nécessaire à la mise en route du sommeil. À l'évidence, si les trypanosomes consomment une partie du substrat énergétique à la disposition du cerveau, ce substrat n'est pas à sa disposition pour produire de l'énergie. Privé d'énergie, le cerveau ne peut pas déclencher le sommeil paradoxal ou le maintenir, comme l'a démontré l'équipe de Raymond Cespuglio chez le rat épileptique GAERS [46] (chapitre 5, page 150).

La polysomnographie enregistrée pendant 18 à 24 mois de suivi post-thérapeutique réalisé sur le terrain au Congo a confirmé que le traitement au mélarsoprol ou à l'éflornithine agit sur le syndrome polysomnographique [121]. Il le fait disparaître, au moins dans les six mois qui suivent le traitement. Nous avons eu une expérience du suivi après traitement au mélarsoprol de deux Européens qui avaient contracté la maladie à *T. b. rhodesiense* au Rwanda [124]. Le retour à la normale de leur cycle veille-sommeil a pris six à onze mois.

Un des intérêts du syndrome polysomnographique réside dans le fait qu'il pourrait être utile pour la détermination du stade de la maladie, surtout chez l'enfant en bas âge. Il permettrait d'éviter une ponction lombaire diagnostique. Chez l'adulte, ce serait sans doute plus approprié de l'utiliser au cours du suivi post-thérapeutique comme moyen diagnostique de rechutes éventuelles. Au lieu de pratiquer une ponction lombaire systématique à tous les patients, la détection automatique des anomalies caractéristiques du syndrome polysomnographique permettrait de ne réserver la ponction lombaire qu'aux patients qui les présentent. De 100 %, le nombre de ponctions lombaires en condition dégradée chuterait à 2 % ou 3 % des patients suivis après traitement. C'est là de la plus grande déception de ma carrière scientifique. Malgré de nombreux contacts avec les divers bailleurs de fonds, je n'ai pas pu obtenir de crédit pour développer le système diagnostique miniaturisé basé sur la polysomnographie. Qui plus est, ce système miniaturisé permettrait d'assurer une surveillance de télémédecine. Il mettrait le diagnostic électroencéphalographique à la portée de tous en utilisant la transmission par Internet des enregistrements. L'aide au diagnostic des épilepsies, des traumas crâniens et des processus tumoraux cérébraux serait ainsi à la portée des centres de santé dans les villages [125].

Le stade terminal

Après une évolution de plusieurs mois, le patient atteint de maladie à *T. b. gambiense* va maigrir, entrer en marasme physiologique (Figure 36). Les signes neurologiques deviennent prédominants. Il s'éteindra « doucement », sans agonie, manifestant une nette indifférence pour sa condition. Cette mort lente par « extinction » sans signe d'agonie survient également chez le rat infecté par *T. b. brucei*, comme nous l'avons montré lors d'enregistrements continus jusqu'au décès [126]. Dans la maladie « rhodésienne », tout va plus vite. Le malade maigrit considérablement en une à deux semaines. Il peut mourir très rapidement, en général dans un tableau de décompensation cardiaque d'installation rapide.

Le traitement « récent » de la maladie du sommeil

Le moins qu'on peut dire, c'est que tuer le trypanosome est difficile. Ce parasite est résistant, adaptable et on doit utiliser des molécules souvent très toxiques pour le détruire. La dualité du parasite, la dualité du vecteur et la dualité de la maladie sont associées à la dualité du traitement, du moins jusqu'à ces derniers temps. On parle conventionnellement d'un traitement du stade 1 et d'un traitement du stade 2, beaucoup plus problématique. On distingue aussi un traitement de la maladie « gambienne » et un traitement de la maladie « rhodésienne ». Les anciennes molécules tueuses de trypanosomes sont très toxiques. Ces dernières années, de nouvelles combinaisons thérapeutiques ont vu le jour et une molécule prometteuse est arrivée sur le marché[6,7,95,127,128].

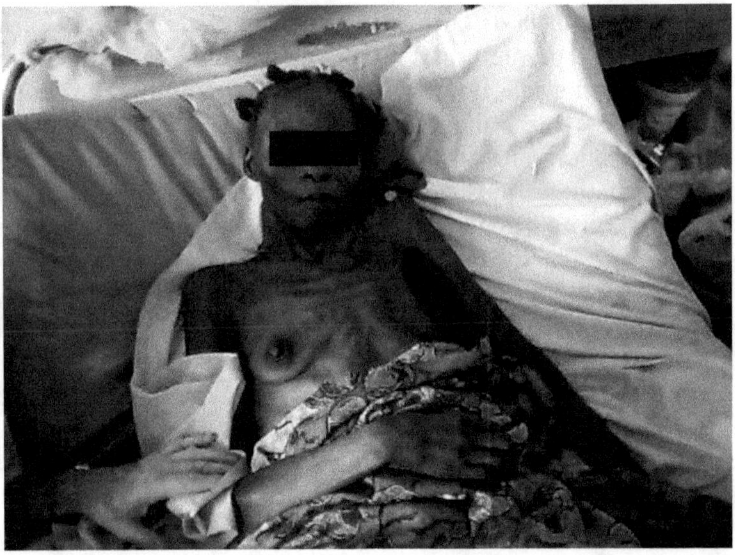

Figure 36 — Une patiente cachectique au stade terminal de la maladie du sommeil. La patiente âgée d'une cinquantaine d'années était suivie dans le service de neurologie du CHU de Brazzaville. Elle y est décédée malgré le traitement spécifique entrepris dès son entrée dans le service (photo Ghislain Mpandzou).

Le traitement du stade 1

Les molécules utilisées sont anciennes. Dans la maladie à *T. b. rhodesiense*, la ***suramine*** est toujours d'actualité depuis sa mise au point en Allemagne pendant la Première Guerre mondiale, il y a un siècle. Ces nouvelles molécules faisaient l'objet d'un espionnage intensif de la part des Français et des Britanniques. La suramine est injectée par voie intramusculaire à raison de cinq à six injections à la dose de 20 mg/kg avec un maximum d'un gramme par injection à intervalles de cinq à sept jours. Elle est relativement bien supportée. Elle possède cependant une certaine toxicité rénale. On peut observer du sang dans les urines (hématurie) ou encore des protéines dans les urines (albuminurie, l'albumine étant la plus abondante).

Dans la maladie à *T. b. gambiense*, on utilise la ***pentamidine*** depuis 1935. On l'administre par voie intramusculaire, à raison de sept à dix injections. Les injections sont quotidiennes, voire biquotidiennes, si des nausées ou des vomissements surviennent. L'injection est douloureuse. La toxicité rénale, en général modérée, est réversible à l'arrêt du traitement. Par précaution, le patient doit rester immobile allongé, idéalement pendant une heure après chaque injection. Mais les patients respectent rarement cette prescription. Le traitement peut être réalisé au village. Les symptômes régressent rapidement, notamment les signes de la sphère sexuelle. Nous avons vécu une anecdote amusante. Les patients que nous avions traités par la pentamidine voyaient rapidement leurs troubles sexuels disparaître, puisque le médicament détruit les trypanosomes sanguins et lymphatiques. Certains d'entre eux ont réclamé de la pentamidine. Pour eux, c'était un aphrodisiaque. Fréquemment, les femmes traitées par pentamidine revenaient en état de grossesse au contrôle post-thérapeutique six mois plus tard.

Le traitement du stade 1 ne pose pas de problème d'organisation, sauf qu'il dure longtemps et immobilise les équipes mobiles au village. Pendant ce temps, les « *per diem* » s'accumulent, puisque les équipes mobiles viennent de loin. Pour limiter ces coûts, les membres des structures de santé « sédentaires » devraient relayer les équipes mobiles.

La société Immtech Pharmaceuticals retira la pafuramidine (DB289) des essais cliniques le 26 décembre 2007 pour toxicité rénale et hépatique, en accord avec la « *Food and Drug Administration* » des États-Unis. Le 16 novembre 2018, l'Agence européenne des médicaments émettait un avis favorable pour l'emploi d'une nouvelle molécule, le fexinidazole, pour traiter le stade 1 et le stade 2. En 2019, l'Organisation mondiale de la santé acceptait le produit, développé par le DND*i* en collaboration avec Sanofi, pour traiter les deux stades de la THA [129,130,131]. Le fexinidazole agit comme une prodrogue : une nitroréductase parasitaire le réduit avant de générer des produits toxiques pour l'ADN, les protéines et les lipides du parasite. Le médicament est distribué depuis 2019 dans les pays d'endémie de THA [132].

Le traitement du stade 2

Le traitement du stade 2 est plus problématique. Depuis un siècle, il fait en effet appel à des produits très toxiques.

Dès 1905, on utilisa des ***sels d'arsenic pentavalents***. Mais ces produits étaient difficiles à manipuler et dangereux. En une dizaine d'années, des produits trivalents remplacèrent les arsenicaux pentavalents, étant moins toxiques et plus actifs que ces derniers. Mais, on se rappelle l'affaire de Bafia au Cameroun qui a coûté à Jamot sa carrière. En 1949, la synthèse du ***mélarsoprol*** a grandement amélioré l'usage des arsenicaux. Le produit combine un sel d'arsenic trivalent, le mélarsen, avec le BAL, British anti-Lewisite ou dimercaprol. Ce dernier composant est un chélateur de métaux lourds utilisé contre la Lewisite au cours de la Deuxième Guerre mondiale. C'était une arme chimique contenant un composé arsenical. La société Rhône-Poulenc, devenue Aventis puis Sanofi, a fabriqué ce produit jusqu'aux années 1990. La synthèse du produit, transférée à des industriels pakistanais, causa alors plus de problèmes de santé que le médicament n'en résolvait. Sous la pression de l'Organisation mondiale de la santé, les industriels reprirent la synthèse du produit. Néanmoins, le mélarsoprol reste le plus puissant des produits trypanocides. Il peut traiter les deux stades des deux formes de la maladie du sommeil. Il est autorisé à la discrétion de l'Organisation mondiale de la santé. Médecins sans frontières est responsable de la gestion des stocks.

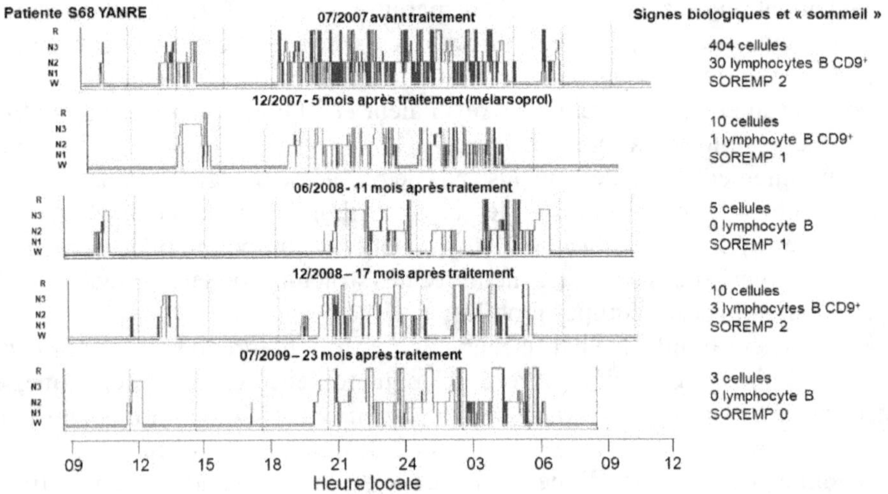

Figure 37 — Suivi post-thérapeutique d'une patiente traitée par mélarsoprol à Mpouya. La patiente, âgée de douze ans, est arrivée à Mpouya en état de marasme physiologique. Conduite à Brazzaville, elle reçut un traitement par mélarsoprol dans le service de neurologie du CHU. Tous les six mois, elle était suivie biologiquement (cartouches de droite : comptage cellulaire dans le liquide céphalorachidien et comptage des lymphocytes B CD9$^+$) et par polysomnographie pendant deux ans. La présence de SOREMP apparaît aussi dans les cartouches de droite. La régularisation du cycle veille-sommeil et la normalisation de la structure des épisodes de sommeil ont été progressives, en parallèle de la normalisation des examens biologiques. Elle était complète 23 mois après le traitement.

Le mélarsoprol s'administre par injection intraveineuse lente. Le produit contient aussi du propylène glycol (1,2-propanediol). Il provoque une sclérose des veines. Plusieurs protocoles d'administration sont proposés. Au Congo jusqu'à une date récente, le patient recevait trois cures de trois jours chacune à une semaine d'intervalle. Chaque jour de cure comportait l'administration de 3,6 mg/kg de mélarsoprol. L'équipe suisse de l'Institut de médecine tropicale de Bâle a proposé un protocole de dix jours consécutifs avec une dose journalière de 2,2 mg/kg. Ce dernier protocole ne protège pas contre les effets neurotoxiques, qui se manifestent au maximum dans l'encéphalopathie dite arsenicale et peuvent tuer 2 % à 10 % des patients qui la déclarent. Le mélarsoprol possède également une toxicité cardiaque, rénale, hépatique et sur les lignées blanches sanguines. Il peut aussi provoquer un syndrome de Lyell, ou nécrose de l'épiderme qui peut s'accompagner de lésions de l'épithélium bronchique et digestif. Les recommandations de l'Organisation mondiale de la santé sont de limiter l'usage du mélarsoprol. Elles ont permis d'abaisser la part du mélarsoprol dans le traitement de la trypanosomose humaine africaine de 97 % en 2000 à 12 % en 2012. Aujourd'hui, son emploi est très rare. On utilise cependant le mélarsoprol chez l'enfant (Figure 37) et les adultes immunodéprimés, ainsi que dans le traitement du stade 2 de la forme « rhodésienne », qui ne répond pas à l'éflornithine.

L'éflornithine ou difluorométhylornithine est un anticancéreux du début des années 1980. Trop toxique pour entrer dans la pharmacopée des pays développés, le produit fut proposé pour le traitement de la THA. L'éflornithine bloque la synthèse des polyamines, qui sont nécessaires au développement et à la multiplication des trypanosomes. Le traitement doit être prolongé quatorze jours consécutifs. Conventionnellement, il comporte quatre perfusions intraveineuses quotidiennes. C'est un protocole lourd à mettre en place au village. Au cours de nos investigations, nous avons néanmoins instauré ce protocole avec succès au Centre de traitement de la trypanosomiase de Mpouya (chapitre 5, référence [38]).

L'éflornithine présente les effets secondaires des chimiothérapies anticancéreuses : anémie, leucopénie, diarrhées, convulsions, vomissements, thrombopénie, fièvre, douleurs abdominales, céphalées, alopécies, anorexie, vertiges, surdité brutale. Les épisodes de convulsions surviendraient plutôt pendant la première semaine de traitement sans récurrence ultérieure.

Jusqu'à une date récente, l'Organisation mondiale de la santé recommandait la combinaison de l'éflornithine et du nifurtimox, médicament utilisé dans la trypanosomose américaine ou maladie de Chagas. C'est le protocole NECT pour « ***Nifurtimox-Eflornithine Combination Therapy*** ». Le protocole NECT consiste à administrer l'éflornithine en perfusion intraveineuse toutes les douze heures pendant sept jours consécutifs. Puis, le nifurtimox prend le relais en administration orale toutes les huit heures pendant dix jours consécutifs. En cas d'échec thérapeutique, on revient aux protocoles d'utilisation du mélarsoprol ou de l'éflornithine seule. Les effets secondaires de NECT sont ceux de l'éflornithine. Néanmoins, le nifurtimox possède lui-même une toxicité neurologique. Il peut provoquer des convulsions, un syndrome cérébelleux, des manifestations psychiatriques avec réactions psychotiques, ou des troubles digestifs avec perte de l'appétit, perte de poids, nausées et vomissements.

Les développements thérapeutiques actuels et futurs : Tous ces traitements sont aujourd'hui entièrement gratuits. D'autres médicaments sont à l'étude, tels qu'un dérivé des benzoxaboroles, le SCYX-7158. Le

fexinidazole, actif sur le stade 1, est le premier candidat pour traiter le stade 2 de la maladie depuis une trentaine d'années. Qui plus est, il est actif par voie orale. L'Organisation mondiale de la santé le recommande depuis une date récente pour traiter les stades 1 et 2 de la THA à *T. b. gambiense* [129]. Mais, l'Agence européenne du médicament (« *European Medicines Agency* ») émet quelques réserves [132]. Pour elle, on ne doit pas supprimer la ponction lombaire. En effet, chez les patients au stade 2 qui présentent plus de 100 cellules/microlitre de liquide céphalorachidien, l'administration de fexinidazole seul est envisageable uniquement si les autres médications restent inaccessibles. De plus, le fexinidazole est susceptible de provoquer nausées et vomissements et ne doit être prescrit que si le patient est en état de se nourrir. Les patients peu coopérants, les enfants de moins de 35 kilogrammes de poids corporel, les patients psychiatriques à l'exception des rares cas de patients gravement atteints, doivent être en soins hospitaliers pour l'administration du produit. Enfin, des rechutes peuvent survenir après traitement au fexinidazole. La procédure de suivi post-thérapeutique doit s'appliquer au moins douze mois, voire jusqu'à 24 mois, au moindre signe de rechute.

L'étape suivante concerne la validation de l'acoziborole (SCYX-7158), qui est entré dans une phase avancée d'expertise clinique [80]. Je suis convaincu que « l'histoire » que je viens de raconter est susceptible d'évoluer. Rappelons que le mélarsoprol reste, encore et toujours, le traitement du stade 2 dans la THA à *T. b. rhodesiense.* Néanmoins en 2020, De Koning le qualifie d'« *awful* » (terrible) [133].

La mise en place de notre recherche dans la maladie du sommeil : l'éthique du protocole

Tout au long de ce chapitre, j'ai choisi de parler de la recherche conduite par notre groupe en donnant les résultats les plus probants au moment jugé comme étant le plus approprié. Mais la mise en place de la recherche n'est pas chose facile.

Depuis 1988, le groupe de chercheurs auquel j'appartiens a obtenu plusieurs contrats de recherche qui visent à promouvoir l'amélioration des moyens diagnostiques et de traitement de la trypanosomose humaine africaine au Congo [134]. Nous avons obtenu les contrats les plus importants entre 1993 et 1995 par l'Organisation mondiale de la santé et entre 2005 et 2009 par sa branche « *Tropical Disease Research* », plus connue sous le sigle « TDR ». Cette dernière organisation était initialement destinée à soutenir les recherches et la formation sur les maladies de la pauvreté. Lors de cette phase, les contrats furent gérés par l'Université Claude-Bernard Lyon I, en association avec les Universités de Limoges et de Bordeaux. En Côte d'Ivoire, l'aide de l'Université d'Abidjan, notamment celle du Laboratoire de physiologie, du CHU de Cocody et du CHU de Yopougon a été déterminante. Nous apprécions aussi celle du Projet de recherches cliniques sur la trypanosomiase de Daloa. Au Congo, l'Université Marien Ngouabi de Brazzaville nous a apporté son soutien, en étroite collaboration avec le PNLTHA. Nous avons également bénéficié de la bienveillance de la présidence de la République du Congo et du gouvernement congolais, notamment du ministère de la Santé et de la population et de celui de la Coopération. Notre groupe est également intervenu en Côte d'Ivoire et en Angola, sur fonds propres avec l'aide du ministère français de la Coopération, ainsi que le soutien des programmes de lutte nationaux. Bien évidemment, les autorités nationales, régionales et locales avaient donné les autorisations nécessaires. Sans leur appui, voire leur aide, rien ne peut se faire. Bien évidemment aussi, nous avions obtenu les autorisations éthiques indispensables à toute investigation chez l'homme. Soulignons ici que, pendant des années, l'absence de comité d'éthique national a été une gêne, obligeant les chercheurs à rechercher l'aval de comités d'éthique français. L'expertise du Comité d'éthique de la recherche de l'Organisation mondiale de la santé a été précieuse dans le cadre des contrats de recherche issus de cette organisation onusienne. Depuis, heureusement, les différents pays se sont dotés de telles structures ou ont entrepris de le faire.

Nous avons aussi bénéficié du soutien privé de plusieurs autres intervenants publics et privés. Ils ont souvent été les premiers à nous soutenir et n'ont jamais compté leurs efforts. Je tiens à les remercier dans ces lignes [135].

En conclusion, *quid* de l'éradication de la maladie du sommeil ?

L'arrivée sur le marché de traitements par voie orale actifs sur les eux stades de la maladie a apporté l'espoir d'éliminer, voire d'éradiquer la maladie du sommeil [129]. Ces nouvelles encourageantes sont également soutenues, car aujourd'hui le nombre de nouveaux cas de THA n'atteint pas 1 500 cas par année [136]. Mais on y avait aussi cru à la veille des indépendances africaines. Les chiffres étaient voisins. Or une nouvelle vague épidémique a surgi 30 ans plus tard à la fin des années 1990. On peut en partie l'attribuer à l'allègement, voire à la levée des mesures de contrôle de la maladie et à l'instabilité liée aux guerres, à l'insécurité ou encore à la corruption en Afrique intertropicale [95].

Actuellement, les raisons qui limitent le contrôle épidémiologique sont moins prégnantes. Cependant, la compréhension de la maladie évolue sensiblement. On sait aujourd'hui que certains cas asymptomatiques existent réellement, car *T. b. gambiense* peut échapper aux attaques du système immunitaire, voire à celles des médicaments, en se réfugiant dans la peau des patients [88,136]. Clairement, des individus pourraient rester porteurs sains pendant des années, voire des décades. J'ai eu l'occasion de le constater en 1988, bien que les choses n'aient pas été très claires à l'époque. Un marchand Haoussa avait consulté à Niamey pour une hypersomnie invalidante (il s'était endormi en rendant la monnaie à un client !). Il attribuait le déclenchement de sa maladie à un séjour de longue durée, quatorze ans auparavant, dans la région de Parakou au Bénin. Son état s'était lentement et progressivement aggravé. L'enregistrement polysomnographique montrait des endormissements en sommeil paradoxal. Michel Jouvet avait examiné le patient et avait conclu à une narcolepsie sans cataplexie, syndrome qui était alors encore en discussion. Nous avions pensé à une THA, malgré la durée inusitée de la maladie. J'avais envoyé des prélèvements à Abidjan pour un diagnostic immunologique précis et Michel Jouvet avait fait analyser le sang du patient à Paris. Les résultats étaient positifs pour la THA en Côte d'Ivoire, mais pas en France. Dans le doute, nous avions conclu à une somnolence diurne excessive (chapitre 4, référence [7]). Le malade, sans doute lassé des examens qu'il subissait au CHU de Niamey, n'était plus venu consulter et restait injoignable. Je pense qu'il s'apparentait bien à un cas qui avait évolué avec des symptômes peu pertinents pendant plusieurs années. Il était probablement porteur de trypanosomes qui se manifestaient par intermittence.

Les trypanosomes séquestrés dans la peau sont difficilement détectables lors des campagnes de dépistage sur le terrain. J'ai décrit leur fonctionnement. Il est basé sur l'analyse des prélèvements de sang et de liquide céphalorachidien, si possible de toute la population cible. Or les villageois fuient souvent les équipes mobiles. Il est certain qu'on passe à côté de cas infectés. On ne sait pas aujourd'hui si le fexinidazole agit sur les trypanosomes cutanés. Mais, on sait que les animaux sauvages et domestiques peuvent servir de réservoir. On sait aussi que les trypanosomes se cachent aussi dans leur revêtement cutané [136].

Le problème à régler n'est pas simple. On devra s'assurer que les médicaments actuels (fexinidazole) et futurs (acoziborole) sont actifs sur les trypanosomes cutanés chez l'homme et l'animal et que l'éradication de la mouche tsé-tsé reste compatible, sur le plan éthique, avec le respect de la biodiversité et de l'équilibre écologique [104].

On doit aussi prendre en compte les exigences financières de la mise en place d'un protocole d'élimination de la maladie du sommeil à l'échelle du sous-continent subsaharien. Une analyse récente a estimé les coûts comparés du maintien des moyens de surveillance et de lutte actuellement déployés, d'une part, et ceux du programme d'élimination, d'autre part [137]. L'évaluation de la première solution donne un coût de 630,6 millions de dollars US, contre une fourchette de 410,9 millions à 1,2 milliard de dollars pour la réussite d'un programme d'élimination. L'avantage du second résiderait dans le développement économique induit par la mise en place de techniques modernes et de moyens financiers qui profitent directement aux populations, notamment à celles qui sont en contact avec la maladie du sommeil. Mais, il conviendra de s'assurer que ceux qui paieront ne seront pas ceux qui risquent d'ores et déjà la paupérisation.

CHAPITRE 8
LE SOMMEIL DANS LES AUTRES MALADIES INFECTIEUSES

Le sommeil dans les maladies parasitaires autres que la maladie du sommeil

Comme je l'ai développé au chapitre 7, l'analyse du sommeil dans les maladies parasitaires a surtout concerné la maladie du sommeil. Il n'est que peu, ou pas, abordé dans les autres parasitoses.

Le paludisme

En 2017, l'Organisation mondiale de la santé estimait à 219 millions le nombre de cas de paludisme dans le monde [1]. C'étaient deux millions de plus qu'en 2016. La mortalité du paludisme équivalait à 435 000 morts, surtout chez les enfants en bas âge. Le paludisme se développe après l'injection de l'une des cinq espèces de parasites dont les plus fréquentes sont *Plasmodium falciparum,* en Afrique surtout, et *Plasmodium vivax* ailleurs dans le monde. Les anophèles (*Anopheles gambiae* en Afrique) transmettent le parasite à l'homme. La quête de nouveaux médicaments antipaludiques reste très active, car la résistance du parasite aux médicaments anciens et actuels se manifeste rapidement [2].

On connaît l'hypersomnolence de la crise paludique, qui est certainement liée à la libération abondante de cytokines proinflammatoires en réponse à l'attaque parasitaire. De fait, comme nous l'avons démontré à Lyon, les réactions immunitaires immédiates chez la souris impaludée par *Plasmodium berghei* reproduisent les observations faites dans l'infection par le trypanosome [3,4]. Le monoxyde d'azote, par exemple, augmente au niveau du cerveau et s'effondre au niveau du sang. Le résultat représente, respectivement, une fragilisation de la barrière hématoencéphalique au niveau central et une incapacité à détruire le parasite en périphérie. Une autre étude chez la souris impaludée par *Plasmodium chabaudi* a montré que la privation de sommeil paradoxal provoque une plus grande infestation cellulaire par le parasite, une perte de poids supérieure et une mortalité plus importante que chez les souris non privée de sommeil paradoxal [5].

À notre connaissance, aucune recherche n'a intéressé le sommeil de l'homme impaludé. À l'Institut de médecine tropicale du Pharo à Marseille, nous avons travaillé sur une approche chronobiologique du rôle du cycle veille-sommeil dans la lutte contre le paludisme. Elle a porté sur plus de 2 000 personnels militaires en mission pendant 4 mois dans un des six pays africains concernés, le Sénégal, la Côte d'Ivoire, le Gabon, le Tchad, la République centrafricaine et Djibouti. L'utilisation du questionnaire réduit de matidinalité-vespéralité (chapitre 2, références [3,4]) a montré que le chronotype des individus joue un rôle dans l'observance des règles de prophylaxie antipaludique. Les sujets du matin respectent, mieux que les sujets du soir, les règles de la lutte antimoustique (moustiquaire imprégnée d'insecticide, port de vêtements longs ; chapitre 2, référence [12]) et de la chimioprophylaxie (prise de médicaments antipaludiques ; chapitre 3, référence [3]). Le chronotype « du soir » représente un facteur de risque pour le contrôle du paludisme. De fait, ce chronotype est associé à des traits de personnalité considérés comme défavorables à une bonne observance : recherche de nouveauté, impulsivité, comportement indépendant, manque de persévérance, tendance à l'extraversion et conduite à risque [6].

La toxoplasmose

Le protozoaire *Toxoplasma gondii* est transmis à l'homme par l'intermédiaire du chat ou d'un repas de viande mal cuite. L'infection passe le plus souvent inaperçue ou donne des symptômes de type grippal. Elle ne représente un danger que chez les personnes immunodéprimées chez qui elle peut provoquer une encéphalopathie ou des crises convulsives. La gravité de l'infection réside surtout dans la transmission au fœtus lorsque l'infection frappe la femme peu avant ou au cours de la gestation. À la naissance, le nourrisson peut être atteint de convulsions, de troubles oculaires, d'une jaunisse (ictère) due à l'absence de l'élimination de la bilirubine par le foie. La palpation révèle une hépatomégalie et une splénomégalie. L'enfant ou l'adolescent peuvent souffrir de troubles majeurs : perte de la vue ou de l'audition et retard mental.

Chez l'adulte, le parasite infecte le système nerveux central, mais l'infection reste asymptomatique si le système immunitaire est sain. Certains patients développent des troubles du comportement ou un syndrome mental. Récemment, le toxoplasme a infecté des fidèles de l'église de l'Ancien ordre (« *Old Order* ») Amish. Chez ces malades, une relation existait entre les troubles du sommeil, à type d'insomnie d'endormissement, de sommeil nocturne écourté et de somnolence diurne excessive, et le développement de dépression [7]. Cependant, une deuxième étude n'a pas répliqué ces résultats [8].

La giardiose

La giardiose est une parasitose intestinale du chien et du chat due à *Giardia duodenalis* ou *intestinalis*. Chez l'homme, elle représente la parasitose intestinale la plus répandue dans le monde. Elle donne en général des troubles digestifs avec diarrhée et parfois vomissements. Elle est reconnue comme une cause potentielle de syndrome de fatigue chronique jusqu'à cinq ans après l'infection [9]. Une enquête plus poussée a révélé une prévalence élevée de la somnolence diurne excessive trois ans après l'infection [10].

La neurocysticercose

La cysticercose est une affection transmise à l'homme par ingestion des œufs de *Taenia solium* (ou « ver solitaire »). C'est une maladie des « mains sales ». L'homme héberge le ténia dans son intestin et les œufs s'éliminent dans les selles. Le porc, coprophage, est l'hôte intermédiaire principal. Les larves ou cysticerques se développent dans les muscles du porc infecté. La viande de porc mal cuite peut transmettre le téniasis à l'homme.

La neurocysticercose se développe à la suite de l'invasion du système nerveux central par des larves de *Taenia solium*. Celles-ci s'enkystent. Les kystes se calcifient. Ils provoquent des épilepsies. Dans les pays tropicaux, elle représente un véritable problème de santé publique, lié à l'élevage du porc. Après le traitement antiparasitaire, on décrit des narcolepsies secondaires sans cataplexie, avec somnolence diurne excessive. Les patients présentent des SOREMPs lors du test de latence multiple du sommeil. Mais, le taux d'orexine dans le liquide céphalorachidien reste dans la normale [11,12].

Le sommeil dans les maladies bactériennes et virales

L'impact sur le sommeil des maladies bactériennes a fait l'objet de peu d'études. À l'invitation de Michel Billiard et Yves Dauvilliers, nous avons nous-mêmes écrit un chapitre détaillé sur le sujet [13]. Dans le domaine de l'influence des maladies infectieuses et du système immunitaire sur le sommeil, on doit certainement retenir deux noms, celui de Von Economo et celui de James Krueger.

En 1916, à Vienne en Autriche, Von Economo (voir référence [13]) a décrit l'encéphalite léthargique qui était survenue à la suite de la grande pandémie grippale. Celle-ci aurait tué plus de 50 millions de personnes de par le monde. Les autopsies cérébrales alors pratiquées révélaient que, chez les patients qui avaient développé une somnolence suivie de léthargie et de coma, des lésions inflammatoires portaient sur l'hypothalamus postérieur. Ces lésions étaient en conséquence liées à la promotion de l'éveil. Chez ceux qui avaient souffert d'insomnie terminale, les lésions inflammatoires siégeaient dans l'hypothalamus antérieur. Cette zone lésée devait dès lors promouvoir le sommeil. À l'évidence, l'étude des effets des maladies infectieuses sur le cycle veille-sommeil devrait permettre de mieux comprendre les liens qui unissent le cerveau, le système immunitaire et l'inflammation. Mais on a dû attendre le développement de techniques adaptées pour avancer sur ce long chemin.

La découverte de l'effet hypnogène des peptidoglycanes de la membrane bactérienne

Dans les années 1960, les travaux de Louis Chédid et de son équipe de l'Institut Pasteur à Paris ont fait prendre un nouveau virage aux recherches sur le sommeil dans les maladies infectieuses [14]. Ils avaient alors découvert un facteur qui provoquait une augmentation de la température corporelle et du sommeil. Ces recherches furent reprises entre 1980 et 2000 par le professeur James Krueger [15], élève de John Pappenheimer de l'Université Harvard à Boston. Elles ont fait évoluer les connaissances sur l'interaction entre système immunitaire et sommeil. Le travail fut conduit dans les divers laboratoires où il a séjourné (Harvard, Chicago, Memphis et, pour finir, Washington State University à Pullman). Le « facteur S » (pour « *sleep* », « sommeil ») était identifié. C'est un muramyl-dipeptide, composé de deux peptides et d'un sucre. Il représente un constituant des peptidoglycanes (polymères de peptides et de sucres) qui forment l'ossature de la membrane bactérienne. En font également partie les lipopolysaccharides (lipides et sucres, le « LPS » aujourd'hui bien connu des médecins et des biologistes). Injecté à des animaux, le LPS provoquait le sommeil et induisait un effet pyrogène, provoquant la fièvre. L'action du LPS passait par la libération de TNF-alpha et d'autres cytokines comme l'interleukine-1 bêta par les cellules immunocompétentes, notamment par le macrophage, mais aussi par les cellules gliales du cerveau.

Que se passe-t-il quand on souffre d'une infection bactérienne ou virale, ou encore d'une infection parasitaire ? Dans les quelques dizaines de minutes qui suivent la pénétration de l'agent pathogène (l'intrus) dans l'organisme, la première réponse du système immunitaire reste aspécifique. Elle concerne l'augmentation de l'interféron-gamma puis celle du TNF-alpha en réponse à la libération de LPS par l'agent invasif. Comme dans la maladie du sommeil, le monoxyde d'azote intervient alors rapidement pour attaquer l'intrus (chapitre 7, référence [87]). Plusieurs jours, voire plusieurs semaines plus tard, les cellules immunocompétentes spécialisées, comme les lymphocytes B informés par les lymphocytes T, déclenchent la réponse immunitaire spécifique. Ces cellules synthétisent et libèrent des anticorps qui sont spécifiques de certains composants de l'intrus. Ces composants représentent les antigènes de l'agent pathogène invasif. Les anticorps sont produits en grande quantité pour tenter de le détruire. La vague d'anticorps s'épuise après quelques jours.

Cependant, en parallèle, un effet pervers de la production d'anticorps peut survenir. Dans certains cas en effet, les antigènes de l'intrus sont voisins de constituants tissulaires de l'hôte. Les anticorps seront certes dirigés contre certains antigènes de l'intrus, mais aussi contre certains constituants de l'organisme de l'hôte. On les appelle auto-anticorps. Ils vont détruire une partie des tissus de l'hôte, déterminant le développement de maladies chroniques. Comme après l'encéphalite léthargique, une maladie de Parkinson et des troubles du sommeil très importants peuvent apparaître. Certains de ces malades souffraient d'hypersomnie, d'autres d'insomnie chronique. L'autopsie révélait alors des lésions de certaines parties du cerveau, provoquées par les anticorps dirigés contre le virus. Le rhumatisme articulaire aigu est une maladie auto-immune plus connue. Cette maladie est due à une angine à streptocoque hémolytique de type A. Certains antigènes du streptocoque ont une structure voisine de tissus qui composent le cœur humain. Si l'angine n'est pas soignée rapidement et correctement, la production d'anticorps surviendra. Ces auto-anticorps pourront alors détruire les valvules du cœur, qui contrôlent le passage du sang entre les cavités cardiaques et vers l'aorte et empêchent son reflux.

Mais revenons aux études poursuivies aujourd'hui par l'école de l'État de Washington. Elle avait établi que les produits issus de la dégradation de la membrane de bactéries intestinales étaient des promoteurs du sommeil, lui-même exécuté par le cerveau. Les études ont duré plus de trente ans, depuis la première étude systématique des effets de l'infection bactérienne sur le sommeil chez le lapin[16]. Aujourd'hui, la compréhension du processus s'améliore[17]. Divers événements naturels, qui affectent aussi le sommeil (repas, rythmes circadiens, exercice physique, blessure, privation de sommeil, stress), facilitent la translocation de bactéries du microbiome intestinal (aire de vie du microbiote ou microflore de l'intestin) vers le milieu intérieur. Les bactéries, phagocytées (englouties) par les macrophages ou les polynucléaires neutrophiles, sont digérées. Les produits de cette digestion (muramyl dipeptide, LPS, qui proviennent aussi de produits bactériens de l'intestin) agissent sur le cerveau de plusieurs manières. Ils peuvent passer directement dans le système nerveux central à travers la barrière hématoencéphalique. Ils agissent alors directement sur les réseaux responsables du sommeil ou par l'intermédiaire de cytokines cérébrales qui les activent. Ils peuvent encore stimuler le système immunitaire par l'entremise des cytokines hypnogènes. Ces dernières peuvent passer à travers la barrière hématoencéphalique. Elles peuvent aussi porter au cerveau leur information par l'intermédiaire du nerf vague, induisant alors la synthèse et la libération de cytokines par le cerveau. La boucle est bouclée et le sommeil est produit comme dans le premier cas. À faible concentration, les cytokines sont promotrices du sommeil, à fortes concentrations, elles le fragmentent.

L'équipe de James Krueger et ses élèves ont également travaillé sur les virus, notamment sur le virus influenza. L'infection virale augmente le sommeil lent chez la souris par l'intermédiaire de l'action d'un ARN double brin synthétisé dans le poumon et les fosses nasales. Des récepteurs transmembranaires (« *Toll-like receptors* », « récepteurs qui ressemblent à un péage ») le reconnaissent. Ils déclenchent la réponse immunitaire en reconnaissant cette structure moléculaire propre au pathogène et induisent notamment une production de cytokines hypnogènes.

Une question se pose alors, celle de savoir si le sommeil bénéficie à la lutte contre l'infection, comme le dit la sagesse populaire. Le sommeil change de nombreuses variables telles que la température corporelle, la respiration, la physiologie cardiovasculaire, la sécrétion endocrine, la filtration rénale, etc. L'influence du sommeil sur la morbidité ou, comme nous l'avons vu, sur la mortalité, pourrait passer par la modification d'autres paramètres physiologiques. Ainsi, on sait que le sommeil interagit avec le système immunitaire et la thermorégulation et que l'allongement du sommeil lors des infections est associé à une réduction de leur virulence, voire à la survie de l'individu. Rappelons aussi que le sommeil est récupérateur de la fatigue physique. Le sommeil lent profond s'associe certainement à cette récupération, car, en général, le sommeil paradoxal est diminué au cours de l'infection. Permettez-moi de dresser un parallèle avec les réactions de lutte contre le froid (frisson) et contre la chaleur (sudation), qui sont abolies ou fortement diminuées lors du sommeil paradoxal (chapitre 1, pages 24-25 ; chapitre 3, pages 61-64). Concernant le sommeil lent profond, nous avons parlé de sa fonction restauratrice liée au rôle réparateur de la sécrétion nocturne de l'hormone de croissance et à la relation entre sommeil et fonction immunitaire.

Quelques exemples de troubles du sommeil dans les maladies bactériennes

Peu de travaux furent réalisés chez l'homme. C'est sans doute en raison des difficultés rencontrées à travailler sur des patients contagieux.

Les méningites

La ***méningite cérébrospinale*** s'accompagne de troubles majeurs du sommeil, sans qu'aucun enregistrement polysomnographique ne soit pratiqué. Une étude par questionnaires a montré que les troubles du sommeil, à type d'insomnie et de sommeil peu récupérateur, se poursuivent sur le long terme [18].

La technique actimétrique, utilisée dans la ***méningite tuberculeuse*** [19], a montré que les épisodes de sommeil (inactivité), plus nombreux le jour que chez des sujets sains, vont de pair avec une somnolence diurne. La nuit est plus agitée avec des épisodes d'éveil (activité) plus nombreux et plus longs. Cette perturbation nycthémérale (circadienne ?) n'est pas sans rappeler celle de la maladie du sommeil.

La maladie de Whipple

Cette maladie rare est due à *Tropheryma whipplei*, un bacille découvert récemment. Elle présente des manifestations digestives, cardiovasculaires, pulmonaires oculaires et neuropsychiatriques. Elle provoque des troubles majeurs du sommeil illustrés par un cas dramatique, celui d'une insomnie quasi totale au long cours dans la phase chronique de la maladie [20]. Le patient était soigné pour des troubles digestifs. Au bout de cinq ans, il se plaignit d'une insomnie difficile à juguler avec divers traitements. Au bout de dix ans de traitements divers, il ne dormait presque plus et présentait un tableau neurologique atypique. La polysomnographie montrait une perte de sommeil, une fragmentation du sommeil, une absence de sommeil lent profond, mais la présence de sommeil paradoxal diminué quantitativement. La microstructure du sommeil était altérée avec une disparition des éléments électroencéphalographiques caractéristiques (fuseaux de sommeil, complexes K). La polysomnographie suivie pendant deux ans montrait que cet état s'aggravait au cours du temps. Lors d'un enregistrement de 24 heures, il ne dormit que 60 minutes, en stade 1 et un peu en stade 2. La tomographie par émission de positrons était altérée dans diverses zones, dont la partie dorsale du pont. L'orexine était très diminuée dans le liquide céphalorachidien. Dès la révélation de la présence de *Tropheryma whipplei*, le patient reçut un traitement antibiotique spécifique. L'insomnie persista très longtemps malgré un traitement hypnotique adapté. Mais au fil des mois, elle s'améliora subjectivement et objectivement. Le traitement antibiotique spécifique, long et durant deux à quatre ans, permit d'éliminer le pathogène. La normalisation du sommeil resta incomplète, l'insomnie rechutant à l'interruption du traitement hypnotique. Les troubles du sommeil étaient accompagnés de problèmes neuropsychiatriques.

La maladie de Lyme

Sa découverte en 1973 eut lieu dans le village d'Old Lyme dans le Connecticut. Cette borréliose est due à la transmission d'une bactérie (un spirochète), *Borrelia burgdorferi*, par la piqûre d'une tique. Dès le début de la maladie, les patients se plaignent de mal dormir, de douleurs et de fatigue. Les troubles du sommeil varient de l'hypersomnie à l'insomnie. Ils sont observés au cours de la phase chronique, car la maladie est en général de diagnostic différé. Ils persistent lors de la phase post-thérapeutique de la maladie[21]. Le sommeil lent profond se déstructure, sans doute en raison de la production d'auto-anticorps.

Le choléra

Le choléra, pandémie causée par la bactérie *Vibrio cholerae*, provoque une infection intestinale aiguë. La gravité de la maladie réside dans la toxine produite par le vibrion qui « vide » littéralement le malade de son eau corporelle par des diarrhées cataclysmiques et des vomissements abondants. La réhydratation intensive représente le seul moyen de traiter le patient. Nous avons eu l'occasion d'analyser le sommeil de 33 patients cholériques lors de l'épidémie de novembre 2012 à avril 2013 à Pointe-Noire au Congo[22]. Avec Donatien Moukassa, nous avons utilisé l'agenda de sommeil de Bastuji et Jouvet (chapitre 2, référence[2]). L'épidémie fit quinze morts parmi les 650 malades « officiellement » enregistrés au centre spécialisé de traitement organisé dans l'enceinte de l'hôpital général de Loandjili à Pointe-Noire. Les personnels soignants remplissaient l'agenda des patients volontaires. Dès leur arrivée, la réhydratation des patients entreprise par perfusion intraveineuse durait plusieurs jours, jointe à une antibiothérapie intraveineuse concomitante, jusqu'à ce qu'ils puissent boire et manger. Le rythme circadien du cycle veille-sommeil était très perturbé lors des premiers jours. Les patients dormaient n'importe quand dans le nycthémère, les courts épisodes de sommeil alternant avec de courts épisodes d'éveil. Dès le deuxième jour du protocole de réhydratation, le temps de sommeil total augmentait. C'est comme si un phénomène de rebond survenait à la suite de la privation de sommeil encourue lors de la déshydratation cataclysmique. Dès la fin de la phase aiguë, les perturbations circadiennes commençaient à s'atténuer. Les patients étaient relâchés en moyenne le cinquième jour après leur entrée à l'hôpital. Les perturbations du cycle veille-sommeil observées résultent certes de la réponse du système immunitaire à l'endotoxine cholérique et à d'autres constituants du vibrion. Mais aussi, elles ont vraisemblablement intégré la réponse du patient au stress physique. En effet, le patient était allongé sur une paillasse dure, qui comportait un trou central pour évacuer les déchets dans une grande bassine placée sous le « lit ». Le bruit ambiant et la perfusion intraveineuse complétaient le nombre des stresseurs. Les stress psychiques étaient également présents. Les patients subissaient la peur de mourir, la surpopulation locale et l'environnement peu privatif.

Le sida

Le sida est une pandémie liée à l'atteinte des lymphocytes T CD4 par le virus de l'immunodéficience humaine ou VIH. Elle induit une dérégulation de la fonction immunitaire et la mort inéluctable du patient non traité. Les deux tiers des 36,9 millions de patients sont représentés par les 26 millions d'Africains qui vivent avec l'infection par le VIH[23]. Les troubles du sommeil sont retrouvés tout au long de l'évolution chez environ 75 % des adultes qui portent le virus ou sont malades[24]. De fait, aujourd'hui comme il y a quinze ans[13], le temps de sommeil total et l'efficacité du sommeil sont plus élevés chez des Brésiliens sans VIH que dans un groupe du même âge porteur du virus. Qui plus est, un sommeil de mauvaise qualité et pauvre quantitativement favorise les rapports non protégés dans un échantillon de 580 volontaires homosexuels à Paris[25].

La pénétration du VIH dans le système nerveux central est précoce, contrairement aux croyances initiales. Le trouble neurocognitif associé au VIH (« *HIV-Associated Neucognitive Disorder* ») comprend trois conditions[26] : le désordre cognitif asymptomatique, le trouble cognitif faible et la démence associée au VIH. Dans ces trois conditions, les troubles cognitifs sont marqués et croissent avec la gravité de la maladie (troubles du langage, de la mémoire, des fonctions exécutives, de l'abstraction et du mouvement). Ces troubles neurocognitifs sont liés à l'altération de la morphologie électroencéphalographique.

Les altérations du sommeil ne sont pas réellement systématisées et les études récentes souvent contradictoires avec les premiers enregistrements polysomnographiques. La disparité des résultats est liée à celle des populations étudiées. Néanmoins, le sommeil des patients porteurs du VIH est perturbé. Il se caractérise par un allongement de la latence du sommeil, une diminution du temps de sommeil, une fragmentation du sommeil et des altérations du sommeil lent profond et du sommeil paradoxal[26,27]. Un cas de narcolepsie de type 1 (avec cataplexie) est survenu récemment chez un adolescent adopté dans l'enfance par une famille suisse[28]. Sa famille connaissait sa condition de porteur du VIH, traitée par trithérapie antirétrovirale avec succès. À l'âge de quinze ans, soit sept ans après le diagnostic VIH, il déclencha une somnolence diurne excessive. Le diagnostic polysomnographique était sans équivoque et conforté par une concentration d'orexine basse dans le liquide céphalorachidien. La question se pose du rôle déclenchant du VIH sur la destruction des neurones à orexine, sans notion d'infection grippale intercurrente. Dans l'ensemble, l'étude du sommeil a surtout utilisé des questionnaires. La connaissance des effets du VIH sur le sommeil devrait promouvoir des études polysomnographiques systématiques, dans les conditions modernes d'évolution de cette pathologie.

La grippe

J'en ai parlé à propos de l'encéphalite léthargique de Von Economo (ce chapitre, page 237). Dans la phase aiguë, le sommeil lent est augmenté chez le lapin. Peu d'études concernent le décours de la phase aiguë. Chez l'homme, l'épidémie de narcolepsies, survenue à la suite de la pandémie de grippe due au virus influenza H1N1 en 2009 et 2010, a stimulé l'intérêt porté au sommeil. En Chine, cette épidémie a provoqué l'émergence de narcolepsies chez les enfants. En Europe, au Canada et au Brésil, une épidémie de syndromes narcoleptiques a suivi la vaccination antigrippale. Cette épidémie a cependant épargné les États-Unis, qui ont utilisé un adjuvant vaccinal différent. Avec Raymond Cespuglio, nous avions, les premiers, attiré l'attention sur ces narcolepsies induites par le vaccin rapportées dans la presse. Nous avions publié un éditorial dans un journal médical bilingue français-anglais (Science et médecines d'Afrique/Science and Medicines in Africa), dont la parution est interrompue. Nous les avions comparées à celles de la maladie du sommeil [29].

L'équipe italo-suédoise de Bentivoglio et Kristensson, une fois encore, a démontré le mécanisme d'entrée du virus dans le cerveau en utilisant un modèle souris [30]. Le virus entre par les fosses nasales, suit les voies olfactives et progresse par voie rétrograde dans le système nerveux central jusqu'à atteindre les réseaux du sommeil et de l'éveil de l'hypothalamus et du pont. Les neurones à orexine de l'hypothalamus sont touchés. C'est aussi le cas d'autres cellules impliquées dans la régulation des états de sommeil et de veille, notamment les neurones à mélanostimuline et les neurones pontiques du noyau raphé dorsal et du locus cœruleus.

Le coronavirus SARS-CoV-2 et COVID-19

La pandémie provoquée par le coronavirus SARS-CoV-2 fait rage alors que j'écris ces lignes. Le virus provoque la maladie infectieuse COVID-19 de transmission rapide et d'évolution souvent catastrophique. Le pangolin serait un hôte intermédiaire du virus. Partie du centre de la Chine, la pandémie a envahi rapidement l'Iran (janvier 2020) et l'Europe (février 2020), puis les autres continents. Depuis mars 2020, elle fait rage aux États-Unis d'Amérique, notamment à New York. COVID-19 induit une pneumonie et une insuffisance respiratoire aiguë qui pourrait être liée en partie à une atteinte du tronc cérébral. COVID-19 débute fréquemment par une anosmie ou une agueusie. Le neurotropisme du virus pourrait bien produire des atteintes cérébrales aiguës, mais aussi à distance dans le temps. Des analyses polysomnographiques pourraient alors vraisemblablement révéler des troubles du cycle veille-sommeil, comme des syndromes narcoleptiques [31]. À l'heure où j'écris ces lignes, notre « *Environmental Neurology Specialty Group of the World Federation of Neurology* » a soumis pour publication un commentaire sur les possibles implications neurologiques de l'épidémie [32].

Avec Raymond Cespuglio, nous sommes également frappés par la succession de deux phases évolutives de la maladie, une phase d'attaque virale proprement dite, suivie d'une phase inflammatoire. Nous pensons que cette deuxième phase extrêmement délétère devrait impliquer le NO par l'intermédiaire d'une activation de la NO synthase inductible. Cette phase pourrait donc être contrecarrée en agissant directement sur cette enzyme.

Le virus Zika

Le virus Zika est un arbovirus (« *arthropode-borne virus* » ou virus porté par les arthropodes) découvert chez un singe rhésus sentinelle dans la forêt de Zika en Ouganda. Au début de l'année 2016, il a provoqué une épidémie au Brésil et en Polynésie française [33]. L'infection était associée à la naissance de nombreux nouveau-nés microcéphales. Le virus se transmet à l'homme par les moustiques du genre Aedes (*Aedes aegypti* et *Aedes albopictus* ou moustique « tigre »).

L'infection reste le plus souvent asymptomatique ou induit un syndrome de type grippal. Rarement surviennent des complications, notamment neurologiques. Le syndrome de Guillain-Barré est associé à cette épidémie [34]. Il découle d'une atteinte des nerfs périphériques, une polyradiculonévrite progressive qui débute au niveau des membres inférieurs et remonte parfois jusqu'aux muscles respiratoires, y compris le diaphragme, et aux nerfs de la tête et du cou. L'atteinte de la gaine de myéline qui entoure les axones ralentit l'influx nerveux. Ceci se traduit par des sensations de faiblesse musculaire accompagnée de fourmillements, de sensations de décharge électrique surtout au niveau des pieds et des mains.

La survenue de manifestations anormales pendant le sommeil dans le syndrome de Guillain-Barré a attiré notre attention [35,36]. Ces patients rapportent des hallucinations vivaces dans environ la moitié des cas. Ces manifestations s'accompagnent de troubles du sommeil. La latence de sommeil paradoxal est courte et des SOREMPs surviennent. Ces altérations sont concomitantes d'une absence quasi permanente d'atonie et de troubles du comportement en sommeil paradoxal très fréquents. On note aussi des mouvements oculaires anormaux rapides ou lents pendant le sommeil orthodoxe. Nous avons émis l'hypothèse que, dans l'infection par virus Zika, on pourrait aussi rencontrer ce genre d'anomalie pendant le sommeil [36].

En résumé

Dans les maladies infectieuses bactériennes et virales, le sommeil lent profond augmente vraisemblablement au cours de la phase aiguë. La phase chronique s'accompagne de troubles variés du sommeil, qui dépendent de la formation ou non d'auto-anticorps. Si les auto-anticorps ou les pathogènes détruisent une partie de la structure cérébrale, une pathologie correspondante se déclenchera. Le sommeil reste mal connu dans les maladies virales. Pourtant, les plaintes concernant le sommeil pourraient constituer un signe d'appel. Les patients rapportent généralement un sommeil peu réparateur avec pour conséquence une somnolence diurne excessive. C'est le cas lors des enquêtes conduites chez les patients arthralgiques infectés par les arbovirus porteurs du chikungunya ou encore de la dengue. Ces viroses engendrent des ravages dans les départements français d'outre-mer. Que dire de virus encore plus agressifs comme le virus du Nil occidental (« *West-Nile virus* ») et le virus de Marburg, qui causa ses premières victimes parmi des laborantins en Europe ? Que dire du COVID-19 aujourd'hui ? Et pourtant, connaître le sommeil et ses troubles dans une maladie infectieuse donne de précieux renseignements sur la physiopathologie de l'infection au niveau du système nerveux central.

Les atteintes du système nerveux central provoquées par les bactéries et les virus associent des troubles de la régulation du sommeil par le système immunitaire qui se substituerait à la régulation « conventionnelle » par les réseaux neuronaux du sommeil et de l'éveil. Ce type de régulation semble également survenir dans certaines conditions physiologiques, comme l'a montré l'équipe de Raymond Cespuglio dans notre laboratoire créé par Michel Jouvet. Chez le rat âgé, le déclenchement du sommeil paradoxal découle de l'augmentation de la production inductible du NO cérébral par l'activation de la NO synthase inductible[37]. Nous avons aussi vu son implication dans la maladie du sommeil.

ÉPILOGUE

J'avoue que je ne m'attendais pas à une telle popularité de mes émissions radiophoniques sur le sommeil à Pointe-Noire auprès des gens modestes qui rentraient du travail en minibus le jeudi soir. L'idée m'est assez vite venue de transcrire les enregistrements vocaux de ces émissions sur le papier. L'idée a mûri. Mais, ce n'est qu'une fois rentré en France au début de 2015 que j'ai pu commencer cette transcription. Bien sûr, elle n'a concerné que les entretiens en français, car j'avais perdu mon interprète en langue locale. La démarche entreprise au Congo nécessitait de simplifier l'exposé, ce qui devrait permettre aux non-spécialistes d'apprécier la transmission des savoirs modernes sur le sommeil. J'ai pu constater que mes parents et amis accueillent favorablement cette démarche après la lecture de mon manuscrit. Tous ont déclaré qu'ils comprenaient mieux ce qui se passait en eux.

Ce qui établit l'intérêt de cette transcription, c'est la simplicité de l'exposé en français, rendue nécessaire par la traduction directe en munukutuba. Léon Badienguissa, excellent connaisseur de la culture française et parfait locuteur en kikongo et munukutuba, a toujours évité d'introduire des mots français dans ses interprétations. Il devait être compris en langue véhiculaire. C'est certainement une des raisons qui explique que cette émission était devenue si populaire à Pointe-Noire.

Je ressens, cependant, une certaine déception alors que je rédige ce livre. J'aurais aimé qu'il soit traduit en munukutuba et aussi en lingala, les langues locales que j'avais pu côtoyer. Mais, mon retour en France m'a coupé de mes sources. Je me suis vite rendu compte de la difficulté à trouver les personnes capables d'effectuer une telle traduction, ainsi que les moyens de la financer. Je garde l'espoir que cette première version papier en français puisse permettre un tel développement. Je crois que la connaissance en général, mais aussi la science en particulier, trouverait un moyen de divulgation optimale par l'intermédiaire des langues véhiculaires.

Tout le monde dort. Tout le monde souffre parfois d'un mauvais sommeil. Certains sont atteints de troubles pathologiques du sommeil. Et ce partout dans le monde. Ainsi, pouvoir ouvrir à « Tout le monde » la connaissance en l'expliquant simplement en langue véhiculaire me semble un magnifique challenge. Cela reste un souhait, mais mon livre gagnerait à être traduit dans les langues parlées à la maison, celles qui servent aussi de langues de communication privilégiée pour des millions de personnes : munukutuba et lingala dans les deux Congo, swahili en Afrique de l'Est, zoulou et xhosa en Afrique du Sud, haoussa et bambara en Afrique de l'Ouest ; et autres wolof, baoulé, bété, dioula ou sénoufo ; ceci pour ne citer que certaines des principales langues véhiculaires africaines. Le livre pourrait aussi être traduit en langues traditionnelles des pays de l'Asie. On devrait vulgariser la connaissance, notamment la science, jusqu'au niveau du village, et pas seulement la divulguer par les langues officielles. Certes, ces dernières restent très utiles pour la communication entre les ethnies et à l'international. Mais la science mériterait d'être à la portée de tous, y compris des soi-disant « illettrés ». La démocratie commence par là.

La nécessaire vulgarisation dans la rédaction de mon document pourra sembler trop simpliste à mes confrères et amis spécialistes du sommeil. Mais, ce livre n'a aucunement la prétention d'être un « *textbook* ». Il présente tout simplement une expérience personnelle émaillée d'anecdotes vécues par un médecin chercheur du sommeil, qui a travaillé de par le monde. Dans tout conte, un peu de « roman » en facilite la lecture et la compréhension.

NOTES ET BIBLIOGRAPHIE

CHAPITRE 1
Le sommeil est mieux connu aujourd'hui

1. Buguet A. *Monoamines et sommeils. V. Étude des relations entre les structures monoaminergiques du pont et les pointes ponto-géniculo-occipitales du sommeil.* Thèse de doctorat d'État en médecine. Lyon : Tixier & Fils, 1969.
2. Buguet A. *Le sommeil de l'homme placé dans des environnements ou situations agressifs. Étude au cours d'un hivernage en Antarctique, au cours de l'hiver dans l'Arctique, et après un exercice physique sous-maximal prolongé.* Thèse de doctorat d'État en biologie humaine. Lyon : dactyl., 1984.
3. Jouvet M., Michel F. Corrélations électromyographiques du sommeil chez le chat décortiqué et mésencéphalique chronique. *C. R. Acad. Sci. (Paris)*, 1959;153:422-425.
4. Jouvet M., Michel F., Courjon J. Sur un stade d'activité électrique cérébrale rapide au cours du sommeil physiologique. *C. R. Acad. Sci. (Paris)*, 1959;153:1024-1027.
5. Jouvet M. Paradoxical sleep – A study of its nature and mechanisms. *Prog. Brain Res.*, 1965;18:20-62.
6. Jouvet M. Neurophysiology of the states of sleep. *Physiol. Rev.*, 1967;47:117-177.
7. Dahlström A., Fuxe K. Existence of monoamine-containing neurons in the central nervous system. I. Demonstration of monoamines in the cell bodies of brainstem neurons. *Acta Physiol. Scand.*, 1964;62(Suppl. 232):1-55.
8. Jouvet M. Biogenic amines and the states of sleep. *Science*, 1969;163:32-41.
9. American Academy of Sleep Medicine (AASM). *The AASM manual for the scoring of sleep and associated events.* Darien, Ill.: AASM, July 1, 2014. *Note de l'auteur : ce travail précise la mise à jour des nouvelles règles pour scorer les états de sommeil et de veille établies en 2007 par cette Académie* (Iber C., Ancoli-Israel S., Chesson A. L., Quan S. F. *The AASM manual for the scoring of sleep and associated events.* Westchester, Ill.: American Academy of Sleep Medicine, 2007). *Ce manuel faisait suite à celui qui avait été coordonné en 1968 par Allan Rechtschaffen et Anthony Kales, représentant le consensus d'une vingtaine de pionniers de la science du sommeil, parmi lesquels Michel Jouvet, et qui avait présidé à toutes les lectures de tracés polysomnographiques jusque-là* (Rechtschaffen A., Kales A. *A manual*

of standardized terminology, techniques and scoring system for sleep stages of human subjects. Los Angeles: Brain Information Service, 1968). *Ce manuel avait lui-même été amendé par la Japanese Society of Sleep Research en 2001* (Hori T., Sugita Y., Koga E., Shirakawa S., Inoue K., Uchida S., Kuwahara H., Kousaka M., Kobayashi T., Tsuji Y., Terashima M., Fukuda K., Fukuda N. Proposed supplements and amendments to 'A manual of standardized terminology, techniques and scoring system for sleep stages of human subjects, the Rechtschaffen & Kales (1968) standard'. *Psychiat. Clin. Neurosci.*, 2001;55:305-310.).

10. Fisher C., Gross J., Zuch J. Cycle of penile erection synchronous with dreaming (REM) sleep. Preliminary report. *Arch. Gen. Psychiatry*, 1965;12:29-45.
11. Schmidt M., Valatx J. L., Schmidt H. S., Wauquier A., Jouvet M. Experimental evidence of penile erections during paradoxical sleep in the rat. *NeuroReport*, 1994;5:561-564.
12. Abel G. G., Murphy W. D., Becker J. V., Bitar A. Women's vaginal responses during REM sleep. *J. Sex Marital Ther.*, 1979;5:5-14.
13. Aserinsky E., Kleitman N. Regularly occurring periods of eye motility, and concomitant phenomena, during sleep. *Science*, 1953;118:273-274.
14. Dement W., Kleitman N. Cyclic variations in EEG during sleep and their relation to eye movements, body motility and dreaming. *Electroencephalogr. Clin. Neurophysiol.*, 1957;9:673-690.
15. Hendricks J. C., Finn S. M., Panckeri K. A., Chavkin J., Williams J. A., Sehgal A., Pack A. I. Rest in drosophila is a sleep-like state. *Neuron*, 2000;25:129-138.
16. Peyrethon J., Peyrethon-Dusan D. Étude polygraphique du cycle veille-sommeil chez trois genres de reptiles. *C. R. Soc. Biol. (Paris)*, 1969;163:181-186.
17. Kelly M. L., Peters R. A., Tisdale R. K., Lesku J. A. Unihemispheric sleep in crocodilians? *J. Exp. Biol.*, 2015;218:3175-3178.
18. Krause A. J., Ben Simon E., Mander B. A., Greer S. M., Saletin J. M., Goldstein-Piekarski A. N., Walker M. P. The sleep-deprived human brain. *Nat. Rev. Neurosci.*, 2017;18:404-418.
19. Zada D., Bronshtein I., Lerer-Goldshtein T., Garini Y., Appelbaum L. Sleep increases chromosome dynamics to enable reduction of accumulating DNA damage in single neurons. *Nat. Commun.*, 2019;10(1):895.
20. Kleitman N. *Sleep and Wakefulness*. Chicago: University of Chicago Press, 1963.
21. Jouvet M. *Le sommeil et le rêve*. Paris: Editions Odile Jacob, 1992.
22. Siclari F., Baird B., Perogamvros L., Bernardi G., LaRocque J. J., Riedner B., Boly M., Postle B. R., Tononi G. The neural correlates of dreaming. *Nat. Neurosci.*, 2017;20: 872-878.

23. Néret G. *Description de l'Égypte publiée par les ordres de Napoléon Bonaparte*. Köln: Taschen GmbH, 2001.
24. Dewasmes G., Bothorel B., Candas V., Libert J. P. A short-term poikilothermic period occurs just after paradoxical sleep onset in humans: characterization changes in sweating effector activity. *J. Sleep Res.*, 1997;6:252-258.
25. Hénane R., Buguet A., Roussel B., Bittel J. Variations in evaporation and body temperatures during sleep in man. *J. Appl. Physiol.: Respir. Environ. Exerc. Physiol.*, 1977;42:50-55.
26. Buguet A. G. C., Livingstone S. D., Reed L. D., Limmer R. E. EEG patterns and body temperatures in man during sleep in Arctic winter nights. *Int. J. Biometeor.*, 1976;20:61-69.
27. Buguet A. G. C., Roussel B. H. E., Watson W. J., Radomski M. W. Cold-induced diminution of paradoxical sleep in man. *Electroencephalogr. Clin. Neurophysiol.*, 1979;46:29-32.
28. Buguet A., Petitjean F., Jouvet M. Suppression des pointes ponto-géniculo-occipitales du sommeil par lésion ou injection *in situ* de 6-hydroxy-dopamine au niveau du tegmentum pontique. *C. R. Soc. Biol.*, 1970;164:2293-2298.
29. Lucrèce. De la nature des choses, trad. Pautrat B., *Lucretius Carus, De rerum natura*. Paris: Le Livre de Poche, Librairie générale française, 2002.
30. Fazekas P., Nemeth G., Overgaard M. White dreams are made of colours: what studying contentless dreams can teach about the neural basis of dreaming and conscious experiences. *Sleep Med. Rev.*, 2019;43:84-91.
31. Crick F., Mitchison G. The function of dream sleep. *Nature*, 1983;304:111-114.
32. Buguet A., Gati Ouonkoye R., Bogui P., Cespuglio R. Geoclimatology of sleep in Africa: a mini-review. *Rev. Neurol.*, 2019;175(10):581-592.
33. Boisson T. L'intrication quantique pourrait en réalité posséder une distance maximale. *Trust My Science*, 26 novembre 2017. https://trustmyscience.com/l-intrication-quantique-pourrait-posseder-une-distance-maximale/ accédé le 1er février 2019.
34. Secco L. La téléportation quantique bat un nouveau record de distance : 1400 km. *Futura science*, 13 juillet 2017. https://www.futura-sciences.com/sciences/actualites/physique-teleportation-quantique-bat-nouveau-record-distance-1400-km-38796/ accédé le 1er février 2019.
35. Iliff J. J., Wang, M., Plogg B. A., Peng W., Gundersen G. A., Benveniste H., Vates E., Deane R., Goldman S. A., Nagelhus E. A., Nedergaard M. A particular pathway facilitates CSF flow through the brain parenchyma and the clearance of interstitial solutes, including amyloid β. *Sci. Transl. Med.*, 2012;4(147):147ra111.
36. Xie L., Kang H., Xu Q., Chen M .J., Liao Y., Thiyagarajan M., O'Donnell J., Christensen D. J., Nicholson C., Iliff J. J., Takano T. Deane R.

Nedergaard M. Sleep drives metabolite clearance from the adult brain. *Science*, 2013;342:373-377.

37. Demiral Ş. B., Tomasi D., Sarlls J., Lee H., Wiers C. E., Zehra A., Srivastava T., Ke K., Shokri-Kojori E., Freeman C. R., Lindgren E., Ramirez V., Miller G., Bandettini P., Horovitz S., Wang G. J., Benveniste H., Volkow N. D. Apparent diffusion coefficient changes in human brain during sleep – Does it inform on the existence of a glymphatic system? *Neuroimage*, 2019;185:263-273.
38. Cespuglio R., Netchiporouk L., Shram N. Glucose and lactate monitoring across the rat sleep-wake cycle. In: *Microelectrode Biosensors*. Marinesco S., Dale N., Editors. New York: Humana Press, 2013: 241-256.
39. Hirshkowitz M., Whiton K., Albert S. M., Alessi C., Bruni O., Don Carlos L., Hazen N., Herman J., Katz E. S., Kheirandish-Gozal L., Neubauer D. N., O'Donnell A. E., Ohayon M., Peever J., Rawding R., Sachdeva R. C., Setters B., Vitiello M. V., Ware J. C., Adams Hillard P. J. National Sleep Foundation's sleep time duration recommendations: methodology and results summary. *Sleep Health*, 2015;1:40-43.
40. Ohayon M., Wickwire E. M., Hirshkowitz M., Albert S. M., Avidan A., Daly F. J., Dauvilliers Y., Ferri R., Fung C., Gozal D., Hazen N., Krystal A., Lichstein K., Mallampalli M., Plazzi G., Rawding R., Scheer F. A., Somers V., Vitiello M. V. National Sleep Foundation's sleep quality recommendations: first report. *Sleep Health*, 2017;3:6-19.
41. Buguet A., Hankourao O., Gati R., Wolo J. Habitudes de sommeil en Afrique sahélienne. *Presse Med.*, 1988;17:1409.
42. Noël C., Kabo A. M., Romanet J. P., Montmayeur A., Buguet A. Twenty-four-hour time course of intraocular pressure in healthy and glaucomatous Africans: relation to sleep patterns. *Ophthalmology*, 2001;108:139-144.
43. Aeschbach D., Postolache T. T., Sher L., Matthews J. R., Jackson M. A., Wehr T. A. Evidence from the waking electroencephalogram that short sleepers live under higher homeostatic pressure than long sleepers. *Neuroscience*, 2001;102:493-502.
44. Webb W. B. Are short and long sleepers different? *Psychological Reports*, 1979;44:259-264.
45. Webb W. B., Agnew H. W. Sleep characteristics of long and short sleepers. *Science*, 1970;168:146-147.
46. Borbély A. A. A two-process model of sleep regulation. *Hum. Neurobiol.*, 1982;1:195-204.
47. Gallichio L., Kalesan B. Sleep duration and mortality: a systematic review and meta-analysis. *J. Sleep Res.*, 2009;18:148-158.
48. Watson N. F., Badr M. S., Belenky G., Bliwise D. L., Buxton O. M., Buysse D., Dinges D. F., Gangwisch J., Grandner M. A., Kushida C., Malhotra R. K., Martin J. L., Patel S. R., Quan S. F., Tasali E. Joint

consensus statement of the American Academy of Sleep Medicine and Sleep Research Society on the recommended amount of sleep for a healthy adult: methodology and discussion. *J. Clin. Sleep Med.*, 2015;11:931-952.

49. Léger D., Richard J. B., Vaux S., Guignard R. Le temps de sommeil en France. *Bull. Epidemiol. Hebd. (Paris)*, 2019;8-9:145-174.
50. Léger D., Bourdillon F. Le déclin du temps de sommeil en France n'est pas une fatalité. *Bull. Epidemiol. Hebd. (Paris)*, 2019;8-9:146-148.
51. de la Giclais B., Duforez F., Léger D., de Prémorel N., Dubois A., Elbaz M. Particularité du sommeil polyphasique d'après l'EEG de sommeil en mer chez 7 navigateurs de la route du Rhum. *Med. Sommeil*, 2015;12:44.
52. Lavie P. Ultrashort sleep-waking schedule. III. 'Gates' and 'forbidden zones' for sleep. *Electroencephalogr. Clin. Neurophysiol.*, 1986;63:414-425.
53. Stampi C. Evolution, chronobiology, and functions of polyphasic and ultrashort sleep: main issues. In: *Why we nap*. Claudio Stampi, Editor. New York: Springer Science+Business Media, 1992: 1-20.
54. Journal de l'année Larousse 1980, https://www.larousse.fr/archives/journaux_annee/1980/273/sciences, accédé le 4 février 2019.
55. Lemoine P. *La détox, c'est la santé*. Paris : Éditions Robert Laffont, 2008.
56. Jouvet M. Paradoxical sleep mechanisms. *Sleep*, 1994;17:S77-S83.
57. Jouvet M., Buda C., Debilly G., Dittmar A., Sastre J. P. La température centrale est le facteur principal de régulation du sommeil paradoxal chez le chat pontique. *C. R. Acad. Sci. Paris Série 3*, 1988;306:69-73.
58. Moore R. Y. The suprachiasmatic nucleus and the circadian timing system. In: *Chronobiology: biological timing in health and disease*. Gillette M. U., Editor. Oxford: Academic Press, Progress in molecular biology and translational science, 2013.
59. Arendt J. Melatonin and human rhythms. *Chronobiology Int.*, 2006;13:21-37.
60. Cespuglio R. *Régulation des états de veille et de sommeil chez l'animal/Sleep–wake states regulation in the animal*. Quatrième cours international (bilingue français-anglais) sur les trypanosomoses humaines africaines, organisé conjointement par l'Organisation mondiale de la santé et l'Association contre la trypanosomiase en Afrique, Tunis, 17 octobre 2005. *Note de l'auteur : Notre équipe a participé à ce cycle de cours de 2000 à 2011. Le but de l'enseignement est de former les professionnels de la trypanosomose humaine africaine tant sur le plan pratique que sur le plan théorique. Les intervenants sont des chercheurs européens, africains et nord-américains connus pour leurs travaux dans ce domaine. Les premiers cours ont été encadrés par Pierre Cattand, Jean Jannin, Francis Louis, ainsi que Pere P. Simarro et Verle Lejon.*

61. Roky R., Chapotot F., Hakkou F., Taoudi-Benchekroun M., Buguet A. Sleep during Ramadan intermittent fasting. *J. Sleep Res.*, 2001;10:319-327.
62. Roky R., Chapotot F., Taoudi Benchekroun M., Benaji B., Hakkou F., ElKhalifi H., Buguet A. Daytime sleepiness during Ramadan intermittent fasting: polysomnographic and quantitative waking EEG study. *J. Sleep Res.*, 2003;12:95-101.
63. Montmayeur A., Buguet A., Sollin H., Lacour J. R. Exercise and sleep in four African sportsmen living in the Sahel: a pilot study. *Int. J. Sports Med.*, 1994;15:42-45.
64. Buguet A., Roussel B., Angus R., Sabiston B., Radomski M. Human sleep and adrenal individual reactions to exercise. *Electroencephalogr. Clin. Neurophysiol.*, 1980;49:515-523.
65. Horne J. A., Shackell B. S. Slow wave sleep elevations after body heating: proximity to sleep and effects of aspirin. *Sleep*, 1987;10:383-392.
66. Liao W. C., Wang L., Kuo C. P., Lo C., Chiu M. J., Ting H. Effect of warm footbath before bedtime on body temperature and sleep in older adults with good and poor sleep: an experimental crossover trial. *Int. J. Nurs. Studies*, 2013;50:1607-1616.
67. Kräuchi K., Cajochen C., Werth E., Wirz-Justice A. Functional link between distal vasodilation and sleep-onset latency. *Am. J. Physiol. Regulatory Integrative Comp. Physiol.*, 2000;278:R741-R748.
68. Scholander P. F., Hammel H. T., Hart J. S., Lemessurier D. H., Steen S. Cold adaptation in Australian Aborigines. *J. Appl. Physiol.*, 1958;13:211-218.
69. Touitou Y., Haus E. *Biological rhythms in clinical and laboratory medicine*. Berlin, Heidelberg: Springer-Verlag, 1992.
70. Halberg F. Temporal coordination of physiologic function. *Cold Spring Harb. Symp. Quant. Biol.*, 1960;25:289-310. <u>Note de l'auteur</u> : *Cet article fait référence à un travail antérieur d'une année publié en allemand dans la revue Int. Z. Vitaminforsch. Beih., 10, p 225-296. La « découverte » du phénomène circadien date bien de 1959.*
71. Bourdon L., Buguet A. Bases de la chronobiologie : les rythmes nycthéméraux. *J. Fr. Ophtalmol.*, 2004;27(Hors série 2):2S5-2S10.
72. Bourdon L., Buguet A., Cucherat M., Radomski M. W. Use of a spreadsheet program for circadian analysis of biological/physiological data. *Aviat. Space Environ. Med.*, 1995;66:787-791.
73. Nelson W., Tong Y. L., Lee J. K., Halberg F. Methods for cosinor rhythmometry. *Chronobiologia*, 1979;6:305-323.
74. Lagarde D., Buguet A. Sommeil, stress, performances et conditions opérationnelles. *L'Armement*, 1996;53:52-57.

CHAPITRE 2
L'exploration du sommeil et la démarche diagnostique

1. Gaillard J. M. *Le sommeil : ses mécanismes et ses troubles*. Paris: Doin Éditeurs, 1990.
2. Bastuji H., Jouvet M. Intérêt de l'agenda de sommeil pour l'étude des troubles de la vigilance. *Electroencephalogr. Clin. Neurophysiol.*, 1985;60:299-305.
3. Horne J. A., Östberg O. A self-assessment questionnaire to determine morningness-eveningness in human circadian rhythms. *Int. J. Chronobiol.*, 1976;4:97-110.
4. Adan A., Almirall H. The influence of age, work schedule and personality on morningness dimension. *Int. J. Psychophysiol.*, 1992;12:95-99.
5. Hoddes E., Zarcone V., Smythe H., Phillips R., Dement W. C. Quantification of sleepiness: a new approach. *Psychophysiology*, 1973;10:431-436.
6. Fourcade J., Buguet A., Bugat R., Raphel C. Variations des états de vigilance au cours d'opérations continues au niveau d'un poste de commandement. *AGARD Conf. Proc.*, 1983;338:10.1-10.16.
7. Buguet A., Hankourao O., Gati R. Self-estimates of sleep in African students in a dry tropical climate. *J. Environ. Psychol.*, 1990;10:363-369.
8. Buguet A., Lonsdorfer J., Bogui P., Yapi F., Eboulé C. Habitudes de sommeil d'étudiants africains vivant en climat tropical humide (Côte d'Ivoire). *Psychol. Med.*, 1992;24:190-194.
9. Bogui P., Keita M., Dah C., Fidier N., Buguet-Brown M. L., Buguet A. Le sommeil d'Africains et de Caucasiens en Côte d'Ivoire : étude par questionnaires. *Sante*, 2002;12:263-270.
10. Petit D., Buguet A. Sleep at the FORPRONU medical group at Sarajevo. *Int. Rev. Army Navy Air Force Med. Services*, 1997;70:178-183.
11. Buguet-Brown M. L., Chapotot F., Rastoll P., Buguet A. Subjective sleep in military operations in equatorial Africa. *Int. Rev. Army Navy Air Force Med. Services*, 1999;72:181-188.
12. Sagui E., Resseguier N., Machault V., Ollivier L., Orlandi-Pradines E., Texier G., Pages F., Michel R., Pradines B., Briolant S., Buguet A., Tourette-Turgis C., Rogier C. Determinants of compliance with anti-vectorial protective measures among non-immune travellers during missions to tropical Africa. *Malaria J.*, 2011;10:232.
13. Besset A. Méthode, instrumentation et techniques d'enregistrement du sommeil. In: *Exploration du sommeil et de la vigilance chez l'adulte*. Benoit O., Goldenberg F., Éditeurs. Cachan: Collection Technique & Documentation, Éditions médicales internationales, 1997: 3-21.
14. Goldenberg F. Analyse des tracés normaux et pathologiques : définition des paramètres et normes. In: *Exploration du sommeil et de la vigilance*

chez l'adulte. Benoit O., Goldenberg F., Éditeurs. Cachan: Collection Technique & Documentation, Éditions médicales internationales, 1997: 23-70.

15. Richardson, G. S., Carskadon M. A., Flagg W., van den Hoed J., Dement W. C., Mitler M. M. Excessive daytime sleepiness in man: multiple sleep latency measurement in narcoleptic and control subjects. *Electroencephalogr. Clin. Neurophysiol.*, 1978;45:621-627.
16. Mitler M. M., Gujavarty K. S., Browman C. P. Maintenance of wakefulness test: a polysomnographic technique for evaluating treatment efficacy in patients with excessive somnolence. *Electroencephalogr. Clin. Neurophysiol.*, 1982;53:658-661.
17. Wauquier A., van Sweden B., Kerkhof G. A., Kamphuisen H. A. C. Ambulatory first night effect recording in the elderly. *Behav. Brain Res.*, 1991;42:7-11.
18. Benoit O., Goldenberg F. *Exploration du sommeil et de la vigilance chez l'adulte*. Cachan: Collection Technique & Documentation, Éditions médicales internationales, 1997.
19. Buguet A. Exploration du sommeil en conditions extrêmes. In: *Exploration du sommeil et de la vigilance chez l'adulte*. Benoit O., Goldenberg F., Éditeurs. Cachan: Collection Technique & Documentation, Éditions médicales internationales, 1997: 353-374.
20. Dreem. https://dreem.com/fr, accédé le 6 février 2019.
21. Geng D., Yang D., Cai M., Zheng L. A novel microwave treatment for sleep disorders and classification of sleep stages using multi-scale entropy. *Entropy*, 2020;22:347.

CHAPITRE 3

Réflexions sur le traitement non médicamenteux des troubles du sommeil

1. World Sleep Society. http://www.thaindian.com/newsportal/lifestyle/march-19-2010-is-third-annual-world-sleep-day_100336867.html, accédé le 7 février 2019.
2. Billiard M. et Dauvilliers Y. *Les troubles du sommeil*. Paris: Masson, 2005.
3. Resseguier N., Machault V., Ollivier L., Orlandi-Pradines E., Texier G., Pradines B., Gaudart J., Buguet A., Tourette-Turgis C., Rogier C. Determinants of compliance with malaria chemoprophylaxis among French soldiers during missions in inter-tropical Africa. *Malar. J.*, 2010;9:41.
4. Buguet A., Bogui P., Picot S., Cespuglio R. Sleep patterns in villagers and urban African volunteers in a humid tropical climate: influence of accessibility to electric light? *J. Neurol. Sci.*, 2017;376:44-48.

5. Angus R. G., Pigeau R. A., Heslegrave R. J. Sustained-operations studies: from the field to the laboratory. In: *Why we nap*. Stampi C., Editor. New York: Springer Science+Business Media, 1992: 217-241.
6. Dinges D. F., Orne E. C., Evans F. J., Orne M. T. Performance after naps in sleep-conducive and alerting environments. In: *The twenty-four hour workday: proceedings of a symposium on variations in work-sleep schedules*. Johnson L., Texas D. I., Colquhoun W. P., Colligan M., Editors. Washington, D. C.: The National Institute for Occupational Safety and Health (NIOSH) Publication No. 81-127, 1981: 677-692.
7. Cajochen C., Altany-Ekici S., Münch M., Frey S., Knoblauch V., Wirz-Justice A. Evidence that the lunar cycle influences human sleep. *Curr. Biol.*, 2013;23:1485-1488.
8. Lingjærde O., Bratlid T., Hansen T. Insomnia during the "dark period" in northern Norway. *Acta Psychiatr. Scand.*, 1985;71:506-512.
9. Harris C. M. Seasonal variations in depression and osteoarthritis. *J. Roy. Coll. Gen. Pract.*, 1984;34:436-439.
10. Rosenthal N. E., Sack D. A., James S. P., Parry B. L., Mendelson W. B., Tamarkin L., Wehr T. A. Seasonal affective disorder and phototherapy. *Ann. N. Y. Acad. Sci.*, 1985;453:260-269.
11. Wirz-Justice A. Seasonality in affective disorders. *Gen. Comp. Endocrinol.*, 2018;258:244-249.
12. The Commission for Thermal Physiology of the International Union of Physiological Sciences. Glossary of terms for thermal physiology, Third Edition. *Jap. J. Physiol.*, 2001;51:245-280.
13. Leblanc J. *Man in the cold (American lecture séries 986)*. Springfield, Ill.: Thomas, 1975.
14. Tsuzuki K., Okamoto-Mizuno K., Mizuno K. The effects of low air temperatures on thermoregulation and sleep of young men while sleeping using bedding. *Buildings*, 2018;8:76.
15. Buguet A. G. C., Livingstone S. D., Reed L. D., Limmer R. E. Cold-induced shivering in men with thermoneutral skin temperatures. *J. Appl. Physiol.*, 1976;41:142-145.
16. Lee P., Greenfield J. R. Non-pharmacological and pharmacological strategies of brown fat tissue recruitment in humans. *Mol. Cell. Endocrinol.*, 2015;418(Pt. 2):184-190.
17. Lee P., Lindeman J. D., Smith S., Brychta R. J., Wang J., Idelson C., Perron R. M., Wemer C. D., Phan G. Q., Kammula U. S., Kebebew E., Pacak K., Chen K. Y., Celi F. S. Irisin and FGF21 are cold-induced endocrine activators of brown fat function in humans. *Cell. Metab.*, 2014;19:302-309.
18. Montmayeur A., Buguet A. Les réactions physiologiques à l'exposition aiguë et chronique à la chaleur : aspects particuliers en milieu tropical. In: *Réanimation tropicale. Aspects physiologiques, pathologies*

rencontrées, techniques de réanimation. Saissy J. M., Éditeur. Paris: Arnette, 1997.

19. Landolt H. P. Caffeine, the circadian clock, and sleep. *Science*, 2015;349:1289.
20. Boutrel B., Koob G. F. What keeps us awake: the neuropharmacology of stimulants and wakefulness medications. *Sleep*, 2004;27:1181-1194.
21. Sagui E. Les accidents vasculaires cérébraux en Afrique subsaharienne. *Med. Trop.*, 2007;67:596-600.
22. Mendis S., Puska P., Norrving B., World Health Organization, World Heart Federation, World Stroke Organization. *Global atlas on cardiovascular disease prevention and control.* Geneva: World Health Organization, World Heart Federation, World Stroke Organization, 2011.
23. Luneau D. Epidémiologie de l'accident vasculaire cérébral. www.therapiemiroir.com/wp-content/uploads/2015/04/1-epidémiologie-.pdf accédé le 15 octobre 2015.
24. Baekeland F., Lasky R. Exercise and sleep patterns in college athletes. *Percept. Mot. Skills*, 1966;23:1203-1207.
25. Buguet A., Roussel B., Angus R., Sabiston B., Radomski M. Human sleep and adrenal individual reactions to exercise. *Electroencephalogr. Clin. Neurophysiol.* 1980;49:515-523.
26. Higgins R., Buguet A., Kuehn L. Measurement of skin temperatures of active subjects by wireless telemetry. *Aviat. Space Environ. Med.*, 1978;49:1352-1354.
27. Lonsdorfer J., Bogui P., Dah C., Pigearias B., Lonsdorfer A., Sofo I., Buguet A. Améliorations cardiorespiratoires et métaboliques après un entraînement par exercices en créneaux. *Sci. Sports* 1989;4:161-164.
28. Buguet A., Gati R., Soriba M., Melin B., Montmayeur A., Alou S., Wamba B., Bogui P., Lonsdorfer J. Exercice physique et sommeil en climat tropical sec : étude préliminaire chez trois sujets africains. *Sci. Sports*, 1990;5:91-101.
29. Montmayeur A., Buguet A., Sollin H., Lacour J. R. Exercise and sleep in four African sportsmen living in the Sahel: a pilot study. *Int. J. Sports Med.*, 1994;15:42-45.
30. Cespuglio R., Marinesco S., Baubet V., Bonnet C., El Kafi B. Evidence for a sleep-promoting influence of stress. *Adv. Neuroimmunol.*, 1995;5:145-154.
31. Marinesco S., Bonnet C., Cespuglio R. Influence of stress duration on the sleep rebound induced by immobilization in the rat: a possible role for corticosterone. *Neuroscience*, 1999;92:921-933.
32. Jouvet M. Le sommeil paradoxal : est-il le gardien de l'individuation psychologique ? *Rev. Can. Psychol.*, 1991;45:148–168.
33. Buguet A., Cespuglio R., Radomski M. W. Sleep and stress in man: an approach through exercise and exposure to extreme environments. *Can. J. Physiol. Pharmacol.*, 1998;76:553-561.

34. Buguet A., Mercier S., Canini F., Bourdon L., Radomski M. W., Cespuglio R. Stress et environnement : sommeil. *L'Eurobiologiste*, 1999;33:25.145-31.151.
35. Radomski M. W., Cross M., Buguet A. Exercise-induced hyperthermia and hormonal responses to exercise. *Can. J. Physiol. Pharmacol.*, 1998;76:547-552.
36. Rhind S. G., Gannon G. A., Sheppard R. J., Buguet A., Shek P. N., Radomski M. W. Cytokine induction during exertional hyperthermia is abolished by core temperature clamping: neuroendocrine regulatory mechanisms. *Int. J. Hyperthermia*, 2004;20:503-516.
37. Gaffiot F. *Dictionnaire illustré latin-français*. Paris: Librairie Hachette, 1934.
38. Puizillout J. J., Foutz A. S. Vago-aortic nerves stimulation and REM sleep: evidence for a REM-triggering and a REM sleep maintenance factor. *Brain Res.*, 1976;111:181-184.
39. Puizillout J., Foutz A. Characteristics of the experimental reflex sleep induced by vago-aortic nerve stimulation. *Electroencephalogr. Clin. Neurophysiol.*, 1977;42:552-563.
40. Jouvet M. *Le château des songes*. Paris: Éditions Odile Jacob, 1992.
41. Gauer O. H., Henry J. P. Circulatory basis of fluid volume control. *Physiol. Rev.*, 1963;43:423-481.
42. Buguet A. G. C. Cold-induced bradycardia in man during sleep in Arctic winter nights. *Int. J. Biometeor.*, 1987;31: 21-31.
43. Puizillout J., Ternaux J., Foutz A., Dell P. Phases de sommeil à ondes lentes avec décharges phasiques. Leur déclenchement par la stimulation vago-aortique. *Rev. E. E. G. Neurophysiol.*, 1973;3:21-37.
44. Woodward S., Tauber E. S., Spielmann, A. J., Thorpy M. J. Effects of otolithic vestibular stimulation on sleep. *Sleep*, 1990;13:533–537.
45. Bayer L., Constantinescu I., Perrig S., Vienne J., Vidal P. P., Mühlethaler M., Schwartz S. Rocking synchronizes brain waves during a short nap. *Curr. Biol.*, 2011;21:R461–R462.
46. Kompotis K., Hubbard J., Emmenegger Y., Perrault A., Mühlethaler M., Schwartz S., Bayer L., Franken P. Rocking promotes sleep in mice through rhythmic stimulation of the vestibular system. *Curr. Biol*, 2019;29:392-401.
47. Field T. A., Beeson E. T., Jones L. K. The new ABCs: a practitioner's guide to neuroscience-informed cognitive-behaviour therapy. *J. Ment. Health Couns.*, 2015;37:206-220.
48. European Scientific Cooperative on Phytotherapy. escop.com/ accédé le 29 avril 2019.
49. World Health Organization. https://www.who.int/mediacentre/news/releases/release38/fr/ accédé le 20 décembre 2015.

50. Organisation mondiale de la santé. *Principes méthodologiques généraux pour la recherche et l'évaluation relatives à la médecine traditionnelle, WHO/EDM/TRM/2000*. Genève: World Health Organization, 2000.
51. Organisation mondiale de la santé. *Stratégie de l'OMS pour la médecine traditionnelle pour 2014-2023*. Genève: Organisation mondiale de la santé, 2013.
52. Agence nationale de sécurité du médicament et des produits de santé. *Interactions médicamenteuses*. Saint-Denis: ANSM, mars 2018.
53. Kim J., Lee S. L., Kang I., Song Y. A., Ma J., Hong Y. S., Park S., Moon S. I., Kim S., Jeong S., Kim J. E. Natural products from single plants as sleep aids: a systematic review. *J. Med. Food*, 2018;21:433-444.
54. Casparros-Lefebvre D., Steele J., Kotake Y., Ohta S. Geographical isolates of atypical parkinsonism and tauopathy in the tropics: possible synergy of neurotoxins. *Mov. Disord.*, 2006;21:1769-1771.
55. Le Monde avec AFP. *Remboursement de l'homéopathie : les académies de médecine et de pharmacie disent 'non'*. Publié le 28 mars 2019 à 19h27, mis à jour le 29 mars 2019 à 06h05. https://www.lemonde.fr/societe/article/2019/03/28/remboursement-de-l-homeopathie-les-academies-de-medecine-et-de-pharmacie-disent-non_5442769_3224.html, accédé le 24 avril 2019.
56. Agence nationale de sécurité sanitaire de l'alimentation, de l'environnement et du travail. *Avis de l'Agence nationale de sécurité sanitaire de l'alimentation, de l'environnement et du travail relatif aux risques liés à la consommation de compléments alimentaires contenant de la mélatonine*. Maisons-Alfort: ANSES, 23 février 2018.
57. Buguet A., Sartre M., Le Kerneau J. L'automassage nocturne continu d'un point d'acupuncture modifie le sommeil de sujets sains. *Neurophysiol. Clin.*, 1995;25:78-83.
58. Petitjean F. Effets du chloramphénicol sur le sommeil du chat - Comparaison avec le thiamphénicol, l'érythromycine et l'oxytétracycline. *Psychopharmacology*, 1979;66:147-153.
59. Chahboune H., Mahdjoub R., Desgoutte P., Rousset C., Briquet A., Cespuglio R. Effects of chloramphenicol on brain energy metabolism using 31P spectroscopy: influences on sleep-wake states in rat. *J. Neurochem.*, 2008;106:1552-1562.
60. Nevin R. L., Croft A. M. Psychiatric effects of malaria and anti-malarial drugs: historical and modern perspectives. *Malar. J.*, 2016;15:332.
61. Reis J. Insomnie induite par la chloroquine au cours du traitement d'un lupus érythémateux disséminé. *Presse Med.*, 1991;20(14):659.

CHAPITRE 4
Les hypersomnies

1. Billiard M. *Sleep. Physiology, investigations, and medicine*, trad. Kent A. New York: Klüwer Academic/Plenum Publishers, 2003.
2. Billiard M., Dauvilliers Y. *Les troubles du sommeil, 2e édition*. Issy-les-Moulineaux: Elsevier Masson, 2012.
3. Dauvilliers Y., Buguet A. Hypersomnia. *Dialogues Clin. Neurosci.*, 2005;7:347-356.
4. Kornum B. R., Knudsen S., Ollila H. M., Pizza F., Jennum P. J., Dauvilliers Y., Overeem S. Narcolepsy. *Nat. Rev. Dis. Primers*, 2017;3:16100.
5. Gélineau. De la narcolepsie. I. *Gaz. Hôp.*, 1880;53:626-628. *Note de l'auteur : dans cette publication et la suivante, Gélineau n'utilise pas son prénom, Jean-Baptiste.*
6. Gélineau. De la narcolepsie. II. *Gaz. Hôp.*, 1880;53:635-637.
7. Buguet A., Gati R., Couzigou P., Confavreux C., Betuel H., Billiard M., Jouvet M. Severe excessive daytime sleepiness in an African patient. *J. Trop. Geogr. Neurol.*, 1992;2:188-192.
8. Mignot E., Lammers G. J., Ripley B., Okun M., Nevsimalova S., Overeem S., Vankova J., Black J., Harsh J., Bassetti C., Schrader H., Nishino S. The role of cerebrospinal fluid hypocretin measurement in the diagnosis of narcolepsy and other hypersomnias. *Arch. Neurol.*, 2002;59:1553-1562.
9. Okun M. L., Lin L., Pelin Z., Hong S., Mignot M. Clinical aspects of narcolepsy-cataplexy across ethnic groups. *Sleep*, 2002;25:27-35.
10. Kawai M., O'Hara R., Einen M., Lin L., Mignot E. Narcolepsy in African Americans. *Sleep*, 2015;38:1673-1681.
11. Carskadon M. A., Dement W. C. Sleep studies on a 90-minute day. *Electroencephalogr. Clin. Neurophysiol.*, 1975;39:145-155.
12. Mouret J., Lemoine P., Sanchez P., Robelin N., Taillard J., Canini F. Treatment of narcolepsy with L-tyrosine. *Lancet*, 1988;307(8626-8627):695-700.
13. Elwes R. D. C., Chesterman L. P., Jenner P., Crewes H., Summers B., Binnie C. D., Parkes J. D. Treatment of narcolepsy with L-tyrosine: double-blind placebo-controlled trial. *Lancet*, 1989;334(8671):1067-1069.
14. Daurat A., Benoit O., Buguet A. Effects of zopiclone on the rest/activity rhythm after a westward flight across five time zones. *Psychopharmacology*, 2000;149:241-245.
15. Pigeau R., Naitoh P., Buguet A., McCann C., Baranski J., Taylor M., Thompson M., Mack I. Modafinil, d-amphetamine and placebo during 64 hours of sustained mental work. I: Effects on mood, fatigue, cognitive performance and body temperature. *J. Sleep Res.*, 1995;4:212-228.

16. Buguet A., Montmayeur A., Pigeau R., Naitoh P. Modafinil, d-amphetamine and placebo during 64 hours of sustained mental work. II: Effects on two recovery nights of recovery sleep. *J. Sleep Res.*, 1995;4:229-241.
17. Rasmussen N. Medical science and the Military: the Allies' use of amphetamine during World War II. *J. Interdisc. Hist.*, 2011;47:205-233.
18. Montastruc J. L., Biboulet M. Adrafinil et modafinil: des médicaments utilisés comme dopants ! *Bull. Inform. Pharmacol.*, 2007;14:21-22.
19. Baranski J. V., Pigeau R. A. Self-monitoring cognitive performance during sleep deprivation: effects of modafinil, d-amphetamine and placebo. *J. Sleep Res.*, 1997;6:84-91.
20. Buguet A., Moroz D. E., Radomski M. W. Modafinil – Medical considerations for use in sustained operations. *Aviat. Space Environ. Med.*, 2003;7:659-663.
21. McLellan T. M., Ducharme M., Canini F., Moroz D., Bell D. G., Baranski J., Gil V., Buguet A., Radomski M. W. Effect of modafinil on core temperature during sustained wakefulness and exercise in a warm environment. *Aviat. Space Environ. Med.*, 2002;73:1079-1088.
22. Carrigan M. A., Uryasev O., Frye C. B., Eckman B. L., Myers C. R., Hurley T. D., Benner S. A. Hominids adapted to metabolize ethanol long before human-directed fermentation. *Proc. Natl. Acad. Sci. U. S. A.*, 2015;112:458-463.
23. Gochman S. R., Brown M. B., Dominy N. J. Alcohol discrimination and preferences in two species of nectar-feeding primate. *R. Soc. Open Sci.*, 2016;3:160217.
24. Lancet. Alcohol use and burden for 195 countries and territories, 1990–2016: a systematic analysis for the Global Burden of Disease Study 2016. *Lancet*, 2018;392(10152):1015-1035.
25. Vitiello M. V. Sleep, alcohol and alcohol abuse. *Addict. Biol.*, 1997;2:151-158.
26. Ebrahim I. O., Shapiro C. M., Williams A. J., Fenwick P. B. Alcohol and sleep I: effects on normal sleep. *Alcohol Clin. Exp. Res.*, 2013;37:539-549.
27. Mennella J. A., Garcia-Gomez P. L. Sleep disturbances after acute exposure to alcohol in mothers' milk. *Alcohol*, 2001;25:153-158.
28. Maassila M., Paille F. *Baclofène et consommation d'alcool : que peut-on dire en 2018 ?* Rapport de la Société française d'alcoologie, mars 2018, www.sfalcoologie.asso.fr.
29. Buguet A. Exploration du sommeil chez l'adulte et l'adolescent. Éditions techniques. *Encycl. Med. Chir. (Paris-France), Psychiatrie*, 1994, 37-680-A-04, 4 p.
30. Couturier P., Franco A., Buguet A. Body actimetry to warn of pressure sores. *Lancet*, 1996;347(9001):627.

31. Comella C. L. Sleep disorders in Parkinson's disease: an overview. *Mov. Disord.*, 2007;22:S367-S373.
32. Romigi A., Albanese M., Liguori C., Placidi F., Marciani M. G., Massa R. Sleep-wake cycle and daytime sleepiness in the myotonic dystrophies. *J. Neurodegener. Dis.*, 2013:692026.
33. Romigi A., Franco V., Placidi F., Liguori C., Rastelli E., Vitrani G., Centonze D., Massa R. Comparative sleep disturbances in myotonic dystrophy types 1 and 2. *Curr. Neurol. Neurosci. Rep.*, 2018;18(12):102.
34. Castriotta R. J., Wilde M. C., Lai J. M., Atanasov S., Masel B. E., Kuna S. T. Prevalence and consequences of sleep disorders in brain traumatic injury. *J. Clin. Sleep Med.*, 2007;3:349-356.
35. Samson S. L., Garber A. L. Metabolic syndrome. *Endocrinol. Metab. Clin. N. Am.*, 2014;43:1-23.
36. Troxel W. M., Buysse D. J., Matthews K. A., Kip K. E., Strollo P. J., Hall M., Drumheller O., Reis S. E. Sleep symptoms predict the development of the metabolic syndrome. *Sleep*, 2010;33:1633-1640.
37. De Araujo Salgado I., Krashes M. J. Neuroscience: to eat or to sleep. *Curr. Biol.*, 2018;28:R1382-R1405.
38. Leblanc E. S., Smith N. X., Nichols G. A., Allison M. J., Clarke G. N. Insomnia is associated with an increased risk of type 2 diabetes in the clinical setting. *B. M. J. Open Diab. Res. Care*, 2018;6:e000604.
39. Shiba T., Takahashi M., Matsumoto T., Hori Y. Sleep-disordered breathing is a stronger risk factor for proliferative diabetic retinopathy than metabolic syndrome and the number of its individual components. *Semin. Ophthalmol.*, 2019;34:59-65.
40. Bielicki P., Plywaczewski R., Brzoska K., Kumor M., Barnas M., Jonczak L., Stepkowski T. M., Piechuta A., Chazan R., Sliwinski P., Kruszewski M. Impact of polymorphism of selected genes on the diagnosis of type 2 diabetes in patients with obstructive sleep apnea. *Pol. Arch. Intern. Med.*, 2019;129:802-807.
41. Montplaisir J., Michaud M., Petit D. New trends in restless legs syndrome research. *Sleep Med. Rev.*, 2006;10:147-151.
42. Wijemanne S., Ondo W. Restless legs syndrome: clinical features, diagnosis and a practical approach to management. *Pract. Neurol.*, 2017;17:444-452.
43. Maspero C., Giannini L., Galbiati G., Rosso G., Farronato G. Obstructive sleep apnea syndrome: a literature review. *Minerva Stomatol.*, 2015;64:97-104.
44. Horne R. S. C., Nixon G. M. The role of physiological studies and apnoea monitoring in infants. *Paediatr. Respir. Dis.*, 2014;15:312-318.
45. Bloch J., Denis P., Jezewski-Serra D. *Les morts inattendues de nourrissons de moins de 2 ans : enquête nationale 2007-2009*. Saint-Maurice, Institut de veille-sanitaire, 2011. Disponible à partir de l'URL : http://www.invs.sante.fr.

46. Vix J., Buguet A., Straboni S., Beidari H. Mort subite du nourrisson et drépanocytose en Afrique sahélienne. *Med. Trop.*, 1987;47:153-159.
47. Rogers V. E., Lewin D. S., Winnie G. B., Geiger-Brown J. Polysomnographic characteristics of a referred sample of children with sickle cell anemia. *J. Clin. Sleep Med.*, 2010;6:374-381.
48. Sharma S., Efird J. T., Knupp C., Kadali R., Lisle D., Shiue K., Biettger P., Quan S. F. Sleep disorders in adult sickle cell patients. *J. Clin. Sleep Med.*, 2015;11:219-223.
49. Gastaut H., Tassinari C. A., Duron B. Polygraphic study of the episodic diurnal and nocturnal (hypnic and respiratory) manifestations of the Pickwick syndrome. *Brain Res.*, 1966;2:167-186.
50. Guilleminault C., Tilkian A., Dement W. C. The sleep apnea syndromes. *Annu. Rev. Med.*, 1976;27:465-484.
51. Guilleminault C., Dement W. C. *Sleep apnea syndromes*. Kroc Foundation Series Volume 11. New York: Allan A. Liss Inc., 1978.
52. Berry R. B., Budhiraja R., Gottlieb D. J., Gozal D., Iber C., Kapur V. K., Marcus C. L., Mehra R., Parthasarathy S., Quan S. F., Redline S., Strohl K. P., Davidson Ward S. L., Tangredi M. Rules for scoring respiratory events in sleep: update of the 2007 AASM Manual for the Scoring of Sleep and Associated Events. *J. Clin. Sleep Med.*, 2012;8:597-619.
53. Simmons F. B., Guilleminault C., Dement W. C., Tilkian A. G., Hill M. Surgical management of airway obstructions during sleep. *Laryngoscope*, 1977;87:326-338.
54. Sullivan C. E., Issa F. G., Berthon-Jones M., Eves L. Reversal of obstructive sleep apnoea by continuous positive airway pressure applied through the nares. *Lancet*, 1981;1(8225):862-865.
55. Sullivan C. E. Nasal positive airway pressure and sleep apnea: reflections on an experimental method that became a therapy. *Am. J. Respir. Crit. Care Med.*, 2018;198:581-587.
56. Joern A. T., Shurley J. T., Brooks R. E., Guenter C. A., Pierce C. M. Short-term changes in sleep patterns on arrival at the South Polar Plateau. *Arch. Intern. Med.*, 1970;125:649-654.

CHAPITRE 5
Les insomnies

1. Fischer-Perroudon C., Mouret J., Jouvet M. Sur un cas d'agrypnie (4 mois sans sommeil) au cours d'une maladie de Morvan. Effet favorable du 5-hydroxytryptophane. *Electroencephalogr. Clin. Neurophysiol.*, 1974;6:1-18.
2. Papadopoulou M., Rentzos M., Vagiakis E., Zouvelou V., Bonakis A., Chatzipanagiotou S., Ioannidis A., Nicolaou C., Vassilopoulos D. An

unusual case of insomnia associated with Whipple encephalopathy: first case reported from Greece. *Neurol. Sci.*, 2005;26:174-177.
3. Hillman D., Mitchell S., Streatfeild J., Burns C., Bruck D., Pezzullo L. The economic cost of inadequate sleep. *Sleep*, 2018;41:1-13.
4. Gourier-Fréry C., Chan-Chee C., Léger D. Insomnie, fatigue et somnolence : prévalence et état de santé associé, déclarés par les plus de 16 ans en France métropolitaine. Données ESPS 2008. *Bull. Epidemiol. Hebd. (Paris)*, 2012;44-45:502-509.
5. Whitehead K., Beaumont M. Insomnia: a cultural history. *Lancet*, 2018;391(10138):2408-2409.
6. The Hospital. Sleep and sleeplessness. *Hospital (Lond. 1886)*, 1887;2(28):17-18.
7. Strauss E. B. Insomnia. *Br. Med. J.*, 1951;1(4702):350-352.
8. Buguet A., Bogui P., Picot S., Cespuglio R. Sleep patterns in villagers and urban African volunteers in a humid tropical climate: influence of accessibility to light? *J. Neurol. Sci.*, 2017;376:44-48.
9. Grenier J. A decision tree approach to the differential diagnosis of insomnia. In: *Sleep, physiology, investigations and medicine*. Billiard M., Editor. New York: Kluwer Academic/Plenum Publishers, 2003: 191-199.
10. Agnew H. W., Webb W. B., Williams R. L. The first night effect: an EEG study of sleep. *Psychophysiology*, 1966;2:263-266.
11. Perlis M. L., Gehrman P. Idiopathic insomnia. In: *Encyclopedia of Sleep*. Kushida C. A., Editor. Cambridge, MA: Academic Press, 2013: 211-213.
12. Hauri P., Olmstead E. Childhood-onset insomnia. *Sleep*, 1980;3:59-65.
13. Moldofsky H. Sleep, neuroimmune and neuroendocrine functions in fibromyalgia and chronic fatigue syndrome. *Adv. Neuroimmunol.*, 1995;5:39-56.
14. Buguet A., Allin L., Dittmar A., Muzet A., Peyrin L., Roussel B. Human reactions to chronic heat. *Proc. Int. Union Physiol. Sci.*, 1983;15:101.
15. Buguet A. Sleep under extreme environments: effects of heat and cold exposure, altitude, hyperbaric pressure and microgravity in space. *J. Neurol. Sci.*, 2007;262:145-152.
16. Buguet A., Pivot A., Montmayeur A., Tapie P. Ambulatory sleep-wake recording in an acclimatized mountaineer over 8 days at high altitude. *J. Wilderness Med.*, 1994;5:1-6.
17. American Psychiatric Association. *The diagnostic and statistical manual of mental disorders, 5th Edition.* Arlington, VA: American Psychiatric Association, 2014.
18. Daurat A., Benoit O., Buguet A. Effects of zopiclone on the rest/activity rhythm after a westward flight across five time zones. *Psychopharmacology*, 2000;149:241-245.
19. Jamieson A. O., Zammit G. K., Rosenberg R. S., Davis J. R., Walsh J. K. Zolpidem reduces the sleep disturbance of jet lag. *Sleep Med.*, 2001;2:423-430.

20. Crowley S. J., Eastman C. I. Phase advancing human circadian rhythms with morning bright light, afternoon melatonin, and gradually shifted sleep: can we reduce morning bright-light duration? *Sleep Med.*, 2015;16:288-297.
21. Aschoff J. Zeitgeber der tierischen Tagesperiodik. *Naturwiss.*, 1954;41:49-56.
22. Jurvelin H., Jokelainen J., Takala T. Transcranial bright light and symptoms of jet lag: a randomized, placebo-controlled trial. *Aerosp. Med. Hum. Perform.*, 2015;86:344-350.
23. Impact du passage de l'heure d'hiver à l'heure d'été sur l'homme et les animaux, https://www.lci.fr/societe/video-changement-d-heure-hiver-ete-les-questions-insolites-mais-importantes-que-vous-ne-nous-etes-jamais-pose-travail-retard-smartphone-animaux-2082559.html, accédé le 10 décembre 2018.
24. Nesbitt A. D. Delayed sleep-wake phase disorder. *J. Thorac. Dis.*, 2018;10:S103-S111.
25. Cirelli C., Tononi G. On the functional significance of *c-fos* induction during the sleep-waking cycle. *Sleep*, 2000;23:9-25.
26. Lin J. S., Hou Y., Jouvet M. Potential brain neuronal targets for amphetamine-, methylphenidate-, and modafinil-induced wakefulness, evidenced by *c-fos* immunocytochemistry in the cat. *Proc. Natl. Acad. Sci. U. S. A.*, 1996;93:14128-14133.
27. Hindmarch I., Ott H., Roth T. *Sleep, benzodiazepines and performance. Experimental methodologies and research prospects*. Berlin: Springer-Verlag, 1984.
28. Hindmarch I. Benzodiazepines and traffic accidents. *Br. Med. J.*, 1979;2(6191):691.
29. Agence nationale de sécurité du médicament et des produits de santé. *État des lieux de la consommation des benzodiazépines en France*. Saint-Denis: ANSM, avril 2017.
30. O'Brien C. P. Benzodiazepine use, abuse, and dependence. *J. Clin. Psychiatr.*, 2005;66(Suppl. 2):28-33.
31. Manconi M., Ferri R., Miano S., Maestri M., Bottasini V., Zucconi M., Ferini-Strambi L. Sleep architecture in insomniacs with severe benzodiazepine abuse. *Clin. Neurophysiol.*, 2017;128:875-881.
32. Agravat A. Z'-hypnotics versus benzodiazepines for the treatment of insomnia. *Progr. Neurol. Psychiatry*, 2018;22:26-29.
33. Nigam G., Camacho M., Riaz M. The effect of non benzodiazepines sedative hypnotics on apnea-hypopnea index: a meta-analysis. *Ann. Thorac. Med.*, 2019;14:49-55.
34. Gunja N. In the Zzz Zone: the effects of Z-drugs on human performance and driving. *J. Med. Toxicol.*, 2013;9:163-171.
35. Babson K. A., Sottile J., Morabito D. Cannabis, cannabinoids, and sleep: a review of the literature. *Curr. Psychiatry Rep.*, 2017;19:23.

36. Hartman R. L., Huestis M. A. Cannabis effects on driving skills. *Clin. Chem.*, 2013;59:478-492.
37. Martin J. L., Gadegbeku B., Wu D. Viallon V., Laumon B. Cannabis, alcohol and fatal road accidents. *PLoS One*, 2017;12:e018320.
38. Buguet A., Bouteille B., Mpandzou G., Chapotot F., Ngampo S., Obanda F., Vincendeau P., Cespuglio R. *La recherche sur la maladie du sommeil (trypanosomose humaine africaine) en République du Congo de 2004 à 2009*. Brazzaville: Éditions les Manguiers, 2009.
39. Margarit C., Ballester P., Inda M., Roca R., Gomez L., Planelles B., Ajo R., Morales D., Peiro A. M. OPRM1 gene interaction with sleep in chronic pain patients treated with opioids. *Pain Physician*, 2019;22:97-107.
40. Schierenbeck T. *Illicit recreational drugs and sleep: a systematic review covering cocaine, ecstasy, LSD and cannabis*. Freiburg im Breigau: Inaugural dissertation zur Erlangung des medizinischen Doktorgrades, 2007.
41. Schierenbeck T., Riemann D., Berger M., Hornyak M. Effect of illicit recreational drugs upon sleep: cocaine, ecstasy and marijuana. *Sleep Med. Rev.*, 2008;12:381-389.
42. Lugaresi E., Medori R., Montagna P., Baruzzi A., Cortelli P., Lugaresi A., Tinuoer P., Zucconi M., Gambetti P. Fatal familial insomnia and dysautonomia with selective degeneration of thalamic nuclei. *N. Engl. J. Med.*, 1986;315:997-1003.
43. *Note de l'auteur : J'en profite pour rendre hommage à mon ami Jacques Viret, décédé le 26 décembre 2018. Dans la rubrique « Nécrologies » du Dauphiné Libéré du 29 décembre 2018, il est dit qu'il « aurait ainsi devancé de quelques mois l'Américain Stanley Ben Prusiner, Prix Nobel de physiologie et de médecine 1997, dans la découverte du prion, « pseudo-virus » ou encore « virus non conventionnel » responsable de la maladie de Creutzfeldt-Jakob et de la vache folle » (*Court L. A., Dormont D., Brown P., Kingsbury D. T. *Unconventional virus diseases of the central nervous system.* Fontenay-aux-Roses : Commissariat à l'énergie atomique, 1986*). Jacques Viret m'avait en effet entretenu de cet état de fait. Les résultats qu'il avait obtenus avec Dominique Dormont au Centre de recherches du service de santé des armées à l'hôpital Percy dans les années 1980 étaient en faveur d'une protéine autorépliquante. Ce concept étant révolutionnaire à l'époque, ils en avaient rendu compte au professeur Louis Court, qui dirigeait les travaux sur les maladies à virus non conventionnels comme on disait à l'époque. Par l'intermédiaire de Court, ils avaient adressé leurs résultats au professeur Daniel Carlton Gajducek, découvreur du Kourou et Prix Nobel de physiologie et de médecine 1976 (maladie voisine de la maladie de Creutzfeldt-Jakob), qui les aurait envoyés à*

Prusiner pour avis. Ce dernier, qui aurait eu des données similaires, avait alors publié ses propres travaux.
44. Irwin M. R., Vitiello M. V. Implications of sleep disturbance and inflammation for Alzheimer's disease dementia. *Lancet Neurol.*, 2019;18:296-306.
45. Faradji H., Rousset C., Debilly G., Vergnes M., Cespuglio R. Sleep and epilepsy: a key role for nitric oxide? *Epilepsia*, 2000;41:794-801.
46. Baker F. C., Driver H. S. Circadian rhythms, sleep, and the menstrual cycle. *Sleep Med.*, 2007;8:613-622.
47. Shechter A., Lespérance P., Ng Ying Kin N. M. K., Boivin D. Nocturnal polysomnographic sleep across the menstrual cycle in premenstrual dysphoric disorder. *Sleep Med.*, 2012;13:1071-1078.
48. Mindell J. A., Cook R. A., Nikolovski J. Sleep patterns and sleep disturbances across pregnancy. *Sleep Med.*, 2015;16:483-488.
49. Hertz G., Fast A., Feinsilver S. H., Albertario C. L., Schulman H., Fein A. M. Sleep in normal late pregnancy. *Sleep*, 1992;15:246-251.
50. Johnson D. A. Gastroesophageal reflux disease and sleep disorders: a wake-up call for physicians and their patients. *Rev. Gastroenterol. Disord.*, 2005;5(Suppl. 2):S3-S11.
51. Knutson K. Sleep and pain: summary of the 2015 Sleep in America Poll. *Sleep Health*, 2015;1:85.
52. Vertrugno R., Provini F., Meletti S., Plazzi G., Liguori R., Cortelli P., Lugaresi E., Montagna P. Propriospinal myoclonus at the sleep-wake transition: a new type of parasomnia. *Sleep*, 2001;24:835-843.
53. Stefani A., Högl B. Diagnostic criteria, differential diagnosis, and treatment of minor motor activity and less well-known movement disorders of sleep. *Curr. Treat. Options Neurol.*, 2019;21:1.
54. Allison K. C., Spaeth A., Hopkins C. M. Sleep in eating disorders. *Curr. Psychiatry Rep.*, 2016;18:92.
55. Kupfer D. J., Foster F. G. Interval between onset of sleep and rapid-eye-movement sleep as an indicator of depression. *Lancet*, 1972;2(7779):684-686.
56. Gershon A., Singh M. K. Sleep in adolescents with bipolar I disorder stability and relation to symptom change. *J. Clin. Child. Adolesc. Psychol.*, 2017;46:247-257.
57. Chan M. S., Chung K. F., Yeung W. F. Sleep in schizophrenia: a systematic review and meta-analysis of polysomnographic findings in case-control studies. *Sleep Med. Rev.*, 2017;32:69-84.
58. Wulff K., Dijk D. J., Middleton B., Foster R. G., Joyce A. M. Sleep and circadian rhythm disruption in schizophrenia. *Br. J. Psychiatry*, 2012;200:308-316.

59. Izuhara M., Matsuda H., Saito A., Hayashida M., Miura S., Oh-Nishi A., Abdul Azis I., Abdullah R. A., Tsuchie K., Araki T., Ryousuke A., Kanayama M., Hashioka S., Wake R., Miyaoka T., Horiguchi J. Cognitive behavioral therapy for insomnia as adjunctive therapy to antipsychotics in schizophrenia: a case report. *Front. Psychiatry*, 2018;9:260.
60. Freeman D., Pugh K., Vorontsova N., Southgate L. Insomnia and paranoia. *Schizophr. Res.*, 2009;108:280-284.

CHAPITRE 6
Les parasomnies

1. Petit D., Montplaisir J. Parasomnies. In: *Les troubles du sommeil*, 2e édition. Billiard M., Dauvilliers Y., Éditeurs. Issy-Les-Moulineaux: Elsevier Masson SAS, 2012: 243-262.
2. Pandi-Perumal S. R., BaHammam A. S., Shapiro C. M. Parasomnias. In: *Encyclopedia of Psychopharmacology*, 2nd Edition. Stolerman I. P., Price L. H., Editors. Berlin, Heidelberg: Springer, 2015, 316:2.
3. Pressman M. R., Broughton R. NREM arousal parasomnias. In: *Sleep medicine. A comprehensive guide to its development, clinical milestones, and advances in treatment*. Chokroverty S., Billiard M., Editors. New York: Springer Science+Business Media, 2015: 375-389.
4. Guilleminault C., Palombini L., Pelayo R., Chervin R. D. Sleepwalking and sleep terrors in prepubertal children: what triggers them? *Pediatrics*, 2003;111:e17-25.
5. Arnulf I., Uguccioni G., Gay F., Baldayrou E. Golmard J. L, Gayraud F., Devevey A. What does the sleeping brain say? Syntax and semantics of sleep talking in healthy subjects and in parasomnia patients. *Sleep*, 2017;40:1-10.
6. Rumello J. *La maladie du sommeil, une mission pour l'Afrique*. Film monté à Lyon, le 15 octobre 1996, produit par le Centre de recherches du service de santé des armées, La Tronche indexé par Filmed 96-98 n° 4503 177, présent sur You Tube. Note de l'auteur : *Ce film a été tourné par Jacques Rumello lors d'une investigation conduite en Côte d'Ivoire dans la région de Daloa et de Sinfra en 1996 par une équipe conduite par Alain Buguet et Raymond Cespuglio, en collaboration avec Pascal Bogui de l'Université d'Abidjan et Félix Doua, directeur du Projet de recherche clinique sur la trypanosomiase de Daloa et avec le concours logistique du 63e Bataillon d'infanterie de marine de Port-Bouët.*
7. Logre B. J. *Psychiatrie clinique*. Vendôme: Presses universitaires de France, 1961.

8. Homère. *L'Odyssée*, trad. Leconte de Lisle. Paris: Jean de Bonnot, 2008. *Note de l'auteur : Lire les pages 174-175.*
9. Madigand-Tordjman M. A., Egler P. J., Bertran F., Jokic M., Guénolé F. Somnambulisme avec mise en danger vital (syndrome d'Elpénor) chez un enfant. *Arch. Pediatr.*, 2017;24:557-560.
10. Les Antarès, un numéro légendaire et tragique, publié le 27 novembre 2016. http://www.cirk75gmkg.com/2016/11/les-antares-un-numero-legendaire-et-tragique.html.
11. Castrofolio T., Bargellini A., Rossini G., Cugliari G., Deregibus A. Sleep bruxism and related risk factors in adults: a systematic literature review. *Arch. Oral Biol.*, 2017;83:25-32.
12. Gadoth N., Oksenberg A. Kleine-Levin syndrome; an update and mini-review. *Brain Dev.*, 2017;39:665-671.
13. Fenwick P. Sleep and sexual offending. *Med. Sci. Law*, 1996;36:122-134.
14. Shapiro C. M., Trajanovic N. N., Fedoroff J. P. Sexsomnia – A new parasomnia? *Can. J. Psychiatry*, 2003;48:311-317.
15. Mohebbi A., Holoyda B. J., Newman W. J. Sexsomnia as a defense in repeated sex crimes. *J. Am. Acad. Psychiatry Law*, 2018;46:78-85.
16. Dubessy A. L., Leu-Semenescu S., Attali V., Maranci J. B., Arnulf I. Sexsomnia: a specialized non-REM parasomnia? *Sleep*, 2017;40(2):1-9.
17. Voltaire (François-Marie Arouet). *Dictionnaire philosophique*, article *Songes*, Genève, Cramer, 1764. Accédé le 27 février 2019 sur http://www.histoiredelafolie.fr/psychiatrie-neurologie/voltaire-somnambules-et-songes-article-extrait-du-dictionnaire-philosophique-ouvres-de-voltaire-avec-preface-avertissements-notes-et-par-m-beuchot-paris-1878-pp-233-240.
18. Lara-Carrasco J., Simard V., Saint-Onge K., Lamoureux-Tremblay V., Nielsen T. Disturbed dreaming during the third trimester of pregnancy. *Sleep Med.*, 2014;15:694-700.
19. Mysliwiec V., Brock M. S., Creamer J. L., O'Reilly B. M., Germain A., Roth B. J. Trauma associated sleep disorder: a parasomnia induced by trauma. *Sleep Med. Rev.*, 2018;37:94-104.
20. Levin R., Fireman G., Nielsen T. Disturbed dreaming and emotion dysregulation. *Sleep Med. Clin.*, 2010;5:229-239.
21. Denis D., French C. C., Gregory A. M. A systematic review of variables associated with sleep paralysis. *Sleep Med. Rev.*, 2018;38:141-157.
22. Takeuchi T., Miyasita A., Sasaki Y., Inugami M., Fukuda K. Isolated sleep paralysis elicited by sleep interruption. *Sleep*, 1992;15:217-225.
23. Schenck C. H., Bundlie S. R., Ettinger M. G., Mahowald M. W. Chronic behavioral disorders of human REM sleep: a new category of parasomnia. *Sleep*, 1986;9:293-308.
24. Bourgouin P. A., Rahayel S., Gaubert M., Arnaldi D., Hu M., Heidelbreder A., Temillard-Pelchat D., Terzaghi M., Gagnon J. F.

Neuroimaging of rapid eye movement sleep behaviour disorder. *Int. Rev. Neurobiol.*, 2019;144:185-210.
25. Schenck C. H., Mahowald M. W. REM sleep behaviour disorder: clinical, developmental, and neuroscience perspectives 16 years after its formal identification in sleep. *Sleep*, 2002;25:120-130.
26. Cooray N., Andreotti F., Lo C., Symmonds M., Hu M. T. M., De Vos M. Detection of REM sleep behaviour disorder by automated polysomnography analysis. *Clin. Neurophysiol.*, 2019;130:505-514.
27. Jouvet M., Delorme F. Locus cœruleus et sommeil paradoxal. *C. R. Soc. Biol.*, 1965;159:895-899.
28. Vetrugno R., Provini F., Plazzi G., Vignatelli L., Lugaresi E., Montagna P. Catathrenia (nocturnal groaning): a new type of parasomnia. *Neurology*, 2001;56:681-683.
29. Guilleminault C., Hagen C. C., Khaja A. M. Catathrenia: parasomnia or uncommon feature of sleep-disordered breathing? *Sleep*, 2008;31:132-139.
30. Alonso J., Camacho M., Chhetri D. K., Guilleminault C., Zaghi S. Catathrenia (nocturnal groaning): a social media survey and state-of-the-art review. *J. Clin. Sleep Med.*, 2017;13:613-622.
31. Trajanovic N. N., Shapiro C. M., Milovanovic S. Sleep-laughing – hypnogely. *Can. J. Neurol. Sci.*, 2013;40:536-539.

CHAPITRE 7

Entre hypersomnies, insomnies, troubles des rythmes circadiens et parasomnies, le sommeil dans la maladie du sommeil ou trypanosomose humaine africaine

1. Buguet A., Gati R., Sèvre J. P., Develoux M., Bogui P., Lonsdorfer J. 24-hour polysomnographic evaluation in a patient with sleeping sickness. *Electroencephalogr. Clin. Neurophysiol.*, 1989;72:471-478.
2. Buguet A., Moukassa D. Environnement et maladies transmissibles au Congo. *Rev. Neurol. (Paris)*, 2015;171S:A177.
3. Buguet A., Bourdon L., Bouteille B., Cespuglio R., Vincendeau P., Radomski M. W., Dumas M. The duality of sleeping sickness: focusing on sleep. *Sleep Med. Rev.*, 2001;5:139-153.
4. Buguet A., Louis F., Bouteille B., Cespuglio R. *Diagnostic de la trypanosomose humaine africaine (maladie du sommeil)*. Saarbrücken: Éditions universitaires européennes, 2011.
5. Buguet A., Cespuglio R., Bouteille B. Trypanosomose humaine africaine. In: *Les troubles du sommeil*, 2e édition. Billiard M., Dauvilliers Y., Éditeurs. Issy-Les-Moulineaux: Elsevier Masson SAS, 2012: 399-406.

6. Bouteille B., Buguet A. The detection and treatment of human African trypanosomiasis. *Res. Rep. Trop. Med.*, 2012;3:35-45.
7. Bouteille B., Buguet A. Human African Trypanosomiasis. In: *Encyclopedia of the Neurological Sciences*, 2nd edition, vol. 2. Aminoff M. J., Daroff R. B., Editors. Oxford: Academic Press, 2014: 618-624.
8. Laveran A., Mesnil F. Recherches morphologiques et expérimentales sur le trypanosome du nagana ou maladie de la mouche tsétsé. *Annales Institut Pasteur*, 1902;16(1):1-55.
9. Vanhamme L., Paturiaux-Hanocq F., Poelvoorde P., Nolan D. P., Lins L., Van Den Abbeele J., Pays A., Tebabi P., Van Xong H., Jacquet A., Moguilevsky N., Dieu M., Kane J. P., De Baetselier P., Brasseur R., Pays E. Apolipoprotein L-I is the trypanosome lytic factor of human serum. *Nature*, 2003;422:83–87.
10. Welburn S. C., Picozzi K., Fèvre E. M., Coleman P. G., Odiit M., Carrington M., Maudlin I. Identification of human-infective trypanosomes in animal reservoir of sleeping sickness in Uganda by means of serum-resistance-associated (*SRA*) gene. *Lancet*, 2001;358(9298):2017-2019.
11. Fontaine F., Lecordier L., Vanwalleghem G., Uzureau P., Van Reet N., Fontaine M., Tebabi P., Vanhollebeke B., Büscher P., Pérez-Morga D., Pays E. APOLs with low pH dependence can kill all African trypanosomes. *Nat. Microbiol.*, 2017;2:1500-1056.
12. Reichholf J. *L'émergence de l'homme*, trad. Étoré J. Paris: Flammarion, 1991.
13. Villanea F. A., Schraiber J. G. Multiple episodes of interbreeding between Neanderthal and modern humans. *Nat. Ecol. Evol.*, 2019;3:39-44.
14. Muhanguzi D., Mugenyi A., Bigirwa G., Kamusiime M., Kitibwa A., Akurut G. G., Ochwo S., Amanyire W., Okech S. G., Hattendorf J., Tweyongyere R. African animal trypanosomiasis as a constraint to livestock health and production in Karamoja region: a detailed qualitative and quantitative assessment. *BMC Vet. Res.*, 2017;13:355.
15. Murray M., Morrison W. I., Whitelaw D. D. Host susceptibility to African trypanosomiasis: trypanotolerance. *Adv. Parasitol.*, 1982;21:1-68.
16. Abou Zeïd Abd er-Rahman Ibn Khaldûn. *Histoire des Berbères et des dynasties musulmanes de l'Afrique septentrionale, Volume 2*, trad. Baron de Slane. Paris: Librairie orientaliste Paul Geuthner, 1927.
17. Gomes Eanes de Zurara. *Chronique de Guinée (1453)*, trad. Bourdon L. Paris: Éditions Chandeigne, 2011.
18. Alvise Ca' da Mosto. *Voyages en Afrique noire (1455-1456)*, trad. Verrier F. Paris: Éditions Chandeigne, 2003.
19. Alexo de Abreu. *Tratado de las siete enfermedades*. Lisboa: Pedro Craesbeeck Impressor del Rey, 1623.

20. Léon l'Africain. *Description de l'Afrique : contenant les noms, la situation et des confins de toutes ses parties, leurs rivières, leurs villes & leurs habitations, leurs plantes & leurs animaux ; les mœurs, les coutumes, la langue, les richesses, la religion & le gouvernement de ses peuples*, trad. Dapper O. Amsterdam: Wolfgang, Waesberge, Boom & van Someren, 1686.
21. N'Diaye T. *La longue marche des peuples noirs*. Saint-Denis: Publibook, Littérature africaine, 2000.
22. Britten K. H., Thatcher T. D., Caro T. Zebras and biting flies: quantitative analysis of reflected light from zebra coats in their natural habitat. *PLoS One*, 2016;11(5):e0154504.
23. Caro T., Argueta Y., Briolat E. S., Bruggink J., Kasprowsky M., Lake J., Mitchell M. J., Richardson S., How M. Benefits of zebra stripes: behaviour of tabanid flies around zebras and horses. *PLoS One*, 2019;14(2):e0210831.
24. Baldacchino F., Desquesnes M., Mihok S., Foil L. D., Duvallet G., Jittapalapong S. Tabanids: neglected subjects of research, but important vectors of disease agents! *Infect. Genet. Evol.*, 2014;28:596-615.
25. Atkins J. *The Navy surgeon or, a practical system of surgery*. London, Caesar Ward and Richard Chandler, 1734.
26. Miller J. C. *Way of death: merchant capitalism and the Angolan slave trade, 1730-1830*. Madison, WI: University of Wisconsin Press, 15 March 1997.
27. Winterbottom T. *An account of the native Africans in the neighbourhood of Sierra Leone*. London: Frank Cass and Co., 1803; 2nd Edition, 1969.
28. Moreau de Jonnès A. *Recherches statistiques sur l'esclavage colonial et sur les moyens de le supprimer*. Paris : Imprimerie de Bourgogne et Martinet, 1812.
29. Clarke R. Observations on the disease lethargus: with cases and pathology. *Gaz. Med. London*, 1840:970-976. And: Clark R. Observations on the pathology of lethargus: with cases. *London Edinburgh Monthly J.*, 1842;4:322-333. Note de l'auteur *: C'est le même auteur, mais l'orthographe du nom a changé !*
30. Lugenbeel J. W. *Sketches of Liberia: comprising a brief account of the geography, climate, productions, and diseases of the Republic of Liberia*. Washington: C. Alexander, Printer, 1850.
31. Daniell W. F. *Sketches of the medical topography of native diseases of the Gulf of Guinea Western Africa*. London: Samuel Highley, 1849.
32. Cumming R. G. *Five years of a hunter's life in the far interior of South Africa, Volume 2*. New York: Harper and Brothers, Publishers, 1874.
33. Livingstone D. *Missionary travels in South Africa, Volume 1*. London, 1857. Reedited at Santa Barbara: The Narrative Press, 2001.
34. Barth H. *Travels and discoveries in North and Central Africa being a journal of an expedition undertaken under the auspices of H. B. Majesty's*

Government in the years 1849-1855. New York: Harper & Brothers, Publishers, 1857.

35. Dangaix C. Sur l'hypnosie ou maladie du sommeil. *Moniteur Sci. Med. Pharma. 2e série*, 1861;3:787-789.
36. Nicolas A. De la maladie du sommeil. *Gaz. Hebd. Med. Chir.*, 1861;8:670-673.
37. Dutroulau, A. F. *Traité des maladies des Européens dans les pays chauds (régions tropicales). Climatologie et maladies communes, maladies endémiques*. Paris: J.-B. Baillère et Fils, Libraires de l'Académie impériale de médecine, 1868.
38. Carles J. *De l'émigration. Relation médico-hygiénique de cinq voyages à l'émigration africaine et indienne de 1858 à 1862*. Montpellier: Thèse de doctorat en médecine, Université de Montpellier, 1863.
39. Griffon du Bellay. Rapport médical sur le service de l'hôpital du Gabon. *Arch. Med. Nav.*, 1864;1:400-401.
40. Corre A. *Traité clinique des maladies des pays chauds*. Paris: Octave Doin, Éditeur, 1887.
41. Calmette A. La maladie du sommeil et les rapports avec la pellagre. *Arch. Med. Nav.*, 1888;5:321-339.
42. Mackenzie S. Negro lethargy. *Lancet*, 1890;136(3508):1100-1101. And: Mackenzie S. "Negro lethargy", or "sleeping sickness" of Africa. *Br. Med. J.*, 1890;Nov. 22:1161-1162. *Note de l'auteur : Les deux articles ont été publiés en même temps.*
43. Manson P. A clinical lecture on the sleeping sickness delivered at Charing Cross Hospital, October 1898. *Br. Med. J.*, 1898;2(1979):1672-1677.
44. Fèvre E. M., Coleman P.G., Welburn S. C., Maudlin I. Reanalyzing the 1900-1920 sleeping sickness epidemic in Uganda. *Emerg. Infect. Dis.*, 2004;10:567-573.
45. Brault J. La maladie du sommeil. In: *Traité pratique des maladies des pays chauds et tropicaux*. Brault J., éditeur. Paris: Librairie J. B. Baillère et Fils, 1900: 504-515.
46. Joubert J. J., Schutte C. H. J., Irons D. J., Fripp P. J. Ubombo and the site of David Bruce's discovery of *Trypanosoma brucei*. *Trans. Roy. Soc. Trop. Med.*, 1993;87:494-495.
47. Bruce D. *Preliminary report on the tsetse fly disease or nagana in Zululand*. Durban: Bennett & Davis, 1895.
48. Bruce D. *Further report on the tsetse fly disease or nagana in Zululand, Ubombo, 29 May 1896*. London: Harrison & Sons, 1896.
49. Laveran A., Mesnil F. *Trypanosomes et trypanosomiases*. Paris: Masson et Cie, Éditeurs, 1904.
50. Laveran A., Mesnil F. *Trypanosomes et trypanosomiases, Deuxième édition*. Paris: Masson et Cie, Éditeurs, 1912.

51. Stanley H. M. *Dans les ténèbres de l'Afrique*, trad. avec autorisation de l'auteur. Paris: Librairie Hachette et Cie, 1890.
52. Lugard F. D. *The dual mandate in British tropical Africa*. Edinburgh, London: William Blackwood and Sons, 1922.
53. Le rapport Brazza. *Mission d'enquête du Congo : rapport et documents (1905-1907). Mission Pierre Savorgnan de Brazza, Commission Lanessan*. Neuvy-en-Champagne: Le passager clandestin, 2014.
54. Bory P. *Les explorateurs de l'Afrique, Nachtigal, Galliéni, Stanley, de Brazza, Samuel Baker, Georges Revoil, etc*. Tours: Alfred Mame et Fils, 1890.
55. Dutton J. E., Todd J. H. Researches on trypanosomiasis in West Africa. *Br. Med. J.*, 1903;2(2229):650-652.
56. Bettencourt A., Kopke A., Rezende J. G. D., Mendes A. C. *La maladie du sommeil. Rapport présenté au ministère de la marine et des colonies par la mission envoyée en Afrique occidentale portugaise*. Lisbonne: Imprimerie de Libanio da Silva, 1903.
57. Martin G., Lebœuf, Roubaud. *Rapport de la mission d'études de la maladie du sommeil au Congo français 1906-1908*. Paris, Masson et Cie Éditeurs, 1909. *Note de l'auteur : Comme souvent à cette époque, le prénom des auteurs était omis.*
58. Forde R. M. Some clinical notes on a European patient in whose blood a *Trypanosoma* was observed. *J. Trop. Med.*, 1902;5:261-263.
59. Dutton J. E. *Preliminary note upon a trypanosome occurring in the blood of man*. Thompson Yates Laboratory Report, 4;2:455-567. Liverpool: Liverpool University Press, 1902.
60. Joyeux C., Sicé A. *Précis de médecine coloniale*, Seconde édition. Paris: Masson et Cie, 1937.
61. Castellani A. On the discovery of a species of trypanosome in the cerebrospinal fluid of cases of sleeping sickness. *Lancet*, 1903;161(4164):1735-1736.
62. Du Bourg de Bozas P. M. R. *Mission scientifique Du Bourg de Bozas, de la mer Rouge à l'Atlantique à travers l'Afrique tropicale (octobre 1900-mai 1903). Carnets de route*. Paris: F. R. de Rudeval, Éditeur, 1906.
63. Sambon L. The elucidation of sleeping sickness. *Trans. Epidemiol. Soc. London*, 1904;23:16-78.
64. Fantham H. B., Thomson J. G. Enumerative studies on *Trypanosoma gambiense* and *T. rhodesiense* in rats, guinea-pigs, and rabbits: periodic variations disclosed (preliminary note). *Roy. Soc. Proc. B*, 1911;83:206-211.
65. Headrick D. R. Sleeping sickness epidemics and colonial responses in East and Central Africa, 1900-1940. *PLoS Negl. Trop. Dis.*, 2014;8(4):e2772.
66. Barrett M. P. The fall and rise of sleeping sickness. *Lancet*, 1999;353(9159):1113-1114.

67. World Health Organization. *Control and surveillance of African trypanosomiasis. Report of a WHO Expert Committee. Report No.: WHO Technical Report Series 881*. Geneva: World Health Organization, 1998.
68. Jannin J., Simarro P. P., Louis F. J. Le concept de maladie négligée. *Med. Trop.*, 2003;63:219-221.
69. Barrett M. P. The rise and fall of sleeping sickness. *Lancet*, 2006;367(9520):1377-1378.
70. World Health Organization. *Report of a WHO meeting on elimination of African trypanosomiasis (Trypanosoma brucei gambiense), Geneva, 3-5 December 2012*. Geneva: World Health Organization, 2013.
71. Murray C. J. L. Quantifying the burden of disease: the technical basis for disability-adjusted life years. *Bull. WHO*, 1994;72:429-445.
72. Fèvre E. M., Wissmann B. V., Welburn S. C., Lutumba P. The burden of human African trypanosomiasis. *PLoS Negl. Trop. Dis.*, 2008;2(12):e333.
73. Lutumba P., Makieva E., Shaw A., Meheus F., Boelaert M. Human African trypanosomiasis in a rural community, Democratic Republic of Congo. *Emerg. Infect. Dis.*, 2007;13:248-254.
74. Integrated Regional Information Networks, IRIN. *Tsetse fly costs agriculture billions every year*. IRIN News, 12 May 2009. http://www.irinnews.org/news/2009/05/12/tsetse-fly-costs-agriculture-billions-every-year.
75. Pépin J., Milord F. The treatment of human African trypanosomiasis. *Adv. Parasitol.*, 1994;33:1-47.
76. Barrett M. P., Boykin D. W., Brun R., Tidwell R. R. Human African trypanosomiasis: pharmacological re-engagement with a neglected disease. *Br. J. Pharmacol.*, 2007;152:1155-1171.
77. Priotto G., Kasparian S., Mutombo W., Ghorashian S., Arnold U., Ghabri S., Baudin E., Buard V., Kazadi-Kyanza S., Ilunga M., Mutangala W., Pohlig G., Schmid C., Karunakara U., Torreele E., Kande V. Nifurtimox-eflornithine combination therapy for second-stage African *Trypanosoma brucei gambiense* trypanosomiasis: a multicentre, randomised, phase III, non-inferiority trial. *Lancet*, 2009;374(9683):56-64. *Note de l'auteur : À la suite de cette publication, l'OMS a inscrit la combinaison d'éflornithine et nifurtimox dans sa « Liste des médicaments essentiels » pour le traitement de la trypanosomiase humaine africaine, lors du « 17th Expert Committee on the selection and use of essential medicines » qui s'est tenu du 23 au 27 mars 2009 à Genève.*
78. Brun R., Don R., Jacobs R. T., Wang M. Z., Barrett M. P. Development of novel drugs for human African trypanosomiasis. *Future Microbiol.*, 2011;6:677-691.
79. Pollastri M. P. Fexinidazole: a new drug for African sleeping sickness on the horizon. *Trends Parasitol.*, 2018;34:178-179.

80. Bottieau E., Clerinx J. Human African trypanosomiasis: progress and stagnation. *Infect. Dis. Clin. North Am.*, 2019;33:61-77.
81. Barrett M. P., Vincent I. M., Burchmore R. J. S., Kazibwe A. J. N., Matovu E. Drug resistance in human African trypanosomiasis. *Future Microbiol.*, 2011;6:1037-1047.
82. Magnus E., Vervoort T., Van Meirvenne N. A card agglutination test with stained trypanosomes (C.A.T.T.) for the serological diagnosis of *T. b. gambiense* trypanosomes. *Ann. Soc. Belg. Med. Trop.*, 1978;58:169-176.
83. Lumsden W. R., Kimber C. D., Evans D. A., Doig S. J. *Trypanosoma brucei:* miniature anion-exchange centrifugation technique for detection of low parasitaemias: adaptation for field use. *Trans. Roy. Soc. Trop. Med. Hyg.*, 1979;73:312-317.
84. Bouteille B., Mpandzou G., Cespuglio R., Ngampo S., Peeling R. W., Vincendeau P., Buguet A. Cerebrospinal fluid B lymphocyte identification for diagnosis and follow-up in human African trypanosomiasis. *Trop. Med. Int. Health*, 2010;15:454-461.
85. Buguet A., Bisser S., Josenando T., Chapotot F., Cespuglio R. Sleep structure: a new diagnostic tool for stage determination in sleeping sickness. *Acta Trop.*, 2005;93:107-117.
86. Buguet A., Chapotot F., Ngampo S., Bouteille B., Cespuglio R. Management of African trypanosomiasis of the CNS: polysomnography as a noninvasive staging tool. *Future Neurol.*, 2012;7:453-472.
87. Cespuglio R., Amrouni D., Raymond E. F., Bouteille B., Buguet A. Cerebral inducible nitric oxide synthase protein expression in microglia, astrocytes and neurons in *Trypanosoma brucei brucei*-infected rats. *PLoS One*, 2019;14(4):e0215070. <u>Note de l'auteur</u> : *Enzyme qui permet la production de NO à la suite d'une induction provoquée par la présence du trypanosome dans le système nerveux central, la NO synthase inductible cérébrale (iNOS) est exprimée par les neurones qui se trouvent au sein du parenchyme cérébral. Inversement, elle est exprimée par les cellules microgliales et les astrocytes au niveau des zones proches de la barrière hématoencéphalique. La dualité exprimée au niveau du système nerveux central pourrait indiquer une action de lutte contre l'agresseur, rôle des cellules gliales, et une action réparatrice, rôle des neurones.*
88. Capewell P., Atkins K., Weir W., Jamonneau V., Camara M., Clucas C., Swar N. R. K., Ngoyi D. M., Rotureau B., Garside P., Galvani A. P., Bucheton B., MacLeod A. Resolving the apparent transmission paradox of African sleeping sickness. *PLoS Biol.*, 2019;17(1):e3000105.
89. Njiokou F., Nimpaye H., Simo G., Njitchouang G. R., Asonganyi T., Cuny G., Herder S. Domestic animals as potential reservoir hosts of *Trypanosoma brucei gambiense* in sleeping sickness foci in Cameroon. *Parasite*, 2010;17:61-66.
90. Watier-Grillot S., Herder S., Marié J. L., Bourry O., Cuny G., Davoust B. Enquête sur l'infection du chien par *Trypanosoma* spp. au Gabon et

implications épidémiologiques concernant la maladie du sommeil. *Med. Sante Trop.*, 2016;26:221-223.

91. Cordon-Obras C., Rodriguez Y. F., Fernandez-Martinez A., Cano J., Ndong-Mabale N., Ncogo-Ada P., Ndongo-Asumu P., Aparicio P., Navarro M., Benito A., Bart J. M. Molecular evidence of a *Trypanosoma brucei gambiense* sylvatic cycle in the human African trypanosomiasis foci of Equatorial Guinea. *Front. Microbiol.*, 2015;6:765.
92. Okoth J. O. Tsetse and trypanosomiasis control problems in South-East Uganda: past, present and alternative strategies. *Schweiz. Med. Wochenschr.*, 1999;129:1091-1098.
93. Gouteux J. P., Le Gall F., Guillerme J. M., Demba D. Traitement épicutané (Pour on et Spot on) du bétail contre *Glossina fuscipes fuscipes* en République centrafricaine. *Vet. Res.*, 1996;27:273-284.
94. Cattand P. L'épidémiologie de la trypanosomiase humaine africaine: une histoire multifactorielle complexe. *Med. Trop.*, 2001;61:313-322.
95. Louis F. J., Bouteille B., Simarro P. P., Buguet A. Résurgence de la maladie du sommeil. In: *Le risque biologique*. Curé M., coordinateur. Paris: Masson, 2004: 85-102.
96. Simarro P. P., Cecchi G., Paone M., Franco J. R., Diarra A., Ruiz J. A., Fèvre A. M., Courtin F., Mattioli R. C., Jannin J. G. The Atlas of human African trypanosomiasis: a contribution to global mapping of neglected tropical diseases. *Int. J. Health Geogr.*, 2010;9:57.
97. Franco J. R., Cecchi G., Priotto G., Paone M., Diarra A., Grout L., Simarro P. P., Zhao W., Argaw D. Monitoring the elimination of human African trypanosomiasis: update to 2016. *PLoS Negl. Dis.*, 2018;12(12):e0006890.
98. Da Costa B. F. B. *Travaux sur la maladie du sommeil. L'assainissement, la statistique, les services hospitaliers et la brigade officielle. L'île du Prince*. Lisbonne: A Editora Limitada, 1913.
99. Roubaud E. La lutte contre la maladie du sommeil à l'île du Prince. *Ann. Géogr.*, 1918;27:144-147.
100. Abd-Alla A. M. M., Bergoin M., Parker A. G., Maniania N. K., Vlak J. M., Bourtzis K., Boucias D. G., Aksoy S. Improving Sterile Insect Technique (SIT) for tsetse flies through research on their symbionts and pathogens. *J. Invertebr. Pathol.*, 2013;112(Suppl.):S2-S10.
101. Vreysen M. J. B., Saleh K., Mramba F., Parker A., Feldmann U., Dyck V. A., Msangi A., Bouyer J. Sterile insects to enhance agricultural development: the case of sustainable tsetse eradication on Unguja Island, Zanzibar using an area-wide integrated pest management approach. *PLoS Negl. Trop. Dis.*, 2014;8:e2857.
102. Bassène M. D., Seck M. T., Pagabelequem S., All A. G., Sall B., Vreysen M. J. B., Gimonneau G., Bouyer J. Competitiveness and survival of two strains of *Glossina palpalis gambiensis* in an urban area of Senegal. *PLoS Negl. Trop. Dis.*, 2017;11(12):e0006172.

103. Isaac C., Ohiolei J. A., Ebhodaghe F., Igbinosa I. B., Eze A. A. Animal African trypanosomiasis in Nigeria: a long way from elimination/eradication. *Acta Trop.*, 2017;176:323-331.
104. Bouyer J., Carter N. H., Batavia C., Nelson M. P. The ethics of eliminating harmful species: the case of the tsetse fly. *Bioscience*, 2019;69:125-135.
105. Woo P. T. K. The haematocrit centrifuge technique for the diagnosis of African trypanosomiasis. *Acta Trop.*, 1970;27:384-386.
106. Broden A., Rhodain J. Le liquide cérébro-spinal dans la trypanosomiase humaine. *Bull. Soc. Path. Ex.*, 1908;1: 496-499.
107. Amrouni D., Gautier-Sauvigné S., Meiller A., Vincendeau P., Bouteille B., Buguet A., Cespuglio R. Cerebral and peripheral changes occurring in nitric oxide (NO) synthesis in a rat model of sleeping sickness: identification of brain iNOS expressing cells. *PLoS One*, 2010;5(2):e9211.
108. Vincendeau P., Bouteille B. Immunology and immunopathology of African trypanosomiasis. *An. Acad. Bras. Cienc.*, 2006;78:645-665.
109. Gobert A. P., Daulouède S., Lepoivre M., Boucher J. L., Bouteille B., Buguet A., Cespuglio R., Veyret B., Vincendeau P. L-arginine availability modulates local nitric oxide production and parasite killing in experimental trypanosomiasis. *Infect. Immun.*, 2000;68:4653-4657.
110. Amrouni D., Meiller A., Gautier-Sauvigné S., Piraud M., Bouteille B., Vincendeau P., Buguet A., Cespuglio R. Cerebral changes occurring in arginase and dimethylarginine dimethylaminohydrolase (DDAH) in a rat model of sleeping sickness. *PLoS One*, 2011;6(3):e16891.
111. Rhind S. G., Sabiston B. H., Shek P. N., Buguet A., Muanga G., Stanghellini A., Dumas M., Radomski M. W. Effect of melarsoprol treatment on circulating IL-10 and TNF-α levels in human African trypanosomiasis. *Clin. Immunol. Immunopathol.*, 1997;83:185-189.
112. Kérandel J. Un cas de trypanosomiase chez un médecin (auto-observation). *Bull. Soc. Path. Ex.*, 1910;3:642-662.
113. Martin L., Darré H. Trypanosomiase chez les Blancs. *Bull. Soc. Path. Ex.*, 1908;1:569-575.
114. Kristensson K., Bentivoglio M. Pathology of African trypanosomiasis. In: *Progress in human African trypanosomiasis sleeping sickness*. Dumas M., Bouteille B., Buguet A., Editors. Paris: Springer, 1999: 157–181.
115. Masocha W., Kristensson K. Human African trypanosomiasis: how do the parasites enter and cause dysfunctions of the nervous system in murine models? *Brain Res. Bull.*, 2019;145:18-29.
116. Darsaud A., Bourdon L., Mercier S., Chapotot F., Bouteille B., Cespuglio R., Buguet A. Twenty-four hour disruption of the sleep-wake cycle and sleep-onset REM-like episodes in a rat model of African trypanosomiasis. *Sleep*, 2004;27:42-46.

117. Chevrier C., Canini F., Darsaud A., Cespuglio R., Buguet A., Bourdon L. Clinical assessment of the entry into neurological state in rat experimental African trypanosomiasis. *Chronobiology Int.*, 2005;22:237-251.
118. Lhermitte J. *La maladie du sommeil et les narcolepsies.* Bruxelles: Établissements d'imprimerie L. Severeyns, 1910.
119. Bert J., Collomb H., Fressy J., Gastaud H. Étude électrographique du sommeil nocturne au cours de la trypanosomiase humaine africaine. In: *Le sommeil de nuit normal et pathologique, études électroencéphalographiques.* Fischgold H., Éditeur. Paris: Masson et Cie, 1965: 334-352.
120. Buguet A., Bert J., Tapie P., Tabaraud F., Doua F., Lonsdorfer J., Bogui P., Dumas M. Sleep-wake cycle in human African trypanosomiasis. *J. Clin. Neurophysiol.*, 1993;10:190-196.
121. Buguet A., Tapie P., Bert J. Reversal of the sleep-wake cycle disorder of sleeping sickness after trypanosomicide treatment. *J. Sleep Res.*, 1999;8:225-235.
122. Buguet A., Bourdon L., Bisser S., Chapotot F., Radomski M. W., Dumas M. La maladie du sommeil: trouble majeur des rythmes circadiens. *Med. Trop.*, 2001;61:328-339.
123. Buguet A. Is sleeping sickness a circadian disorder? The serotonergic hypothesis. *Chronobiol. Int.*, 1999;16:477-489.
124. Montmayeur A., Brosset C., Imbert P., Buguet A. Cycle veille-sommeil au décours d'une trypanosomose humaine africaine à *Trypanosoma brucei rhodesiense* chez deux parachutistes français. *Bull. Soc. Pathol. Ex.*, 1994;87:368-371.
125. Buguet A., Bouteille B., Picot S., Cespuglio R. *Le sommeil dans la maladie du sommeil : un développement décevant.* Huitièmes journées du Consortium anti-parasitaire et anti-fongique (CaPF), Lyon, 22-23 mars 2018.
126. Montmayeur A., Buguet A. Time-related changes in the sleep-wake cycle of rats infested with *Trypanosoma brucei brucei. Neurosci. Lett.*, 1994;168:172-174.
127. Kennedy P.G.E., Rodgers J. Clinical and neuropathogenetic aspects of human African trypanosomiasis. *Front. Immunol.*, 2019;10:39.
128. Bottieau E., Clerinx J. Human African trypanosomiasis: progress and stagnation. *Infect. Dis. Clin. Am.*, 2019;33:61-77.
129. Deeks E. D. Fexinidazole: first global approval. *Drugs*, 2019;79:215-220. <u>Note de l'auteur</u> *: Il s'agit du premier traitement oral capable de traiter les deux stades de la maladie du sommeil à T. b. gambiense. Il procure l'espoir qu'un jour prochain on pourra éliminer sinon éradiquer la maladie, en conjonction avec la lutte anti-vectorielle.*

130. World Health Organization. *WHO interim guidelines for the treatment of gambiense human African trypanosomiasis*. Geneva: World Health Organization, 2019.
131. Lindner AK, Lejon V, Chappuis F, Seixas J, Kazumba L, Barrett MP, Mwamba E, Erphas O, Akl EA, Villanueva G, Bergman H, Simarro P, Kadima Ebeja A, Priotto G, Franco JR. New WHO guidelines for treatment of *gambiense* human African trypanosomiasis including fexinidazole: substantial changes for clinical practice. *Lancet Infect Dis*. 2020;20(2):e38-46.
132. Pelfrene E., Allchurch M. H., Ntamabyaliro N., Nambasa V., Ventura F. V., Nagercoil N., Cavaleri M. The European Medicines Agency's scientific opinion on oral fexinidazole for human African trypanosomiasis. *PLoS Negl. Trop. Dis.*, 2019;13(6):e0007381.
133. de Koning HP. The drugs of sleeping sickness: their mechanisms of action and resistance, and a brief history. *Trop. Med. Infect. Dis.*, 2020;5(1):14.
134. *Note de l'auteur : Les contrats obtenus par notre groupe de travail sur la maladie du sommeil sont les suivants. i) Projet de recherche sur la maladie du sommeil, ministère de la Coopération (1989). ii) Organisation mondiale de la santé, TDR ID 910048 (T70/181/77) du 15 décembre 1991 : « Rythmes circadiens immunologiques, hormonaux et des états de vigilance : marqueurs du stade de la maladie du sommeil ». iii) Organisation mondiale de la santé, T7/181/69 du 15 décembre 199 : « Cytokines et populations leucocytaires dans la maladie du sommeil ». iv) Projet de recherche n° 01 018675 01 établi dans le cadre du programme thématiques prioritaires de la Région Rhône-Alpes « Maladies émergentes et transmissibles, maladies parasitaires ». 2000-2003. v) Action de recherche en réseau « Le syndrome du cycle veille-sommeil dans la trypanosomiase humaine africaine : méthode non invasive de diagnostic du stade de la maladie, de validation de tests biologiques et de suivi de traitement », Agence universitaire de la Francophonie. 2004-2005. vi) Technical Services Agreement # T7/83/2 « The polysomnographic syndrome in human African trypanosomiasis (HAT) as a non-invasive technique for the diagnosis of evolutionary stages of sleeping sickness, compared to diagnostic tests in development, and for the treatment efficacy follow-up ». Support in the research of human African trypanosomiasis (HAT) polysomnographic syndrome, of orexins and nitric oxide (NO) as potential diagnostic tools. World Health Organization, 2005-2006. vii) Action de recherche en réseau « Le syndrome du cycle veille-sommeil dans la trypanosomiase humaine africaine : méthode non invasive de diagnostic du stade de la maladie, de validation de tests biologiques et de suivi de traitement », Agence universitaire de la Francophonie. 2005-2006. viii) Projet*

UNICEF/UNDP/World Bank/WHO Special Programme for Research and Training in Tropical Diseases (TDR) N° A50468 « Polysomnography, electrochemistry, immunology & neuroanatomy to the diagnosis of Human African Trypanosomiasis ». 2006, 2007, 2008. ix) Projet UNICEF/UNDP/World Bank/WHO Special Programme for Research and Training in Tropical Diseases (TDR) N° A50468 « Polysomnography, electrochemistry, immunology & neuroanatomy to the diagnosis of Human African Trypanosomiasis. Integration of the identification of CSF B lymphocytes in staging tests », 2009.

135. *Note de l'auteur : Ma reconnaissance va aussi aux sociétés, organisations et associations qui ont soutenu l'action de notre équipe. Je citerai et remercierai les partenaires suivants : la société ELIS-France, alors dirigée par le regretté Robert Roussillat, qui a financé notre première action en Côte d'Ivoire en complément du soutien du ministère de la Coopération (France) ; les compagnies aériennes Air Afrique et UTA pour leur aide au transport de nos équipements et Air France pour l'approvisionnement en carboglace ; le Defence and Civil Institute of Environmental Medicine (Defence Research Establishment Toronto, aujourd'hui) à Toronto, Ontario, Canada, a pris en charge une grande partie des études immunologiques et endocriniennes ; le Laboratoire de physiologie et de psychologie environnementales du Centre national de la recherche scientifique de Strasbourg, pour sa collaboration dans les études sur les modifications endocriniennes ; le Centre international de recherches médicales de Franceville au Gabon, qui a assuré la collaboration de chercheurs et le transport d'une partie des échantillons biologiques vers la France ; l'Association pour l'étude du sommeil en laboratoire et en environnements extrêmes par polysomnographie, qui a participé au financement des investigations en Côte d'Ivoire ; l'Ambassade France en Angola et l'Instituto de Combate e Controlo das Tripanossomiases, Luanda, pour les études conduites en Angola de 2001 à 2003.*
136. Burton A. Sleeping sickness in West and Central Africa: is eradication just skin deep? *Lancet Neurol.*, 2019;18:332-333.
137. Sutherland C. S., Tediosi F. Is the elimination of 'sleeping sickness' affordable? Who will pay the price? Assessing the financial burden for the elimination of human African trypanosomiasis *Trypanosoma brucei gambiense* in sub-Saharan Africa. *BMJ Glob. Health*, 2019;4:e001173.

CHAPITRE 8

Le sommeil dans les autres maladies infectieuses

1. World Health Organization. *World Malaria Report 2018.* https://www.who.int/malaria/publications/world-malaria-report-2018/en/, accédé le 30 novembre 2018.
2. Tse E. G., Korsik M., Todd M. H. The past, present and future of anti-malarial medicines. *Malar. J.*, 2019;18:93.
3. Buguet A., Vincendeau P., Bouteille B., Burlet S., Cespuglio R. Nitric oxide in murine malaria: divergent roles in blood and brain suggested by voltammetric measures. *Trans. Roy. Soc. Trop. Med. Hyg.*, 1999;93:663-664.
4. Kaiser K., Texier A., Ferrandiz J., Buguet A., Muller A., Latour C., Peyron F., Cespuglio R., Picot S. Recombinant erythropoietin prevents the death of mice during cerebral malaria. *J. Infect. Dis.*, 2006;193:987-995.
5. Lungato L., Gazarini M. L., Paredes-Gamero E. J., Tufik S., D'Almeida V. Paradoxical sleep deprivation impairs mouse survival after infection with malaria parasites. *Malar. J.*, 2015;14:183.
6. Taheri S., Mignot E. The genetics of sleep disorders. *Lancet Neurol.*, 2002;1:242-250.
7. Ahmad Z., Moustafa Y. W., Stiller J. W., Pavlovich M. A., Raheja U. K., Gragnoli C., Snitker S., Nazem S., Dagdag A., Fang B., Fuchs D., Lowry C. A., Postolache T. T. Sleep onset insomnia, daytime sleepiness and sleep duration in relationship to *Toxoplasma gondii* IgG seropositivity and serointensity. *Pteridines*, 2017;28:195-204.
8. Corona C. C., Zhang M., Wadhawan A., Daue M., Groer M. W., Dagdag A., Lowry C. A., Holsington A. J., Ryan K. A., Stiller J. W., Fuchs D., Mitchell B. D., Postolache T. T. *Toxoplasma gondii* IgG associations with sleep-wake problems, sleep duration and timing. *Pteridines*, 2019;30:1-9.
9. Mørch K., Hanevik K., Rivenes A. C., Bødtker J. E., Næss H., Stubhaug B., Wensaas K. A., Rortveit G., Eide G. E., Hausken T., Langeland N. Chronic fatigue syndrome 5 years after giardiasis: differential diagnoses, characteristics and natural course. *B. M. C. Gastroenterol.*, 2013;13:28.
10. Hunskar G. S., Bjorvatn B., Wensaas K. A., Hanevik K., Eide G. E., Langeland N., Rortveit G. Excessive daytime sleepiness, sleep need and insomnia 3 years after *Giardia* infection: a cohort study. *Sleep Health*, 2016;2:154-158.
11. Watson N. F., Doherty M. J., Zunt J. R. Secondary narcolepsy following neurocysticercosis infection. *J. Clin. Sleep Med.*, 2005;1:41-42.
12. Abdo T., Patel G., Cross C. D., Jones K. R. *Neurocycticercosis: a forgotten cause of secondary narcolepsy.* American Thoracic Society 2017 International Conference, Poster A80-B. Case Reports in Sleep

Medicine, May 19-24, 2017, Washington, DC. *Am. J. Respir. Crit. Care Med.*, 2017;195:A2599.
13. Buguet A., Bouteille B., Cespuglio R., Chapotot F. Maladies infectieuses et sommeil. In: *Les troubles du sommeil.* Billiard M., Dauvilliers Y., Éditeurs. Paris: Masson, 2005: 309-323.
14. Chedid L., Audibert F., Lefrancier P., Choay J., Lederer E. Modulation of the immune response by a synthetic adjuvant and analogs. *Proc. Natl. Acad. Sci. U. S. A.*, 1976;73:2472-2475.
15. Krueger J. M., Pappenheimer J. R., Karnovsky M. L. Sleep-promoting factor S: purification and properties (slow-wave sleep/neurohumoral regulation of sleep). *Proc. Natl. Acad. Sci. U. S. A.*, 1978;75:5235-5238.
16. Toth L. A., Krueger J. M. Alteration of sleep in rabbits by *Staphylococcus aureus* infection. *Infect. Immun.*, 1988;56:1785-1791.
17. Krueger J. M., Opp M. R. Sleep and microbes. In: *International review of Neurobiology, Vol. 131.* Cryan J. F. and Clarke G., Editors. Burlington: Academic Press, 2016: 207-225.
18. Schmidt H., Cohrs S., Heinemann T., Goerdt C., Djukic M., Heimann B., Wallesch C. W., Nau R. Sleep disorders are long-term sequelae of both bacterial and viral meningitis. *J. Neurol. Neurosurg. Psychiatry*, 2006;77:554-558.
19. Pardasani V., Shukla G., Singh S., Goyal V., Behari M. Abnormal sleep-wake cycles in patients with tuberculous meningitis: a case-control study. *J. Neurol. Sci.*, 2008;269:126-132.
20. Voderholtzer U., Riemann D., Gann H., Hornyak M., Juengling F., Schumacher M., Reincke M., von Herbay A., Nishino S., Mignot E., Berger M., Lieb K. Transient total sleep loss in cerebral Whipple's disease: a longitudinal study. *J. Sleep Res.*, 2002;11:321-329.
21. Weinstein E. R., Rebman A. W., Aucott J. N., Johnson-Greene D., Bechtold K. T. Sleep quality in well-defined Lyme disease: a critical cohort study in Maryland. *Sleep*, 2018;41(5):zsy035.
22. Moukassa D., Buguet A. Sleep diary approach of sleep-wake cycle disturbances in cholera. *Arch. Med.*, 2015;7(6):19.
23. World Health Organization. *Global Health Observatory Data on HIV/AIDS* [WWW Document]. World Health Organization, 2017. http://www.who.int/gho/hiv/en/, accédé en février 2018.
24. Santos I. K. D., de Azevado K. P. M., Melo F. C. M., de Lima, K. K. F., Pinto R. S., Dantas P. M. S., de Medeiros H. J., Knackfuss M. I. Lifestyle and sleep patterns among people living with and without HIV/AIDS. *Re. Soc. Bras. Med. Trop.*, 2018;51:513-517.
25. Millar B. M., Parsons J. T., Redline S., Duncan D. T. What's sleep got to do with it? Sleep health and sexual risk-taking among men who have sex with men. *AIDS Behav.*, 2019;23:572-579.
26. Tesoriero C., Del Gallo F., Bentivoglio M. Sleep and brain infections. *Brain Res. Bull.*, 2019;145:59-74.

27. Oshinaike O., Akinbami A., Ojelabi O., Dada A., Dosunmu A., Olabode S. J. Duality of sleep in an HIV population on antiretroviral therapy at an urban tertiary centre in Lagos, Nigeria. *Neurol. Res. Int.*, 2014;2014:298703.
28. Scherrer K. S., Relly C., Kackenberg A., Berger C., Paioni P. Case report: narcolepsy type 1 in an adolescent with HIV infection – coincidence or potential trigger? *Medicine (Baltimore)*, 2018;97(30):e11490.
29. Cespuglio R., Buguet A. Réflexions sur les narcolepsies postvaccinales et les narcolepsies de la maladie du sommeil – Are post-vaccine and sleeping sickness narcolepsies related? *Sci. Med. Afr.*, 2011;3:335-336.
30. Tesoriero C., Codita A., Zhang M. D., Cherninsky A., Karlsson H., Grassi-Zucconi G., Bertini G., Harkany T., Ljungberg K., Liljeström P., Hökfelt T. G. M., Bentivoglio M., Kristensson K. H1N1 influenza virus induces narcolepsy-like sleep disruption and targets sleep-wake regulatory neurons in mice. *Proc. Natl. Acad. Sci. U. S. A.*, 2015;113(3):E368-E377.
31. Buguet A. Spencer P. S., Roman G. C. Reis J. Environmental neurology in the tropics. *J. Neurol. Sci.*, 2020, in press.
32. Cauchemez S., Besnard M., Bompard P., Dub T., Guillemette-Artur P., Eyrolle-Guignot D., Salje H., Van Kerkhove M., Abadie V., Garel C., Fontanet A., Mallet H. P. Association between Zika virus and microcephaly in French Polynesia, 2013-2015: a retrospective study. *Lancet*, 2016;387(10033):2125-2132.
33. Cao-Lormeau V. M., Blake A., Mons S., Lastère S., Roche C., Vanhomwegen J., Dub T., Baudouin L., Tessier A., Larre P., Vial A. L., Choumet V., Halstead S. K., Willison H. J., Musset L., Manuguerra J. C., Despres P. L., Fournier E., Mallet H. P., Musso D., Fontanet A., Neil J., Ghawché F. Guillain-Barré syndrome outbreak associated with Zika virus infection in French Polynesia: a case-control study. *Lancet*, 2016;387(10027):1531-1539.
34. Arnulf I. Dream imagery, rapid eye movement sleep behavior disorder, and hallucinations. *Sleep Biol. Rhythms*, 2013;11(Suppl. 1):15-20.
35. Buguet A., Bouteille B., Moukassa D., Picot S., Cespuglio R. *Sommeil et maladies infectieuses, focus sur la maladie du sommeil*. Aubusson et Saint-Sulpice les Champs, Conférence, Tropiques en Marche 18-21 mai 2016.
36. Clément P., Sarda N., Cespuglio R., Gharib A. Potential role of inducible nitric oxide synthase in the sleep-wake states occurrence in old rats. *Neuroscience*, 2005;135:347-355.

Remerciements

À mon maître, Manny Radomski, « *Professor Emeritus* », University of Toronto. Cet exceptionnel grand manager m'a accueilli au Canada. Pendant trente ans, nous avons travaillé ensemble au Canada, en France et en Afrique. Il me fait l'honneur d'être pour moi plus qu'un ami, un grand frère.

À mon ami Raymond Cespuglio, spécialiste émérite de la recherche fondamentale sur le sommeil et le rôle joué par le monoxyde d'azote. Nous travaillons ensemble depuis trente ans sur la maladie du sommeil. Il m'a accueilli dans son laboratoire. Nous sommes toujours ensemble. Il m'a soutenu dans la rédaction de ce livre et en a commenté le manuscrit.

À mon ami le docteur Bernard Bouteille. Nous sommes également ensemble depuis trente ans et travaillons sur la maladie du sommeil. Il m'a soutenu dans mon projet de livre sur le sommeil, qu'il a accepté de lire et de commenter.

Au professeur Stéphane Picot, qui a bien voulu me faire une place dans son laboratoire à mon retour d'Afrique. Je lui en suis reconnaissant.

À mes relecteurs, Loïc et Mariella Guyomard, Françoise de Valence, ma fille, et mon ami le docteur Jérôme Vix, lui-même spécialiste du sommeil. Ils ont accepté de lire ces lignes et m'ont encouragé dans mon projet.

À mes enfants, avec une pensée particulière pour Blandine et Julien et à mes petits-enfants. À mes gendres.

À mes amis Michel Burfin et Éveline Vincozy, Martine et Robert Sbaffo, Karine Vix et Andrée Guillerault.

À mon très cher ami François Obanda, mon frère. J'ai fortement apprécié son intelligence et sa grande capacité de logisticien en brousse. Il m'a fait aimer son Congo. Et il a toujours cru en moi.

À mes anciens élèves et amis, les professeurs Rahamatou Gati Ouonkoye, de l'Université de Niamey, et Pascal Bogui de l'Université d'Abidjan, ainsi qu'aux docteurs Mahamane Sériba, un des managers du sport de la Francophonie, et Ghislain Armel Mpandzou, neurologue à Brazzaville.

À tous mes amis d'Afrique avec une pensée particulière pour les professeurs Donatien Moukassa et Bébène Damba-Banzouzi.

Table des matières

Structures éditoriales du groupe L'Harmattan

L'Harmattan Italie
Via degli Artisti, 15
10124 Torino
harmattan.italia@gmail.com

L'Harmattan Hongrie
Kossuth l. u. 14-16.
1053 Budapest
harmattan@harmattan.hu

L'Harmattan Sénégal
10 VDN en face Mermoz
BP 45034 Dakar-Fann
senharmattan@gmail.com

L'Harmattan Cameroun
TSINGA/FECAFOOT
BP 11486 Yaoundé
inkoukam@gmail.com

L'Harmattan Burkina Faso
Achille Somé – tengnule@hotmail.fr

L'Harmattan Guinée
Almamya, rue KA 028 OKB Agency
BP 3470 Conakry
harmattanguinee@yahoo.fr

L'Harmattan RDC
185, avenue Nyangwe
Commune de Lingwala – Kinshasa
matangilamusadila@yahoo.fr

L'Harmattan Congo
67, boulevard Denis-Sassou-N'Guesso
BP 2874 Brazzaville
harmattan.congo@yahoo.fr

L'Harmattan Mali
Sirakoro-Meguetana V31
Bamako
syllaka@yahoo.fr

L'Harmattan Togo
Djidjole – Lomé
Maison Amela
face EPP BATOME
ddamela@aol.com

L'Harmattan Côte d'Ivoire
Résidence Karl – Cité des Arts
Abidjan-Cocody
03 BP 1588 Abidjan
espace_harmattan.ci@hotmail.fr

L'Harmattan Algérie
22, rue Moulay-Mohamed
31000 Oran
info2@harmattan-algerie.com

L'Harmattan Maroc
5, rue Ferrane-Kouicha, Talaâ-Elkbira
Chrableyine, Fès-Médine
30000 Fès
harmattan.maroc@gmail.com

Nos librairies en France

Librairie internationale
16, rue des Écoles – 75005 Paris
librairie.internationale@harmattan.fr
01 40 46 79 11
www.librairieharmattan.com

Lib. sciences humaines & histoire
21, rue des Écoles – 75005 Paris
librairie.sh@harmattan.fr
01 46 34 13 71
www.librairieharmattansh.com

Librairie l'Espace Harmattan
21 bis, rue des Écoles – 75005 Paris
librairie.espace@harmattan.fr
01 43 29 49 42

Lib. Méditerranée & Moyen-Orient
7, rue des Carmes – 75005 Paris
librairie.mediterranee@harmattan.fr
01 43 29 71 15

Librairie Le Lucernaire
53, rue Notre-Dame-des-Champs – 75006 Paris
librairie@lucernaire.fr
01 42 22 67 13

www.ingramcontent.com/pod-product-compliance
Lightning Source LLC
LaVergne TN
LVHW011256061026
849535LV00005B/1281